자율신경기능의학을 통한

유방 치료

자율신경기능의학을 통한

유방 치료

개인별 맞춤형 치료 **1** C + SMART 치료

김준영 지음

에듀웰
eduwell

나는 외과 전문의이다. 환자의 병변 부위를 수술로 한순간에 제거해 병을 낫게 할 수 있다는 대단한 자부심을 가지고 있었고, 간혹 영양제 애기를 꺼내는 환자에게는 '치료를 믿지 않고 엉뚱한 소리를 한다.'며 단호하게 대하곤 했다. 하지만, 지금은 완전히 반대이다. 큰 병원에서 수술과 치료에만 집중하다가 개업 후 조그마한 진료실에서 수많은 환자들의 다양한 애환을 하나하나 듣게 되면서 근본적인 의문을 품게 되었다.

'질병으로 힘들어하는 환자들이 바라는 치료의 궁극적인 목표는 무엇일까?' 이 궁금증을 풀어 보고자 몇 년 동안 파고든 전공과목 이외의 공부가 세상의 기준으로 보면 '엉뚱한 외과 의사'로 나를 변신시켜 버렸다.

그리하여 지금은 자율신경기능의학 치료를 하고 있다. 자율신경기능의학은 많은 사람이 들어봤음 직한 영양 요법의 기능의학에서 한 걸음 더 나아가 자율신경 치료와 심리 치료를 접목한 치료 요법이다. 여기저기 흩어져 있던 분야의 여러 학문을 모으고 분석하여 구성한 자율신경기능의학 치료를 임상에 적용하기까지는 수많은 시간과 실로 엄청난 노력이 필요했다.

우연한 계기로 접하게 된 기능의학에 대해 처음에는 불신과 깊은 의문이 있었지만 곧 기대와 희망으로 바뀌었고, 영양학 분야의 수많은 강의를 열렬히 쫓아다니며 몇 년을 공부하다 보니 어느덧 영양 요법 전문가로서 강의까지 하게 되었다. 그리하여 영양 요법을 응용한 치료에 능숙해지면서 의과대학에서 힘겹게 수련하고 전문의로서 수술해 왔던 긴 시간 동안 영양에 대해 제대로 알지 못하고 지나온 사실이 무척 안타까웠다. 수술 당시 기능의학적인 원인 찾기와 해결책을 함께 적용했더라면 치료 결과가 더욱 좋았으리라는 확신이 들어서다. 지금은 의학 과정에서 배우지 못했고 관심조차 없었던 영양학 분야가 질병 예방과 생명 유지에 외과 수술보다 더 중요하다 싶은 생각까지 든다.

그런데 영양 치료로 어떤 병이든 치료할 수 있을 거라 자신하던 무렵 쉽게 해결되지 않는 환자들을 하나둘 만나며 한계를 서서히 느끼게 되었고, 보완책으로 NLP 심리 치료 기법을 접목하게 되었다. 영양 치료에 심리 치료가 더해지니 치료 성적은 월등히 상승했지만 한계는 또 생겼다. 그 즈음에 마침 근골격계 구조학 분야를 접하게 되면서 현재의 자율신경 기능의학의 체계를 마련하게 되었다.

이러한 과정을 거치면서 영양, 심리, 구조 등이 몸을 어떻게 움직이고 변화시키는지에 대해 몰입해 가다 '질병을 바라보는 관점'이 바뀌어 점차 '별난 외과 의사'가 되어 갔다. '치료는 몸이 스스로 하고 의사는 도와줄 뿐이다.' 또는 '내 몸에 100명의 의사가 산다.'는 말을 완전히 이해하고 체득한 때문이다.

하지만, 이렇게 만들어진 자율신경기능의학이 무슨 질병이든 뚝딱 낫게 해 주는 만능 치료 요법은 아니다. 현대 주류 의학의 치료 요법을 우선하면서 기능의학 검사로 질병의 뿌리를 찾아내고, 영양 요법과 자율신경 치료를 병행하여 면역력을 키우고, 심리를 안정시켜 치료 효과를 높이고 재발을 막아 보려는 요법이다. 즉, 자율신경기능의학을 적용하여 현대의학의 치료 중에 생길 수 있는 부작용을 최소화시키고, 면역력을 극대화하여 치료 효과를 향상시키는 데 중점을 둔다. 이렇게 '자율신경기능의학'은 '현대의학의 진단과 치료 접근을 우선하면서 보조적이지만 적극적인 역할을 한다.'라는 점을 강조하고 싶다. 단순한 보조 역할만 하는 단역이 아니라 '주연급 조연'인 것이다.

현대의학은 양성 질환이나 초기 암에서는 치료 효과가 높지만, 치료 부위 외에 연관된 문제가 생길 경우 명확한 검사 결과가 뒷받침되지 않으면 해결할 수 있는 방법이 별로 없다. 그리고 만약 질병으로 이름(상병명) 붙이지 못할 때는 현재 의료 체계상 뾰족한 치료 방침조차 없다. 또한 병세가 위중하거나 암 병기가 높아 몸에 부담될 정도의 강력 치료를 할 때 생길 수 있는 부작용을 해결할 마땅한 방법도 사실 부족하다. 한 가지 병을 치료하려다가 또 다른 병을 얻어서 고생을 하는데도 병원에서 적절한 치료를 받지 못하고 비방이나 민간요법 또는 한방 요법으로 겨우 지내는 환자들이 너무 많다. 심지어는 증상의 호전이나 완치를 포기하고 그냥 고통 속에 지내는 환자들도 있다. 이렇게 외면받는 환자들에게 자율신경기능의학 치료는 일반적인 증상 완화 치료보다 훨씬 효과적인 부분이 분명히 있다.

처음 시작했던 '간·담·췌 외과' 전문의로서나 이후 '유방·갑상선 외과' 전문의로서 오랫동안 환자를 치료했던 방식은 수술, 항암제, 방사선을 중심으로 하는 3대 표준 치료 요법이었다. 이 요법 외에는 암 환자를 살릴 수 있는 방법이 없다는 신념으로 가득 찼었다. 그러나 표준 치료로 많은 환자들을 살리기도 했지만, 최선을 다해도 암이 완전히 치유되기를 기대할 수 없다고 판단된 환자도 있었고, 수술과 항암 치료를 하면서 더 악화되어 안타까운 결과로 이어지거나 다른 치료법을 찾아 떠나는 환자도 있었다. '만약 이런 분들에게 자율신경기능의학 치료를 적용했더라면 어떠했을까?'라는 안타까운 의문은 항상 가지고 있다.

모든 질병에는 이미 분석되어 온 원인이 있다. 그래서 찾아진 원인만 제거하면 간단히 치료될 듯하지만, 생명체에서는 원인과 결과가 1:1의 대응 방식으로 생기는 게 아니기 때문에 결과에 대응하는 방식으로는 근본적 치료가 쉽지 않다. 그런데 현대의학이 결과(증상)를 해결하는 방법인지라 원인을 피하는 방법은 제대로 알려 주지 못하는 한계가 있다. 예를 들면, 현대의학은 싸우지 않으면 가장 좋지만 어쩔 수 없이 싸움에 휘말려 주먹을 맞게 되고 멍이 들면 연고나 파스를 붙여 주는 방식이다. 기능의학은 날아오는 주먹을 피하지 못할 때 덜 아프게 맞는 기술, 그리고 멍이 덜 들게 맞는 기술을 알려 주는 역할을 할 수 있다. 그 역할이 획기적으로 치료 효과를 높이기도 하고, 재발 방지에 큰 도움이 됨을 강조하고 싶다.

현재 만연하고 있는 기능의학 치료는 비정상적이고 기형적일 만큼 '영양학'에만 치중되어 있다. 관련 전문가들이 영양학으로 치료가 대부분 가능하다고 하니, 영양에 대해 좀 아는 사람이라면 저마다 질병을 쉽게 치료할 수 있다고 호언장담하는 부작용까지 낳고 있는 현실이다. 이런 마당에, 기능의학의 한계를 뛰어넘는 자율신경기능의학의 발전으로 하루하루 조금씩 희망을 발견해 가고 있어 한편으로는 다행이라고 생각한다.

세상 만물 모든 일에는 인과 법칙이 있듯이 질병도 마찬가지이다. 질병을 일으키는 원인은 3대 건강 요소의 불균형에서 찾아야 한다. 근골격·신경·혈관계로 구성된 물리적인 측면의 '구조학', 9대 영양소의 조화로 형성되는 화학적 측면의 '영양학', 그리고 감정과 생각을 포함한 생명에너지 측면의 '심리·영성학'이다.

구조·영양·심리 세 분야를 기초로 개발된 자율신경기능의학은 각각의 영역에서 질병의 원인 규명과 치료를 위해 새로운 체계인 'SMART' 기법을 도입했다. 그리고 SMART 체계의 중심인 자율신경기능의학에 현대의학을 접목시켜 'C+SMART 치료법'으로 발전시켰다. 'C+SMART 치료법'은 질병의 원인을 현명하게 찾아내고, 치료를 똑똑하게 하자는 의미도 포함되어 있다. SMART 분류 체계는 거의 모든 질병에 적용할 수 있지만, 이 책에서는 유방·갑상선 전문의로서 유방 질환에 해당하는 부분을 자세하고 구체적으로 설명했다. 쉽게 찾을 수 있는 정보들은 배제하고, 독자가 얻은 정보를 어느 부분에 어떻게 사용하면 좋을지 판단이 쉽도록 노력했다.

이런 이유로, SMART 체계에서의 질병 요인에 따른 치료법은 매우 중요하다. 현재의 질병 상태를 정확히 파악해야 문제를 해결할 능력도 얻어지며, 이는 곧 질병의 치유와 치료로 이어지는 결정적인 방법이 된다. 자신이 앓고 있는 어떤 질병이든 치료가 어렵다거나 치료법이 없다는 주변의 주장을 그냥 믿고 포기하지 말고, 질병에 적극적으로 대처하여 이겨 내고 재발하지 않는 방법을 찾아가길 바란다. 부디, 많은 사람들이 질병으로부터 자유로워지기를 바라며 이 책의 소개를 마친다.

모든 일에는 작용과 반작용이 있듯이, 암을 치료할 때도 항암 치료가 효과적이지만 어쩔 수 없이 부작용이 동반될 수밖에 없습니다. 암 치료의 최일선에 있는 외과 의사로서 치료가 잘된 환자를 보며 보람도 느끼지만, 수술을 잘 받고 나서 항암제 치료로 더 힘들어하는 환자들을 보며 마음 아프기도 합니다. 많은 정보가 넘치면서 환자들은 더 효과 있다고 생각되는 치료를 찾아 나서지만, 실제는 의학적으로 부실하거나 검증되지 않은 민간요법이나 대체 요법인 경우가 많습니다. 현재 현대의학 표준 치료의 보완적인 측면으로 체계를 갖추고 있는 자율신경기능의학이 방황하는 많은 환자들에게 실질적인 도움을 줄 수 있기를 기대하며, 좋은 자료를 모아 집필해 주신 저자께 감사드리며 이 분야에 더 많은 발전이 있기를 바랍니다.

– 박찬흔 교수 (성균관의대 강북삼성병원 유방-갑상선암센터장,
전 대한유방암학회 이사장, 한림의대 강동성심병원 병원장)

유방과 갑상선 암은 그 어떤 암보다 표준 요법 치료 후 생존율이 높은 암이지만, 병원 치료가 끝난 후에는 건강하고 긍정적인 삶의 자세가 매우 중요합니다. 그렇지만 다른 환자들의 재발을 듣고 보게 되면서, 오히려 걱정 속에서 살아가는 모습을 많이 보게 됩니다. 김준영 원장은 새로운 시각에서 어떻게 하면 더 건강하고 긍정적으로 살아갈 수 있을지를 제시하고 있습니다. 자율신경기능의학을 통해 건강을 회복하고 암의 재발이라는 두려움에서 벗어나, 보다 밝은 미래를 그려 나갈 수 있기를 기대해 봅니다.

– 김도일 교수 (한림대학교성심병원 유방내분비암센터장)

유방암을 포함하여 질병이 심각할수록 다양한 질병에 노출될 가능성이 큽

니다. 이런 환자들의 치료에 있어 자율신경기능의학이 현대의학과 공조하면서 어떻게 치료 효과를 높일 수 있는지 친절하게 안내하고 있습니다. 더불어 환자가 질병 회복에 현대의학과 자율신경기능의학을 어떻게 이용해야 할지도 제시하고 있습니다. 질병 치료에 어려움을 겪고 있는 많은 분들에게 실제적인 도움이 되기를 기대합니다.

– 김승기 교수(차의과대학교 분당차병원 유방암센터장)

　의학이 눈부시게 발전해 왔으나 인체에 문제를 일으키는 위협 요소들도 함께 늘어나고 있어, 건강이 손상되는 속도는 더욱 빨라지고 있습니다. 의학이 건강을 지키기 위한 필수 요건이지만, 건강상의 모든 문제를 해결할 수 없는 한계도 있습니다. 환자가 질병을 맞닥트렸을 때 가장 크고 위급한 문제는 현대의학이 책임지고 해결하려고 노력하지만 다양한 증상의 해결에는 부족한 부분이 있기 때문입니다. 심각한 건강상의 고비를 넘기는 순간에 환자들의 다양한 증상이 발목을 잡는다면 자율신경기능의학적 뿌리 원인을 찾아 해결하려는 시도가 필요하다고 생각됩니다. 자율신경기능의학이 건강에 대한 두려움과 고통의 고비를 넘으려는 모든 분들에게 도움이 되기를 바랍니다.

– 강수환 교수(영남대학교병원 유방내분비외과 유방센터장)

　유방암뿐만 아니라 다양한 질병 치료에 있어 자율신경기능의학이 현대의학과 공조하면서 어떻게 치료 효과를 높일 수 있는지 친절하게 안내하고 있습니다. 이 책에서 가장 인상적인 부분은 'C+SMART' 체계의 개발인데, 현대의학을 기반으로 접목한 자율신경기능의학이 질병의 예방과 치료에 있어서 어떤 역할을 하는지에 대해 환자의 입장에서 상세하게 기술하고 있습니다. 건강한 삶을 추구하는 우리 모두에게 훌륭한 '삶의 생활 지침'을 제공하고 있으며 당장 질병 때문에 고민이 많은 분들에게 실제적인 도움을 주리라 생각합니다.

– **김구상 교수**(고신대학교복음병원 유방외과)

수술로 암을 철저하게 제거하려고 노력하는 외과 의사의 입장에서는 타 분야의 확실한 도움을 받아서라도 환자가 재발과 생명의 위협이 없는 상태에서 늘 건강하게 지내기를 바라고 있습니다. 중요하다고는 하지만 진료실에서는 소홀해질 수밖에 없는 영양, 구조, 심리의 측면에서 건강을 만들어 가고 유지시키려는 방법이 체계적으로 정리되어 있어 더할 나위 없이 반갑고 든든합니다. 환자들이 자율신경기능의학을 통해 자신만의 건강 관리와 암 재발 예방에 도움이 되기를 기대합니다.

– **윤지섭 교수**(성균관의대 강북삼성병원 유방 · 갑상선 암센터 외과)

암 환자들을 진료하면서 어쩔 수 없이 경험하게 되는 한계와 환자에 대한 연민이 저자로 하여금 다방면의 공부에 매진한 결과가 잘 정리되었다고 생각합니다. 의학적 측면으로 볼 때 세부적인 내용에 대해서는 이견이 있지만 수술, 항암 화학 요법, 방사선 치료 등 직접적인 암 치료 외에 당뇨, 고지혈증, 비만 등 동반 질환에 대한 조절 및 식생활 개선과 운동, 스트레스 관리 등의 중요성에 대해서는 의견을 같이 합니다. 이미 자율신경기능의학의 이론과 결과가 있지만, 보다 많은 연구와 다양한 분야의 전문가들과의 논의를 통해 환자들에게 도움이 될 수 있기를 바랍니다.

– **허호 과장**(국민건강보험 일산병원 유방외과)

유방암 치료에서 조기 발견에 의한 완치를 기대하는 부분은 차치하고라도, 기존의 표준 치료에 다양한 접근법을 추가하여 유방암이나 유방 질환을 포함하여 다양한 신체 증상에 대한 치료 완성도를 높이고자 한 김준영 원장님의 노고에 찬사를 보냅니다. 생각의 패러다임이 전환된 자율신경기능의학 치료가 많은 환자분께 도움이 되기를 기원합니다.

- 윤찬석 교수(차의과학대학교 강남차병원 유방외과)

새로운 관점에서 유방 질환에 대해 보완의 해결책을 제시하고 있어 '제5원소' 같은 감명을 받았습니다. 수술, 항암 약물 치료, 방사선 치료와 유방암의 표적 치료에 이은 자율신경기능의학을 통해 환자들이 유방암을 치유하고 건강한 삶을 유지할 수 있기를 기원합니다. 우리 몸의 면역 체계를 균형 있게 잘 유지하고 지속적으로 관리할 수 있도록 영양, 구조, 심리의 3대 축을 통해 해법을 기술하고 있습니다. 이 책을 접하는 모든 분들이 자신의 삶을 되돌아보고, 자신만의 건강한 생활 시스템을 구축하기를 소망해 봅니다.

- 박세호 교수(연세대학교 세브란스 연세암병원 유방암센터장)

수술과 항암 주사 치료, 표적 치료, 항호르몬 치료 등과 같은 현대의학의 발전은 괄목할 만한 유방암 치료 성적의 향상을 가져왔습니다. 그럼에도 불구하고 철저한 근거 중심의 표준 치료는 유방암 치료 전후 건강의 모든 요소를 다루지 못하는 것 또한 사실입니다. 김준영 원장님께서 제시한 자율신경기능의학을 잘 활용한다면 유방암의 완치를 넘어서 온전한 건강 관리와 회복에 도움이 될 것입니다.

- 안성귀 교수(연세대학교 강남세브란스병원 유방외과)

4장 유방 질환을 자율신경기능의학 관점으로 SMART하게 전환하기

자율신경기능의학 요소로 유방 질환의 원인을 SMART하게 분류하기

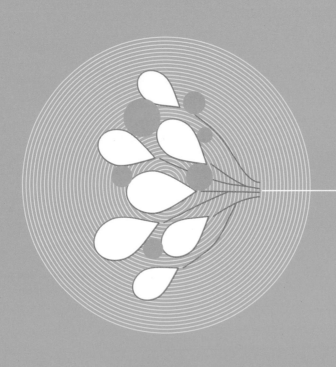

1장

질병을 바라보는
새로운 시각이
필요하다

유방암, 다른 시각을 만나다
_ 기능의학 입문

○ 암, 재발 없는 근본적인 치료 방법은 없을까?

세브란스병원과 유방암전문병원에서 외과 의사로 있을 당시 하루에 평균 2~3명의 환자를 수술했다. 외과에서 가장 큰 수술을 하는 세브란스 간·담·췌 분야에서 유방과 갑상선을 수술하는 내분비외과 전문의로 전공을 바꿨음에도 불구하고, 감사하게도 설명을 잘 해 주는 의사로 알려져 끊임없이 수술을 하게 되었다. 심각한 암을 수술로 제거하고 항암 주사 치료와 방사선 치료를 진행하여 환자가 차차 회복될 때는 가슴 뿌듯함과 보람을 느끼곤 했지만, 시간이 흐를수록 뭔가 불편한 의문이 올라오기 시작했다.

그건, 수술을 받거나 항암 치료를 받은 환자들이 회복 과정에서 힘들어 하고 동시에 너무 불안해했기 때문이다. '암에 걸렸으니 불안한 게 당연하지 않을까?'라고 할 수 있다. 그럼 이렇게 묻고 싶다. "그렇다면 암을 제거한 후에는 안심해야 하지 않나요?"

하지만 환자들은 수술 후에도 재발할까 늘 불안해했고 곧장 다른 곳이 아프다고 호소하기 일쑤였다. 어떤 환자는 장이 망가지고, 어떤 환자는 다리가 아프고, 또 어떤 환자는 불면증에 시달리거나 불안 증세로 일상생활을 제대로 하지 못했다. 정말 암이 재발하거나 다른 곳으로 전이되기도 했다. 그 모습을 가까이서 지켜보며 또 의문이 올라왔다.

"수술해서 죽지 않고 살게 된 것은 다행이지만, 여기저기 끊임없이 고통을 끌어안고 살아가는 현실이 진정 다행일까?"

"암이 재발되거나 전이되지 않도록 할 근본적인 치료 방법은 없을까?"

"완치는 아니더라도 스스로 병을 관리하며 살아갈 수 있도록 해 줄 방법은 없을까?"

이런 고민을 하는 중에도 수술했던 환자들이 호소하는 불편 증상은 너무나 다양했다. 간·담·췌 전공을 하면서 위장, 대장, 부신 분야까지도 폭넓은 의학 지식이 있었고, 유방·갑상선 외과 전문의로서도 전성기를 달리던 시기였음에도 환자들이 호소하는 모든 증상을 적극적으로 해결해 주기에는 시간상, 과정상 역부족이었다. 직접 수술한 환자에게 끝까지 책임지고 싶은 마음과는 달리 불편 증상에 따라 각 전문의 선생님께 의뢰할 수밖에 없었다.

그러다 한 환자를 만났다. 30대 중반의 젊은 여성으로 초등학교 1학년, 3학년 자녀를 둔 초기 유방암 환자였다. 담당의로 수술을 맡았는데 수술은 깔끔하게 잘 되었고, 환자가 항암 치료도 워낙 잘 받아 거의 완치에 가까운 결과를 기대했다. 그런데 수술 후 1년이 채 안 돼 암이 재발했다. 수술받기 전, 아이들이 결혼해서 단란한 가정을 꾸리는 모습까지만 볼 수 있기를 소망한다던 모습이 눈에 선해 더욱 혼란스러웠다. 초기 암치료 방법은 너무 뻔하다. 누구나 동일한 과정으로 치료를 받고 약을 먹기 때문에 실수할 일이 거의 없다. 특히 이 환자는 암 부위를 포함해서 정상 부위를 훨씬 더 많이 절제했기 때문에 항암 치료를 하지 않을 수도 있었지만 추후 재발을 막기 위해 항암 주사 치료와 부분 절제 후 방사선 치료를 모두 했었다.

'치료를 훨씬 더 세게 했는데도 불구하고, 이 환자는 왜 재발했을까?'

다국적 기업에서 제조한 항암 주사제는 각 환자의 키와 몸무게에 따라 정해진 국제 공인 주사 용량 및 주기를 정확하게 지키도록 정해져 있고, 방사선 치료기는 예전처럼 방사선 부작용인 폐렴이나 피부 손상이 거의 일어나지 않고 유방 실질 조직만 치료하도록 발전하였다. 결국, 수술 시 더 넓게 제거했음에도 놓친 부위가 있어서 재발했다는 결론밖에 나지 않았다. 이 일을 계기로 암 수술에 대한 회의가 들기 시작했고, 수술 후에도 끊임없이 고통받는 환자들을 보는 괴로움으로부터 멀어지고 싶은 마음에 개업을 결심하게 되었다.

대안은 기능의학이다

손에서 메스를 놓은 후, 다른 길과 대안을 찾아 나섰다. 그런데 다른 길의 시작을 낯선 곳에서 만나게 되었다. 사무실이 많은 번화가에 조그마하게 개원하고 나니 점심시간에 환자가 물밀듯이 몰려왔다. 유방외과로 간판을 달았지만 전날 회식하거나 과음을 한 직장인들이 피로와 숙취를 풀기 위해 비타민 주사를 맞으려고 많이 내원했다. 의과 대학에서 비타민 주사에 대해 제대로 공부한 적은 없었지만, 외과 전공의 시절에 여러 종류의 비타민이 소량씩 섞여 있는 복합 주사제를 가끔씩 사용했던 경험으로 '숙취 해소 주사'를 만들었다. 하지만 그 주사를 맞은 반응은 시원찮았다. 악평은 아니었지만 은근히 신경이 쓰이던 차에, 우연히 "다른 병원에서 맞은 숙취 해소용 수액은 정신이 반짝 들었는데……."라며 무심결에 내뱉는 환자의 말을 듣게 된 후에는 그 차이가 너무 궁금해졌다.

'그 병원은 어떤 비타민을 어떤 방법으로 주사하기에 효과가 다를까?'
'비타민이 몸의 어디에, 어떤 변화를 일으키는 것일까?'

머릿속에서 뱅뱅 맴도는 궁금증을 여기저기에 얘기하고 다니던 어느날, 병원에 약품을 전달하는 영업 사원으로부터 '비타민 영양 치료 요법'이라는 강의를 소개받았다. 궁금하던 차에 바로 수강 신청을 했다. 의사들이 대상이었는데 주로 개원 원장들이라고 했다. 참가자의 다수가 원하는 시간이었는지 강의는 진료가 일찍 끝나는 토요일과 진료가 없는 일요일에 있었고, 4주 연속 주말 강의였다. '비타민이 강의할 게 뭐 있다고 4주씩이나 하나?'라고 생각하며 4주나 되는 황금 같은 주말 시간이 낭비만 되면 어쩌나 걱정되기도 했다. 그나마 6주 강의가 이번부터 4주로 줄었다는 설명을 듣고 나서도 강의 시간과 기간에 대한 불평과 보잘 것 없어 보이는 비타민 강의를 주말에 들어야 한다는 부담감, 싸지 않은 강의료였음에도 덜컥 신청한 성급함에 대한 후회 등이 강의를 기다리는 동안 생겼다 없어졌다 했다. 우여곡절을 겪는 심경을 다독거리던 중 드디어 강의 날이 되었다.

토요일 진료를 마치고 도착한 강의실에서 배부받은 비교적 두꺼운 교재를 후루룩 넘겨보면서 조그만 글씨로 채워진 빽빽한 내용과 60석 정도 되는 강의실을 거의 빽빽하게 채운 개원가 원장님들의 숫자에 흠칫 놀랐다. 그렇게 가정의학과 전문의의 첫 강의를 듣고 "뭐? 약으로 못 고치던 병을 비타민으로 고칠 수 있다고?" 반신반의하며, 혼잣말로 "저 의사는 사기꾼 아니면 장사꾼이다."라고 중얼거린 기억이 난다. 강의료를 많이 냈기 때문에 본전이라도 찾자는 생각으로 첫째 주 강의를 끝까지 들었다. 그러다 첫 번째 놀람이 채 가시기도 전에 비타민에 대한 논문 근거가 너무나 많고 처음 받았던 비교적 두꺼운 강의 자료는 한 주 강의 분량밖에 안 된다는 사실에 또 한 번 놀라게 되었다.

그렇게 4주 강의를 다 듣고 나자 간·담·췌 전문의로서, 유방암·갑상선암 전문의로서 환자를 치료하던 동안에 매우 중요한 부분을 놓쳤다는 안타까움과, 전문의로서의 자만심에 영양제는 그저 무시하기만 했던 부끄러움이 4주 동안 받은 두꺼운 강의록 4권에 실린 수많은 논문 근거와 치료 사례들만큼이나 가득해졌다. 반면에 영양제 처방을 잘 적용하기만 한다면 이제껏 익혀 온 전문 지식에 더해져 세상 모든 병을 고칠 수 있겠다는 자신감도 더불어 생겨나게 되었다.

배운 걸 적용해서 또 한 번 놀랄 만한 사건이 벌어질 때까지는 오래 걸리지 않았다. 4주 강의를 다 들은 다음 주에 유방 검사를 하러 온 환자가

3년 넘게 피부과를 다녀도 낫지 않는다고 하소연했다. 그래서 기능의학 검사로 유기산 소변 검사와 만성 음식물 알레르기 검사를 하고, 그 결과를 바탕으로 영양 처방을 했다. 그랬더니 한 달이 채 되기도 전에 깨끗이 나았다. 비교적 짧은 기간에 연달아 몇 번씩이나 놀라고 보니 뭔가 좀 더 커다란 의문에 대한 답을 찾을 수 있을 것 같았다. 앞으로 나아가야 할 길이 어디로 향할지 아직 잘 모르지만 그 길을 가 봐야겠다는 생각이 들었고, 영양 처방을 기본으로 하는 기능의학 치료에 대한 경험이 미천하였지만 전공인 유방과 갑상선 분야에 접목해 봐야겠다는 결심을 하게 되었다.

그 이후, 기능의학 분야를 더 공부하고 싶어서 관련되는 강의라면 시간과 장소 상관없이 다 찾아다니기 시작했다. 그중 '비타민C로 치료하는 암'에 대한 강의가 지금까지도 가장 기억에 남는다. 대전에서 있었던 그 강의는 날짜를 잘못 알고 일주일 전에 강의실을 찾아가는 실수를 했는데, 그 장소에서 '근육과 통증'에 대한 치료법 강의를 우연히 들었다. 그때는 강의 내용이 무슨 말인지 다 이해되지 않아서 무심히 넘겼었다. 기능의학을 막 입문한 시기라 안목이 부족했던 탓이었지만, 나중에는 영양 처방에 '근골격계 통증' 분야를 보강한 현재의 자율신경기능의학의 중요한 부문이 되었다.

새로운 학문에 대한 열의가 넘쳐 벌어졌던 대전에서의 그 엉뚱한 사건이 지금의 나를 만들어 준 계기가 되었음은 확실하다. 지금 생각해 봐도 그때 일은 여전히 피식 웃음을 짓게 하지만 그 실수가 우여곡절을 겪어 '비타민C 암연구회'의 이사직을 맡게 해 주었고, 그 후로 기능의학과 관련된 여러 학회의 임원을 맡으면서 의사들에게 강의도 하고, 개인적으로는 기능의학 분야의 실력도 함께 성장시킬 수 있었다. 기능의학 연구 모임이라면 빠짐없이 참여하는 것은 물론, 그 분야에서 이미 두세 걸음 앞서 있는 외국의 저명한 의사들의 저서도 두루 찾아 읽었다. 그러다 보니 그 분야에서 유명한 토마스 세이프리드(Thomas N. Seyfried)의 '암은 대사질환이다(Cancer as a Metabolic Disease)'의 공동 번역에 참여하기도 했다.

그렇게 평일 3~4일을 포함하여 주말 없이 3년 정도의 시간을 치열하게 보내고 나니 영양 치료에 대한 확신이 생겼고, 직접 겪었던 현대의학의 빈틈과 기능의학이라는 대안의 허와 실에 대한 안목이 생겼다. 그리고 늘 머릿속에 의문으로 맴돌던 근원적인 문제, '더 세고 철저하게 치료받았던 초기 암 환자는 왜 재발이 되었을까?'에 대한 답도 찾을 수 있었다. 그것은 획일적인 치료 방법 즉, 수술과 방사선, 항암 주사 치료만으로는 다양한 체질의 인간에게, 다양한 원인으로 발생되는 암을 모두 치료할 수 없고, 암 덩어리와 암 세포 제거만을 목적으로 수술을 하고 항암 치료를 해서 야기된 세포 손상을 충분히 고려하지 못했기 때문이다.

이 책에서는 현대의학의 한계점에 대한 대한 오랜 고민과 학문적 보완점을 찾아 만든 새로운 치료법을 제시하고자 한다. 그 치료법은 현대의학이 병을 바라보는 시각과는 전혀 다른 기능의학의 장점을 바탕으로 자율신경 구조 치료를 적용한 '자율신경기능의학(Autonomic Nervous System Functional Medicine, ANSFM)'이다.

이에 '기능의학'에 대해 먼저 소개하고 이어서 영양 처방 위주의 단순 기능의학보다 더 진일보한 '자율신경기능의학'에 대해 설명하고자 한다.

질병의 뿌리 원인에 초점을 맞추다
_ 기능의학

○ **개인별 맞춤 치료가 가능하다**

50대 주부인 박○용 씨는 유방암 2기 환자였다. 절제 수술로 암은 깨끗이 제거했는데 항암 치료 과정에서 겨드랑이에 심한 통증을 느끼기 시작했다. 통증은 밤에도 이어져 충분한 숙면을 취하지 못했다. 그러다 항암제 사용 6개월 만에 골수에서 암이 발견되었다.

왜 이런 일이 생겼을까?

박○용 씨는 암세포가 림프절에서도 발견되어 림프절까지 일부 제거했다. 림프절은 면역을 담당하는 림프구가 모여 있는 조직으로, 우리 몸에 침입한 세균, 바이러스, 먼지, 중금속, 그리고 암세포 등의 해로운 물질을 걸러 낸다. 그런데 찌꺼기를 걸러 내는 필터와 같은 림프절이 줄어들면 해로운 물질들이 걸러지지 않고 몸속을 활보하고 다닐 수밖에 없다. 또한 림프 순환 장애가 발생해 림프액이 정체됨으로써 수술한 쪽 팔이나 가슴에 부종이 쉽게 생길 수 있고 독소 제거가 어렵게 된다. 또한 림프로 빠져야 하는 독소들이 정맥으로 흐르거나 세포 주변에 고여 세포 손상을 유발하게 되고, 심할 경우에는 모세혈관의 순환까지 방해하여 세포에 산소가 충분히 공급되지 않게 된다. 이런 상태가 반복적으로 일어나고 조금씩 지속적으로 누적되면 각종 통증과 또 다른 암이 발병할 확률이 높아진다.

40대 신○희 씨는 2년 전에 유방암 수술을 받고, 항암 주사 치료에 방사선 치료까지 마쳤다. 그런데 치료를 마치자마자 온몸에 원인을 알 수 없는 통증과 두드러기가 수시로 생기고, 만성 피로까지 겹쳐 다시 고통스러운 나날로 돌아갔다.

서울에 사는 필라테스 강사인 30대 여성 김○정 씨는 집안에 가족력도 없고, 특별히 방사선에 노출된 것도 아닌데 30대 초반, 젊은 나이에 유방암 판정을 받았다. 갑자기 큰 스트레스를 받은 것도 아니고 집안에 우환이 있었던 것도 아닌데 말이다.

도대체 무엇이 원인이었을까?

김포에서 온 40대 여성 박○윤 씨는 당뇨 치료를 받던 중 유방암을 발견했다. 유방암 치료 중에 당뇨 합병증까지 와서 끼니때마다 밥보다 더 많은 약을 먹고, 온갖 치료를 다 받았지만 유방암도 당뇨도 잡지 못하고 우리 병원을 찾아왔다. 처음 만났을 때, 박○윤 씨의 몸과 마음은 지칠 대로 지쳐 삶의 깊은 바닥으로 떨어져 있었다.

박○윤 씨의 몸에는 도대체 무슨 문제가 있었던 걸까?

멀리 해남에 사는 50대 여성 지○승 씨는 유방암 초기 판정을 받고 1차 수
술을 통해 병원 측도 환자도 완치를 확신했지만 1년 후, 재발했다.

도대체 왜, 이런 일들이 벌어지는 걸까?

2~3기 암 환자들에게는 대부분 수술 후 재발을 막기 위해 곧바로 항
암제를 사용한다. 그런데 독종이라는 암세포를 죽일 만큼 강도가 센 약
이 몸에 들어갔을 때, 정상 세포에는 아무 문제가 없을까? 당연히 그렇
지 않다. 이 대답은 이미 상식이 되었건만 실제 환자들을 만나 보면 그
상식이 극히 일부에서나 통하는 지식일 뿐이고 대부분 항암 주사나 경구
항암제는 암을 없애 주는 좋은 약으로 생각하고 있었다.

일반 항암제는 암세포만 찾아서 없애는 기능이 없다. 암세포에 타격을
주기 위한 정맥 주사가 전신의 구석구석으로 퍼질 때 정상 세포에도 엄
청난 영향을 줄 수밖에 없다. 병을 하나 없애고 또 다른 병들을 와르르
얻는 부작용은 이미 예견된 사실이다. 그렇지만, 암세포만 없어지면 정
상 세포가 금방 회복되어 다시 건강해질 수 있다는 믿음과 희망으로 수
술을 비롯한 항암 치료가 시작된다. 항암 치료 과정에서의 부작용 강도
는 시작 당시의 몸 상태에 따라 달라짐에도 불구하고, 항암 치료 시작 당
시의 건강 상태는 암 치료에 대한 여러 가지 고려 사항 중에서 적은 비율

일 뿐이다. 물론, 막연한 희망이 예상대로 현실이 되는 경우도 있지만 대부분은 시간이 지나면서 전혀 다른 방향으로 건강 상태가 조금씩 악화되기도 한다. 뿐만 아니라, 성공적인 치료는 기대에 그치고 말았던 경우도 적잖이 많다.

환자들이 A라는 문제를 해결하기 위해 병원에 가면 현대의학에서는 A 문제의 해결책으로 결정되어 있는 B로 교과서적인 대응을 한다. 누가 오든 A 문제는 무조건 B 해결책으로 대응하는 방식은 이미 국제적으로 공식화되어 있기 때문이다. 하지만 잘 생각해 보면 문제는 그리 단순하지 않다. A라는 문제는 사람에 따라 각각 다른 모습일 수 있기 때문이다. 그 사람이 가진 신체적인 요건들, 환경의 문제, 심리 상태에 따라 A는 A-1이 될 수도 있고 A-2, A-3, A-4…… 수없이 많은 변형이 가능하다. 그런데 현대의학에서는 A가 가진 부수적인 상태에 상관없이 무조건 B로 대응한다. 그렇기 때문에 치료가 제대로 안 될 수도 있고, 치료가 된다 해도 다른 문제를 파생시킬 수도 있다.

여기에서 '살아 있는 생체에서 하나의 결과는 수많은 원인으로부터 생길 수 있다.'는 의미를 이해했다면, 개인별 '맞춤형'이 아닌 규격화된 천편일률적인 방법으로는 어째서 치료되지 않는지 깨달았을 거라고 생각한다.

즉, 기능의학은 현재 우리가 당연시하는 질병의 치료 과정을 조금 다른 시야에서 접근해 간다. 암에 걸리면 수술, 항암 주사 치료, 방사선 치료 등 모두 같은 과정을 거치는 천편일률적인 방식과는 달리 기능의학에서는 치료 효과나 치료 중에 발생할 수 있는 여러 문제들에 대응하기 위해 '개인별 맞춤형'으로 각각 다르게 적용한다.

기능의학은 질병을 진단할 때부터 다르다. 암에 걸렸다면 '왜? 무슨 이유로?' 걸렸는지에 대해 다양한 기능의학적 검사를 하고, 이를 통해 개인별로 어디를 어떻게 치료해야 하는지 계획을 수립한다. 그리고 암이 발생한 부위뿐 아니라 전신에 걸쳐 있는 암 발생의 뿌리 원인을 퇴치할 근본 치료를 함께 해 나간다. 이 모든 과정이 개인의 상황에 맞춘 '개인별 맞춤 의학'이다.

SMART 상식 기능의학의 효시

기능의학은 노벨상을 두 번(화학상, 평화상) 받은 라이너스 폴링(Linus C. Pauling) 박사의 분자의학(Orthomolecular Medicine) 이론과 로저 윌리엄스(Roger J. Williams) 교수의 생화학적 개별성(Biochemical Individuality) 이론에 기초를 둔 '영양기능의학'에서 시작되었다.

라이너스 폴링 박사는 암 환자들에게 널리 알려진 '비타민C 고농도 주사 요법'의 창시자이다. 신체에 생기는 여러 문제들은 영양소의 분자적 측면에서 해결할 수 있고, 인체에서 만들어질 수 없는 비타민C는 질병을 이겨 내기 위해 반드시 일정량을 복용해야 한다고 주장하였다. 로저 윌리엄스 교수는 생화학 분야에서 선두적인 학자로, 인체가 필요로 하는 영양소와 비타민의 기능에 대해 밝혀냈으며, 엽산(B9), 판토텐산(B5), 비타민B6, 리포익산, 아비딘(달걀 흰자위에 들어 있는 염기성 당단백질)을 발견하는 데 큰 역할을 하였다.

두 분의 업적으로 현재 유행하고 있는 기능의학은 '영양기능의학'으로 통하게 되었고, 기능의학과 관련된 의료계 종사자 대부분은 영양제 복용이나 정맥 주사를 이용한 영양적인 요소로 질병을 치료하려는 시도를 하고 있다.

그리고 기능의학은 대체의학과 비슷해 보이지만 전혀 다르다. 현대의학 치료의 항암제 독성이나 신체 전반적인 문제를 배제한 채 드러나는 증상에 대해서만 치료하는 현대의학의 한계성만 부각시켜 아예 반대하는 대체의학과는 달리, 기능의학은 기존 현대의학 치료의 부작용을 완화시키고 한계를 보완하는 의학적 접근이다. 뿐만 아니라, 전체적인 건강 상태 파악에 객관적인 현대의학 검사 기법을 적용하므로 과학적인 근거에 기초한다는 차별점이 있다.

현재 기능의학은 외국에서 훨씬 더 보편적으로 적용되고 있으며, 학문적으로도 깊이 자리를 잡고 있다. 그러나 우리나라에서는 아직 낯설어하고 심지어 대체의학 또는 민간의학 정도의 개념으로까지 인식되고 있는 게 현실이다. 거기에는 여러 이유가 있겠지만 현대의학의 의료 업계가 너무 불균형적으로 비대해진 현실이 가장 큰 이유이다. 또한 기존의학설을 고수하는 패러다임을 바꾸기 어렵기 때문에 새로운 이론이 아무리 좋아도 쉽게 무시당하는 측면이 있다.

현대 주류 의학의 오류인 질병 중심의 시각에서 근본적 원인으로 초점을 맞춘다

의료 기술이 점점 발달하고, 암에 대한 검사법과 강력한 치료제들이 획기적으로 개발되고 있음에도 유방암 발병률은 계속해서 높아지고 있다. 또, 완치율이 높은 발병 초기에 발견되는 '조기 발견'의 비율이 높아지는 추세를 고려한다면 유방암으로 인한 사망률이 결코 낮아졌다고 할 수 없다.

최근 통계에 의하면 한국인의 다양한 사망 원인 중에서 암이 매우 높은 비율을 차지하며, 세 명 중 한 명이 암으로 죽는다고 한다. 도대체 의학은 발달하는데 왜 암이 점점 더 많이 생기고, 암 생존율은 계속 증가하는데 어째서 사망 원인 1위는 늘 암이 차지할까? 왜 암으로 죽는 사람이 줄기는커녕 나날이 늘어만 갈까?

현대의학에서 암은 대체로 인체의 노화 과정에 따른 세포의 유전적 변화에 의한 질병으로 본다. 비교적 나이가 많은 폐경기 이후에 유방암이 많이 생기는 서양 여성의 유방암 발병 통계는 이 가설의 적절한 예시가 된다. 하지만 서양과는 달리 동양, 특히 한국에서는 30~50대(특히 40대 후반)의 비교적 젊은 여성의 유방암 환자 비율이 높다. 이것은 무엇을 의미할까? 한국에서 살면 더 빨리 늙는다는 말인가?

아니다. 이는 지금까지 알려진 대로 노화가 유방암의 가장 강력한 발생 인자가 아님을 말해 주고 있다. 이처럼 유방암 발생 인자도 제대로 파악하지 못한 상태에서 천편일률적인 수술, 방사선 치료, 화학 약품 등 초현대판 무기를 몽땅 동원한들, 암과의 전쟁에서 이길 수 있을까?

현대 주류 의학, 특히 심평원(심사평가원)의 진료 기준에 맞춘 국가의료보험 요양급여 체계(소위 '심평의학')에서는 별 증상이 없는 초기 단계는 질병으로 인정하지 않는다. 또한 증상이 있다 하더라도 합리적이고 논리적으로 설명이 되지 않는다면 질병에 해당하는 상병 코드를 부여하지 못하기 때문에 치료 과정에 포함시킬 수도 없다. 따라서 의사가 소신껏 진단하고 약이 처방되었다 하더라도 심평원 진료 기준 지침에 해당하지 않는다면 진료에 해당한 모든 비용을 환수조치 당하거나 보험 청구 삭감이 된다.

그런데 현대인들은 날이 갈수록 원인을 알 수 없는 즉, 어떤 질병인지 진단을 정확하게 할 수 없는 통증과 고통에 시달리고 있다. 누구는 괜히 등이 아프다고 하고 누구는 원인을 알 수 없는 복통으로 끔찍한 밤을 보내기도 한다. 이런 불편감에 대해 검사를 해서 뚜렷한 원인이 발견되지 않으면 부적절 의료 행위의 진료 및 처방으로 평가되어 부당 조치를 받기 때문에, 그냥 스트레스가 원인이라고 해 버리는 경향이 있다. 스트레스 입장에서는 어쩌면 조금 억울할 수도 있겠다. 스트레스도 생기는 원인이 있을 테고, 그 스트레스가 질병으로 이어지는 연결 고리가 분명히 있을 텐데, 그 이유와 기전을 밝혀내지 못해 정식으로 제대로된 치료를 받을 수조차 없다. 기존의 치료 방식으로 해결되지 않는 대부분의 증상들은 스트레스가 주요 원인으로 단정되지만, 스트레스라는 진단명은 상병 코드를 부여하기 어렵기 때문에 병원에서 적극적인 치료도 제대로 되지 않는다.

최첨단의 시대에 살고 있더라도 우리는 아직 인체의 신비를 다 파악하지 못하고 있다. 따라서 건강을 관리하려면 증상이 나타난 부위나 증상과 연관된 질병에만 표적을 맞출 것이 아니라, 증상과 직접적인 관련이 없는 부위라고 하더라도 증상을 유발할 수 있다면 철저히 근본 원인을 찾아내어 증상과 병의 진행을 멈추도록 해야 한다. 이제, 현대의학의 주류를 이루는 '질병 중심'의 시각에서 '근본적 원인'으로 진단과 치료의 초점을 옮겨야 한다는 뜻이다.

우리는 사회, 언론, 기업, 학교 등이 제시하는 정보나 해법을 무조건 받아들이기 전에, '오류는 없을까?', '진실에 가까운 내용인가?' 그리고 '더 나은 대안이나 보완 사항은 없는가?'에 대해 스스로에게 의문을 던져 보아야 한다. 보편적이라고 해서 누구에게나 꼭 맞지는 않기 때문이다. 내 몸에 관한 한, 특히 건강 분야에서는 더욱 그렇다. 내 몸과 내 병은 누구보다 내가 더 잘 알아야 한다. 그래야 의사와 함께 노력하여 병을 고치고 건강한 삶을 누릴 수 있다. 이런 인식이 각자의 질병 치료를 위한 핵심이라고 생각해야 내 몸과 내 삶을 건강하게 변화시킬 수 있다.

03

진짜 대안은
'자율신경기능의학'이다

◯ '영양기능의학'에서 진일보한 '자율신경기능의학'

유방·갑상선 외과 전문의로서 암 수술을 왕성하게 하던 시절에는 검사상 발견된 암 조직을 현미경에서도 보이지 않을 만큼 충분히 제거해야 한다는 철칙이 있었다. 어떤 논문을 봐도 암 치료에서 생존율을 증가시키는 가장 확실한 방법은 수술적 제거였다. 그러다 우여곡절을 겪으며 기능의학을 접하게 되고 영양에 대해 공부하면서 수술을 잘하느냐 아니냐보다 더 중요한 부분이 있음을 깨달았다. 또한 수술과 항암 치료를 잘 받았음에도 다른 건강상의 문제가 생기거나 재발하는 환자들이 내가 무시하거나 문외한이었던 영역 때문이었음을 알게 되었다.

그래서 기능의학의 영양 치료에 대해 더 관심 있게 공부하였고, 덕분에 더 많은 환자들의 건강을 되찾아 줄 수 있었다. 그런데 기능의학 관련 지식이 계속 쌓이면서 세상에 치료하지 못할 질병은 없다고 생각할 즈음에, 어떻게 해도 해결되지 않는 환자들이 새롭게 생겨나기 시작하면서 또다른 막다른 길에 다다르게 되었다.

이처럼 자신감이 조금씩 흔들리고 있을 즈음 찾은 마지막 퍼즐 조각이 바로 '산소'였다. 물론, 산소가 없으면 생명 유지가 불가능하다는 사실은 누구나 알고 있다. 산소가 부족한 환경이 미토콘드리아 기능을 떨어뜨려 질병과 암을 유발한다는 사실도 잘 알려져 있다. 그래서 어떻게 하면 대기 중의 21% 산소 농도보다 더 높은 고농도의 산소를 폐와 혈관에 집어넣을 수 있을까에 대해 고민을 많이 했다. 그런데 오랜 시간 고민하다 깨달은 바는 어처구니없게도 정작 '산소 농도'가 아니라 '산소 전달'이 문제라는 사실이었다. 그리하여 고압 산소 치료와 양압기 사용법에 대한 관심이 자율신경과 관련된 척추의 문제로 옮겨 가게 되었다.

산소 전달을 개선하기 위해서는 기존의 영양의학뿐만 아니라 신체 구조와 심리적인 측면도 못지않게 중요하다는 임상적 논리성이 확고해지면서 다소 한계가 있는 기존의 영양기능의학에서 진일보한 진단 및 치료에 대한 해법을 갖추기 시작했다.

NLP 최면 심리 상담을 진료에 적용하면서 더 진일보한 기능의학이라고 자부하고 있었지만, 자율신경과 관련된 전 척추의 배열과 근골격계 균형을 맞추는 구조 치료를 병행하는 '자율신경기능의학' 치료 시스템을 만들고 추가하여 진료에 적용시켰다. 예전과 확연히 다르게 치료 성적이 향상되었고, 무엇보다도 외부의 도움 없이 신체 본연의 자연 재생력(자연치유력)으로 유지되도록 치료하니 필수 영양제 외에 부가적으로 사용하던 영양제의 종류와 개수를 많이 줄일 수 있게 되었다. 뿐만 아니라, 예전에는 난감하고 막연하기만 했던 증상들로 얽혀 있는 질병의 실타래를 하나씩 풀어 나갈 수 있게 되었다. 그 결과로 환자들이 고통 없이 지내는 시간을 차츰 늘려 줄 수 있었다.

'혈관을 통해서 산소가 전달된다.'는 당연한 사실과 '심리적 또는 육체적 스트레스로 인해 항진된 교감 신경에 의해 혈관은 수축된다.'는 상식을 각각 해결해 보려고 고민하던 중에 '척추와 관련된 신경의 과민감성(Sensitization) 문제'를 해결하면 두 가지 모두 풀 수 있다는 사실을 깨닫게 된 결과였다.

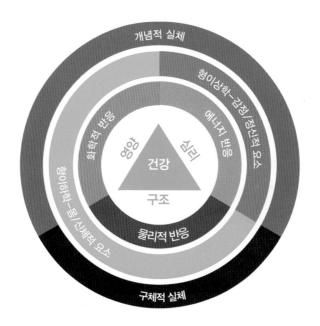

건강은 '구조', '영양', '심리' 세 영역이 조화롭게 균형 잡힌 정삼각형의 모습을 갖추어야 한다. 수술부터 시작해서 여러 영역을 건너다니며 익히고 환자가 치료에 반응해서 변해 가는 모습을 보면서, 건강에서 강조하

고 있는 '구조'가 어째서 정삼각형의 맨 밑바닥을 담당하고 있는지도 이해되었고, '구조'가 튼튼하지 않고서는 무엇을 시도하더라도 깨진 항아리에 물 붓기밖에 되지 않는다는 사실을 확연히 깨닫게 되었다. 최근에 유행하는 건강 비법들은 분야가 분리되어 각각의 영역이 강조되고 있고, 특히 '영양'적인 요소가 더 강조되고 있는 게 현실이다. 하지만, 정삼각형의 조화 없이 특정 영역만 강화시켜 보려는 건강 비법들은 반드시 한계가 있을 수밖에 없다. 이러한 확신이 들면서, 이제껏 근간으로 삼아왔던 '기능의학'적 치료 방식을 '자율신경기능의학'적 치료 방식으로 바꾸었다. 덕분에, 일반적인 기능의학적 치료보다 모든 면에서 한층 더 단단해지고, 더 근본적인 문제를 해결할 수 있게 되었다.

앞으로 소개하는 'SMART 치료법'에서 구조 치료 S(Stabilizing ANS, 자율신경 안정화하기)가 가장 먼저 나오는 이유이기도 하다.

자율신경은 '잊혀진 신체 기능'이다. 공기가 있다는 사실을 누구나 머리로는 알고 있지만 실제로 체감하지 않고 살아가듯이, 자율신경도 마찬가지이다. 몸이 매 순간 살아갈 수 있는 근본이 자율신경이지만 환자와 전문가들 그 누구도 자율신경 이상으로 몸의 근간이 흔들려서 아프게 된다고 생각하지 않는다. '자율신경은 당연히 정상이지! 그러니까 지금 살아 있는 거야!'라며 다른 원인을 찾기 시작한다. 자율신경 이상은 어느 특정한 원인 또는 순간에 문제가 시작되지 않고, 흩뿌리는 비를 맞아 서서히 젖듯 수없이 많은 원인으로 시작하여 언제 젖었는지 모르게 이상소견이 생기게 된다.

일반적인 기능의학에서도 질병을 포함한 신체 이상 증상을 일으키는 많은 원인을 기능의학적 진단법으로 찾아내더라도 가장 중요한 '자율신경 이상'은 뒷전이거나 수박 겉핥기식의 접근만 하게 된다면 정확한 진단이 불가능하다. 몸을 괴롭히는 다양한 증상들이 많은 영양제로 호전된 듯하지만, 결국은 영양제 숫자를 줄이지 못할 뿐만 아니라 나이가 들수록 오히려 영양제 개수를 더 늘려야만 하고, 영양제를 끊으면 다시 고통을 겪어야 하는 경우가 흔하기 때문이다.

살아 있는 생명체는 반드시 산소 분자가 필요하고 체액의 흐름이 필요한데 한 단어로 표현한다면 '혈액 순환'이다. 실제, 산소가 가득한 혈액이 신체 구석구석까지 잘 순환되고 있다면 그 누구도 아프지 않게 된다. 물론, 세세하게는 산소 외에도 셀 수 없이 많은 화학 분자들이 혈액 성분으로 필요하다. 하지만, 모든 성분이 혈액 내에 완벽하게 있다고 해도 순환하지 못한다면 어떻게 될까? 그중에서 산소가 부족하다면 어떻게 될까?

그게 바로 자율신경 구조 치료가 핵심인 이유이다.

요즘은 인터넷 네트워크 환경의 발달로 의학 정보와 지식을 쉽게 찾을 수 있어 건강한 삶으로의 변화가 쉽다고 생각하지만 그것은 착각일 뿐이다. 왜냐하면 너무 많은 정보 중에서 옥석을 가려내기 어려워 자칫 잘못된 정보 때문에 시간과 비용만 낭비할 가능성도 같이 높아지기 때문이다.

이 책에서는 독특한 치료 방식인 '자율신경기능의학'을 통해 올바른 정보를 주고 건강을 지켜 나갈 수 있는 길을 안내하고자 한다. 이제, 개인별 맞춤 치료의 핵심인 '자율신경기능의학'에 대해 자세히 알아보자.

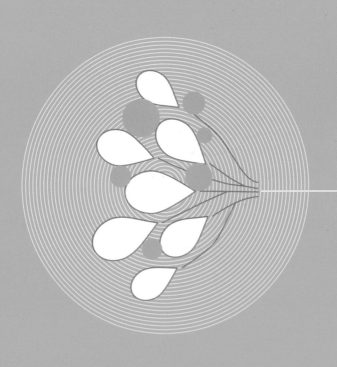

2장

자율신경기능의학을 접목한 'C+SMART 치료법'

01

'C+SMART 치료법'을
고안하다

건강을 유지하는 데 있어 가장 중요한 점은 '구조', '영양', '심리'의 조화로운 정삼각형 균형이라고 했다. 그렇다면 '구조', '영양', '심리'의 조화로운 균형은 어떻게 만들 수 있을까?

첫째, 가장 최우선으로 고려되어야 하는 부분은 정삼각형의 밑변을 담당하는 신체의 '구조'를 바로 세우는 일이다. 구조적인 불균형 문제를 일으키는 핵심은 신경인데, 이는 '신경을 쓴다'고 할 때 사용되는 정신적 측면의 신경이 아니라, 해부학적으로 실체가 있고 몸 구석구석 모든 세포와 연결되어 정보 전달의 핵심이 되는 신경 세포와 신경 줄기, 바로 그 신경을 의미한다. 이 중에서도 '자율신경'이 가장 중요하다. 우리 몸을 필요한 만큼 적당히 움직일 수 있도록 해서 생명 활동을 유지해 주는 자율신경은 척추에 감싸인 척수 신경의 일부분이다. 자율신경은 생명 활동에 매우 중추적인 역할을 하기 때문에 척추 모양이 변해 '구조'가 틀어지거나 망가지면 만병의 원인이 된다. 이것이 자율신경기능의학에서 자율신경을 중점적으로 치료하는 이유이다.

둘째, 일반적으로 기능의학이라고 하면 '영양' 치료가 핵심이다. 그래서 지속적으로 '영양기능의학' 연구가 활발하게 이루어지고 있다. 간단히 요약하자면, 탄·단·지(탄수화물, 단백질, 지방)로 구성되는 식습관 개선과 비타민, 미네랄을 이용함에 있어 부족하거나 넘치는 영양소를 찾아내어 적절히 조절해 주는 치료가 기능의학의 핵심이다. 영양적인 부분을 자칫 먹는 식재료에 한정할 수 있는데 이는 맞지 않다. 입으로 섭취하는 영양도 중요하지만, 음식을 소화시켜 식재료에서 뽑아낸 영양소들이 얼마나 흡수되는지가 더 중요하다. 이는 구조나 심리와 마찬가지로 영역이 매우 광범위하고 여러 요소들이 복합적으로 작용한다. 영양소 정보는 온라인 검색으로도 쉽게 찾아볼 수 있으므로 이 책에서는 각 영양소의 특별한 기능을 설명하기보다는 활용도를 높이는 장 기능(장 점막) 회복에 중점을 두려고 한다.

셋째, 심리적 안정이 중요하다. '심리(생각과 감정)'는 눈에 보이거나 만져지지 않아서 마음대로 할 수 없다는 한계 때문에 쉽게 교정하기 어렵다. 하지만, 다행스럽게도 몸이 편안하고 안정되면 심란했던 마음이 차츰 해소된다. 물론, 그렇게 해도 끈질기게 마음을 괴롭히고 힘들게 하는 문제가 있다면 심리 상담이나 명상 등의 도움을 받아야 한다. 병에 걸렸어도 긍정적인 생각을 하면 된다는 단순한 조언은 막연할 뿐만 아니라 아플 때는 아무리 애를 써도 긍정적인 생각을 하기 쉽지 않고 오래 유지되지도 않기 때문이다. 이 부분에 NLP 기법은 매우 효율적이고 유용하게 사용된다. NLP는 막연한 마음을 구체화시켜 변화시킬 수 있어서이다.

　이 세 가지에 추가해야 할 중요한 요소는 호르몬과 독소의 관리이다. 구조, 영양, 심리적인 측면이 안정적으로 잘 유지되려면 신체 항상성에 필요한 호르몬이 안정적으로 분비되어야 하고, 내부에서 생기거나 외부에서 유입되는 독소가 한계치 이상 되지 않도록 관리되어야 한다.

　이러한 생각에서 '구조(자율신경)', '영양(장 점막)', '심리(생각과 감정)' 요소에 '호르몬'과 '독소' 요소를 더하여 자율신경기능의학의 진단과 치료법을 정리하고 구성했다. 바로, 세상에서 유일하고 독특한 'C+SMART 치료법'이다. 단, 세상에 아예 없던 치료법은 아니고 이미 존재하고 있던 치료법의 장단점을 잘 파악하여 서로 보완이 되도록 창의적으로 구성했다는 의미이다.

　'C+SMART 치료법'의 핵심은 개인별 맞춤형 자율신경기능의학으로, '신경 스트레스 해소(Anti Neural Stress, ANS)'를 위한 프로그램이다. 질병이 생기는 데에는 많은 원인들이 있지만, 모든 환자에게 같은 원인이 적용되어 생기기보다 각 개인의 생활 습관에 따라 질병 원인에 노출되는 빈도가 다르고 각 개인의 특성에 따라 결정적인 원인이 천차만별로 다르다. 그래서 개인별 상담과 검사를 통해 그 사람만의 생활 습관을 파악하고, 발병 원인을 찾기 위한 적절한 검사를 하고, 그 사람만을 위한 치료법들을 조합해 치료하고, 치료 후 관리를 위해 그 사람만의 생활 습관에 대한 주의 사항을 교육하면서 치료해 나간다.

청주에서 온 박○명 씨는 유방암 2기였다. 작가인 그녀는 밤을 새우기 일쑤였고 책상에 오랜 시간 앉아 있어서 다리가 퉁퉁 부어 있었다. 식사도 몇 끼니를 거르다가 한꺼번에 보상이라도 하듯 폭식을 한다고 했다. 유방암을 진단받자마자 지인의 소개를 받고 내원하여 장기능 균형 검사, 타액 호르몬 검사, 유기산 검사, 중금속 중독 검사를 하였는데 모두 심각한 문제점이 보였다. 처음 진료를 본 날부터 기능의학 치료를 하고 싶어 했지만, 우선 수술부터 하고 항암 치료를 한 후에 시작하자고 했다. 환자는 부분 절제 수술을 받고 항암 치료를 했다. 이후 항암 주사 치료의 부작용으로 방사선 치료는 도저히 할 수 없을 거 같다면서 다시 내원해 기능의학 검사 결과를 함께 검토하였다. 그리하여 생활 습관과 식습관, 자세와 심리 상담, 그리고 금연 교육 등 종합적인 치료에 들어갔다.

그 결과 1년이 지난 후 정기 검사에서 그녀의 암은 흔적을 찾을 수 없었고, 현재는 수술 전보다 오히려 더 건강해졌다. 일찍 자고 새벽에 일하는 생활 습관과 끼니를 잘 챙겨 먹는 식습관 등을 지키며 5년이 지난 지금도 여전히 집필 활동을 하고 있다.

박○명 씨의 치료 과정은 매우 이상적으로 보이지만, 실은 상식적이고 당연한 치료 전략이다. 개인의 상황을 고려해 박○명 씨에게 가장 적합한 맞춤형 치료를 했기 때문이다.

질병에 따라서는 효과가 빠르고 정확한 장점이 있는 '3대 표준 요법(수술, 항암 치료, 방사선)'을 적극적으로 적용해야 한다. 하지만 빠르고 정확한 효과 뒤의 후유증이나 다른 장기에 미치는 악영향 등을 막고, 또 일반적인 치료법이 효과가 없는 환자를 위해 일률적인 치료 방식을 보완한 개인 맞춤형 치료법이 절실했다. 특히 건강 상태의 저하가 만성적이거나 암 환자들에 대해서는 더욱 그렇다.

이에 처음에는 고민만 하다가 기능의학으로 치료한 임상 자료가 쌓이면서 이를 토대로 좀 더 체계적인 'C+SMART 치료법'을 고안하여 적용해 가기 시작했다. 그리하여 현대 주류 의학과 영양기능의학, 자율신경 구조 치료를 상호 보완하여 치료할 때 환자들이 질병을 이겨 나가는 데 실제로 큰 힘이 되어 주었고, 그 결과는 환자를 통해 확인했기 때문에 C+SMART 치료에 대한 기대와 확인은 더욱 더 확고해졌다.

02

'C+SMART 치료법'의
개요

C+SMART 치료법

현대 주류 의학(C) + 자율신경기능의학(SMART)

'C(Conventional medicine, 현대 주류 의학)**'**

일반적으로 해오던 수술이나 약물 치료와 같은 기존의 현대의학을 의미한다. 질병이나 질환은 발병된 부위에 있는 세포의 유전자 변화나 조직의 손상으로부터 시작된다는 가정 하에 질병 부위의 조직을 수술적 방법이나 약물을 이용하여 병변 부위를 제거한다. 통계에 맞춰 획일화된 치료 방식이지만, 약물이 작용하는 기전에 한해서는 아주 강력하다.

'SMART(ANS functional medicine, 자율신경기능의학)**'**

세포나 신체의 면역 기능을 손상시키는 원인을 찾아내서 그 원인을 제거하고, 생활 습관을 개선시켜 질병의 발생 원인을 최소화하며, 손상된 면역과 항상성을 복구시키고 신체 고유의 자연 치유력을 향상시키는 치료이다. 자율신경과 장 치료를 기본으로 하여 전신 상태를 교정하는 개별 맞춤 치료이다.

‘C+SMART 치료법’은 현대 주류 의학(Conventional medicine, C)에 자율신경기능의학인 치료법을 접목한 개인별 맞춤 의학이다. 기능의학만을 고집하지 않고 현대 주류 의학과 병행하여 수술이 필요하면 수술을, 추가적으로 방사선 치료나 항암 주사 치료가 필요하면 그 역시도 상황에 따라 추천하거나 피하라고 조언을 한다. 3대 암 표준 치료를 받게 되는 경우에는 부작용을 줄이는 보조적 방법으로 자율신경기능의학의 SMART 치료법을 적극 활용한다.

또한 어떤 경우에는 현대 주류 의학보다 기능의학 치료를 더 우선시하기도 한다. 특히 세포 대사 기능의 회복 측면에서는 기능의학 치료가 더 탁월한 임상적 효과가 있기 때문이다. 현대 주류 의학 치료를 감당할 만한 체력이 되지 않아 치료 후 회복이 지연되리라 예상되는 경우이거나 만성 질환을 동시에 가지고 있을 경우에는 SMART 진단과 치료를 더 우선적으로 권한다.

특히 여러 대사 질환 중에서 최고 악질인 암은 어느 하나의 방법만으로 쉽게 치료되지 않는다. 이미 신체 곳곳의 세포에서 암이 생길 수 있는 나쁜 요인이 존재하기 때문이다. 이런 이유로 일률적인 치료 방법보다는 SMART 치료에 따라 개인별 발병 원인을 정확히 파악해서 병을 만들어 내는 나쁜 요인들을 없애는 방법이 훨씬 효율적이다. 그렇다고 현대의학 치료를 무시하거나 치료 효과가 없다는 말이 아니라, 오히려 자율신경기능의학적 접근을 통해서 현대의학의 약점을 보완할 수 있다는 의미이다.

‘C+SMART 치료법’의 가장 큰 장점은, 환자의 세포 면역을 향상시켜 질병을 치료하는 데 있다. 현대의학을 최대한 활용하면서 기능의학 검사를 기반으로 한 세포 대사의 기능 회복을 통해 세포 면역을 향상시키면, 재발의 위험과 새로운 암의 발생 위험을 현저히 낮추면서 세포의 자가 치유 효과를 높일 수 있다. 이처럼 신체 항상성과 세포 면역을 강화시켜 주는 기능의학은 현대의학의 한계인 질병 부위 중심 치료를 보완한다. 즉, 누구든지 안정적인 면역 체계를 유지하려면 현대의학적인 방법을 너무 거부해서도 안 되고, 기능의학만이 모든 문제의 해결책이라는 잘못된 믿음을 가져서도 안 된다. 한쪽으로 치우친 방법은 결국 엉뚱한 방향으로 갈 수 있기 때문이다.

이와 같이 일반적인 기능의학은 영양적인 측면을 주로 강조하지만, 자율신경기능의학은 구조, 심리, 영양 등 모든 면에서 균형을 강조한다. 이는 증상과 질병이 만들어지는 뿌리 원인을 규명할 때뿐만 아니라 치료 방법에서도 마찬가지로 적용된다.

03

'SMART 치료법'에서의
진단과 치료

자율신경기능의학에서 첫 번째로 중요하게 생각하는 부분은 '신경학적 스트레스'이다. 결국, 신체 각 부분에서 생겨나는 스트레스가 신경학적 기능 이상을 유발하므로, 그 요소를 찾아 진단하고 치료하는 SMART 치료법은 신경학적 스트레스를 줄이는 프로그램이다. 기존의 기능의학적 치료와는 차별화된다.

'SMART 치료법'에서의 진단

'SMART 치료법'의 진단에서는 세포 면역을 떨어뜨리고 질병을 만드는 불균형의 요인을 5가지 요소에서 찾는다. 그 요소로는 ANS(자율신경), Mucosa(점막), Hormone(호르몬), Thought(생각), Toxin(독소)이며, 이 요소에서 발병 요인을 찾아 진단하고, 원인을 제거하는 치료법을 모색한다.

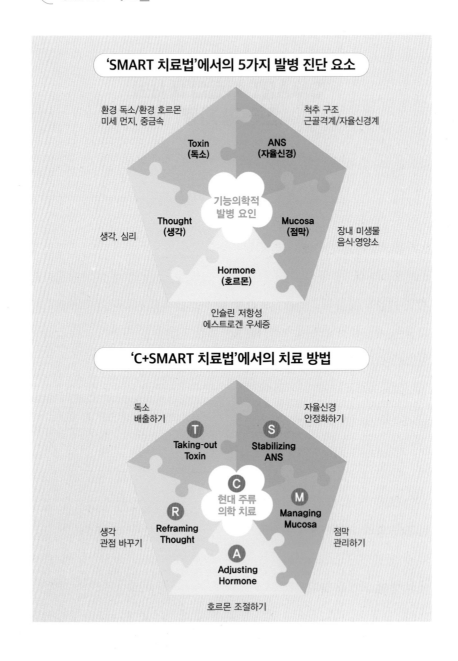

'SMART 치료법'에서의 5가지 발병 진단 요소

환경 독소/환경 호르몬
미세 먼지, 중금속

척추 구조
근골격계/자율신경계

Toxin
(독소)

ANS
(자율신경)

기능의학적
발병 요인

Thought
(생각)

Mucosa
(점막)

생각, 심리

장내 미생물
음식·영양소

Hormone
(호르몬)

인슐린 저항성
에스트로겐 우세증

'C+SMART 치료법'에서의 치료 방법

독소
배출하기

자율신경
안정화하기

T
Taking-out
Toxin

S
Stabilizing
ANS

C
현대 주류
의학 치료

R
Reframing
Thought

M
Managing
Mucosa

생각
관점 바꾸기

점막
관리하기

A
Adjusting
Hormone

호르몬 조절하기

SMART 치료는 진단에서 찾은 불균형 상태의 5대 요소를 Stabilizing ANS(자율신경 안정화하기), Managing Mucosa(점막 관리하기), Adjusting Hormone(호르몬 조절하기), Reframing Thought(생각 관점 바꾸기), Taking-out Toxin(독소 배출하기)의 방법으로 질병을 예방하거나 치료한다는 원리이고, SMART는 질병을 예방하고 치료하는 5가지 치료법의 알파벳 첫 글자에서 따온 이름이다.

5가지 SMART 치료법을 설명하면 다음과 같다.

S: Stabilizing ANS(자율신경 안정화하기)

자율신경계인 ANS(Autonomic nervous system)를 안정화(Stabilizing)시켜 신경계의 예민도를 줄이고 원활한 혈액 순환이 되도록 하는 치료이다. 신체의 모든 세포들이 항상성을 유지하기 위해서는 일치된 방향으로 일사분란하게 움직여야 하며, 항상 혈액을 통해 산소와 영양소를 공급받고 만성 염증을 유발하는 독소들이 혈액을 통해 잘 배출되어야 한다. 이 모든 움직임은 신경을 통해서 이루어지는데, 신경의 기본 단위인 신경 세포들의 네트워크 시스템인 해부학적 구조가 '신경계'이다. 모든 감각과 움직임은 신경계를 통해 전달되고, 신경계에 문제가 생기면 세포 항상성이 깨지고 면역이 약화되어 모든 병이 시작되며, 또 진행하고 악화된다. 신체 전반의 안정화에 아주 중요한 요소인 자율신경의 안정화를 위해 NTR(Neural Tension Release) 구조 치료 기법을 이용하여 치료한다.

M: Managing Mucosa(점막 관리하기)

Mucosa(점막)는 피부와 함께 신체의 외부와 내부를 경계 짓는 1차 방어벽에 해당한다. 피부는 두껍고 건조하며 옷으로 보호를 받을 뿐만 아니라, 눈에 직접 보이며 아주 작은 증상이라도 금방 알아차릴 수 있을 만큼 감각이 예민한 부위이기 때문에 점막에 비해 비교적 손상을 최소화할 수 있다. 반면에 점막은 외부 이물질에 대해 고스란히 손상받을 수밖에 없어서 피부보다 손상의 빈도는 훨씬 더 많다. 하지만, 자연 치유력이 좋을 때에는 피부보다 복구 속도가 훨씬 더 빠르다는 장점이 있다.

가장 넓은 장 점막, 두 번째 넓은 폐 점막, 그 외 눈, 코, 입, 질, 방광 등으로 대표되는 기타 등등 점막이 있는데, 장 점막은 손상을 가장 쉽게 많이 받는 부분이기 때문에 조심스럽게 다루어져야 하는 점막이다. 다른 부위의 점막과는 달리 장 점막은 수많은 외부 자극 물질(음식물 포함) 뿐만 아니라 셀 수 없이 많은 장내 미생물들과의 복잡한 상관관계를 유지하면서 손상과 회복이 이루어진다는 또 다른 특징이 있다. 이런 차원에서 '모든 질병은 장에서부터 시작된다'라는 히포크라테스의 말은 깊은 의미가 있다. 이런 이유로, 신체의 모든 점막 중에서 '장 점막' 관리는 가장 우선되어야 하며 매우 중요하다.

많은 전문가들이 '장 건강은 장내 미생물에 의해 결정된다.'고 주장하지만, 이는 일부분만 맞는 말이다. 왜냐하면, 장 점막은 손상이 되었을 때 언제나 정상으로 복구될 수 있는 능력이 있다는 가정하에서 성립하는 주장이기 때문이다. 하지만, 많은 현대인들은 교과서에서 설명하는 생리적 반응이 정상적으로 진행되지 않고 있다. 여러 이유가 있지만, 그중 가장 핵심적인 원인은 '자율신경 이상'에서 찾을 수 있다. 혈액 순환에 문제가 생긴 상태에서는 오로지 외부 자극을 줄이는 수밖에 없고, 장내 미생물의 상태에 의존할 수밖에 없는 상황으로 내몰리게 된다.

질병 발생은 '기·승·전·장!'이라고 하지만, 이 말에는 건강을 좌우하는 장내 미생물을 잘 관리하고, 얇아지고 손상된 장 점막을 복구하기 위한 자율신경 이상 치료까지 모두 포함된다.

A: Adjusting Hormone(호르몬 조절하기)

호르몬(Hormone)을 조절하여(Adjusting) 질병을 예방하거나 치료한다. 체내에서 호르몬처럼 작용하는 물질이 3,000~4,000가지나 된다는 주장이 있다. 호르몬은 우리 몸속에서 정보를 전달해 주며, 신체 항상성의 기본에 해당하는 세포 기능을 항상 일정하게 유지시키는 필수적인 역할을 한다. 하나라도 균형이 흔들리면 두통, 급격한 기분 변화, 갑작스런 발한 또는 체중 증가와 같은 상황이 끊임없이 생긴다. 호르몬은 조절하고자 하는 의지대로 조절되지 않는다. 호르몬을 움직이는 여러 조건들이 있는데, 첫 번째는 세포 항상성이다. 세포 항상성을 유지하기 위해서는 혈액 순환과 체온 조절이 필수이다. 세포 항상성이 깨진다면 호르몬이 요동을 치게 되고, 호르몬을 요동치게 만들면 세포 항상성도 깨지게 된다. 3,000~4,000여 가지 호르몬 중 유일하게 의지로 조절할 수 있는 호르몬은 '인슐린'이다. 따라서 인슐린을 조절함으로써 다른 모든 호르몬이 균형 있게 조절될 수 있도록 치료한다.

인슐린이 흔들리게 되면, 여성의 유방·자궁·난소 그리고 갑상선에 영향을 끼치게 되는 '에스토로겐 우세증(Estrogen dominance)'을 유발하고, 이어서 질병 발생으로까지 이어지게 된다.

이렇듯 에스트로겐 우세증은 에스트로겐 호르몬만의 문제가 아니므로 유방암에 대해 에스트로겐 차단만 시도한다고 해서 안심할 수 없다. 뿐만 아니라, 다른 여성 질환에서도 마찬가지로 전체 호르몬을 다 같이 움직여야 비로소 치료 효과가 난다.

R: Reframing Thought(생각 관점 바꾸기)

생각(Thought)을 재구성(Reframing, 관점 바꾸기)하여 정신적 스트레스를 줄여야 한다. 스트레스에는 두 가지가 있는데, 적당한 긴장감을 일으키고 인내력을 유지시키는 긍정의 '유스트레스(Eustress)'와 강한 충격으로 병을 가져오는 '디스트레스(Distress)'가 있다. 긍정과 부정의 두 얼굴을 가진 스트레스를 긍정의 힘으로 바꾸는 훈련을 해야 한다. 뿐만 아니라, 스트레스라고 하면 일반적으로는 '정신적'인 부분만 생각하지만 그렇지 않다. '신체'에서 발생하는 스트레스도 모두 포함해야 한다. 어디가 아프고, 속이 불편하고, 잠을 못 자는 등의 스트레스가 질병과 관련되어 있음을 이해하고 제한된 사고 방식을 치료한다. 마음이 모든 문제의 근본이라는 사실에 대해 반대하지는 않지만, '건강한 몸에 건전한 정신'이라는 옛 말을 고려하면 세포와 몸을 먼저 치료해야 마음이 안정된다는 현실성을 반드시 고려해야 한다.

T: Taking-out Toxin(독소 배출하기)

신체에는 최소 700여 가지 화학적 독소 물질이 있다고 하는데, 혈액에서 발견된 420여 개의 화학 성분들은 암과 관련된다고 한다. 미국 연방환경보호국(Environmental protection agency, EPA)의 통계에 의하면 산업 발전과 함께 생산되는 화학 독소는 8만 가지 이상이라고 한다. 이러한 독소들은 질병과 1:1 대응이 되지 않고, 여러 환경 독소들이 섞여서 만들어 내는 '칵테일 효과(Cocktail effect)'로 질병을 일으킨다. 게다가, 각 개인별 신체 조건에 따라 피부 트러블, 알레르기, 소화 불량, 탈모, 호르몬 질환 등 다양한 증세를 유발한다. 일상에서 독소에 지나치게 노출되지 않도록 조심하려는 노력이 필요하며, 어쩔 수 없이 몸에 들어왔거나 생성된 독소가 잘 버려지고 또 재흡수되지 않도록 세포와 장 기능이 향상되도록 치료한다. 환경 독소의 대표라고 할 수 있는 환경 호르몬과 중금속뿐만 아니라 미세 먼지와 같은 생활 독소로부터 세포 손상을 최소화하고 빠르게 회복될 수 있도록 치료해야 한다.

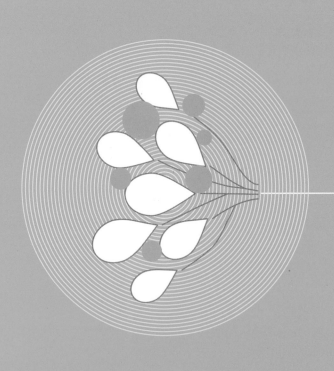

3장

유방 질환의 종류와 위험 인자

01

유방에 생기는 질환들

    유방은 지방(Fat), 기질(Stroma), 유관(Milk duct) 및 소엽(Mammary gland lobule)의 기관과 혈관, 림프관, 신경 등 여러 가지 성분으로 구성되고, 2~6번째 가슴 늑골에 위치하며 흉골에서 겨드랑선까지 펼쳐진 대흉근 위에 얹혀 있다. 젖샘에서는 젖이 만들어져서 유관으로 모이며 여러 개의 유관이 합쳐지면서 다시 유두로 향하게 되는데, 유두에는 방사형으로 펼쳐진 15~20개 정도의 굵은 유관으로 모이게 된다. 즉, 수많은 포도송이와 같은 젖샘엽(Mammary gland lobe)이 유두(젖꼭지)를 중심으로 펼쳐 있는 기관이다. 유방에 질병이 생기는 위치는 대부분이 젖샘(Mammary gland)과 유관(Milk duct)인데, 이를 유선 조직(Grandular tissue)이라고 하고 유두로부터 3cm 이내의 둘레에 65% 정도가 위치하고 있다.

    림프의 흐름도 유방의 질병에는 매우 중요하다. 림프액은 유두를 포함한 외측 부분은 겨드랑이 림프절로 흐르고, 내측 부분은 흉골 가장자리에 있는 내흉부 림프절로 배출된다. 이런 림프의 흐름은 특히 암세포의 전이 관점에서 매우 중요하다.

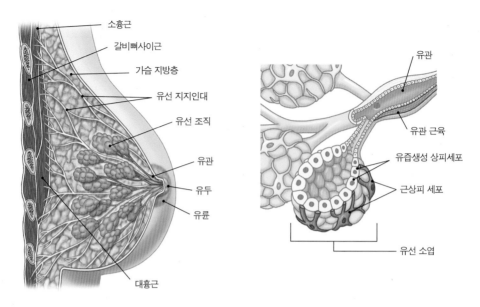

소흉근
갈비뼈사이근
가슴 지방층
유선 지지인대
유선 조직
유관
유두
유륜
대흉근

유관
유관 근육
유즙생성 상피세포
근상피 세포
유선 소엽

유방의 구조와 조직

유방에 생기는 질병을 크게 2가지로 나눈다면 감염과 종양(혹, 종괴, 결절 또는 낭종)으로 나눌 수 있다. 또한 생명에 지장을 주지 않는 양성과 생명을 위협하는 악성으로 다시 분류할 수 있다. 많은 분들이 양성, 악성, 음성이라는 단어에 헷갈려 하는데, 신체 어느 부위든지 질병과 관련된 문제가 있다면 '양성'이라고 하고, 아무 문제가 없다면 '음성'이라고 한다. 검사상 깨끗할 때는 '음성'이라고 하지 않고, 이해하기 쉽게 '아무 문제가 없습니다.'라고 설명하기 때문에 '음성'이라는 진단명을 실제로 사용하지는 않는다. 이런 이유로 '양성' 또는 '악성'이라는 단어만 늘상 듣게 된다. 그리고 '양성' 중에서 생명을 위협할 만큼 심각한 질병을 '악성'이라고 한다.

예를 들면, 유방의 '감염성 질환'은 대부분 양성 유방 질환에 속하지만 '염증성 유방암'은 악성으로 분류되며 진행성 유방암 중에서도 매우 치명적이다. 전체 유방암의 1~2% 정도이지만 치료 성적이 매우 낮아서 예후가 무척 나쁘다. 이런 염증성 유방암을 제외한 대부분의 암은 결절성 종양으로 나타난다. 또한 유방암은 미세 석회와 악성 결절이 혼합되어 나타나기도 하는데 미세 석회는 유방 촬영술(Mammography, 맘모그래피)에서, 결절성 종양은 초음파 검사에서 더 쉽게 발견할 수 있기 때문에 유방암 검사는 항상 유방 촬영술과 유방 초음파를 같이 하기를 권장한다.

종양은 세포가 정상보다 더 빠른 속도로 분열하고 증가하여 모인 덩어리 형태를 말하는데, 한번 증식을 시작하면 스스로 증식만 할 뿐 정상으로 회복되지 않는다. 암이나 육종과 같이 생명을 위협할 가능성이 있을 경우에는 악성 종양이라고 하고, 피막을 형성하며 주변 조직이나 멀리 있는 조직으로 전이하지 않는 종양을 양성 종양이라고 한다. 악성 종양은 수술, 항암 주사 치료, 방사선 치료 등의 치료 요법으로 적극적이면서도 강력하게 치료해야 한다. 그 이유는 주위 조직에 파고(침윤)들어 확산하면서 다른 장기로 매우 빠르게 전이되고, 늘 재발의 위험과 함께 생명을 위협하기 때문이다.

반면에 양성 종양은 피막으로 쌓여 뭉쳐 있으면서 정상적인 조직을 밀치며 공간을 차지하고 있기 때문에 비교적 모양이 둥글다. 생명을 위협하지는 않지만 일정 이상의 크기가 되면 수술을 고려해야 한다. 이러한 종양 절제 수술은 이후 재발하지 않고 생명에도 지장을 별로 주지 않는다. 그리고 근육층 일부가 과다하게 증식한 양성 종양을 근종이라 하며 대표적으로 자궁 근종이 있고, 점막에 생긴 양성 종양을 용종(Polyp)이라 하며 대표적으로 대장 용종이 있다. 근종은 자궁 외 어느 근육에서든 생길 수 있는데 유방에서도 드물지만 근종이 생길 수 있다. 용종 또한 대장 점막 외에도 코, 위, 자궁, 방광 등의 점막에서 생길 수 있는데 유방에서는 관내 유두종의 형태로 생긴다.

이처럼 몸속에 생긴 이상 세포의 덩이를 표현하는 단어들이 여러 가지이고 정확한 기준으로 정의를 내리기는 어렵다. 결절이란 비정상적으로 세포가 증식해서 지름이 0.5cm보다 큰 덩어리로 만들어져서 피부 안쪽이나 밑에 딱딱하게 솟아오른 조직이나 유체의 덩어리를 의미하며 '혹'이라고도 한다. 일반적으로는 세포가 들어 있는 결절을 '종양', 액체나 반고체 또는 점액이 들어 있는 결절을 '낭종'이라고 한다. 이런 특징이 있어 낭종을 물혹이라고도 한다. 산부인과 초음파에서 발견된 근종을 물혹이라고 설명하는 의사들이 종종 있는데, 환자들에게 심각한 질병이 아님을 쉽게 설명하기 위해 물혹이라고 하지만, 엄밀히 따지면 자궁 근종은 물혹이 아니라 그 특성상 양성 결절 또는 양성 종양이라고 해야 한다. 낭종도 몸 어디에서든 생길 수 있는데, 주로 피부, 난소, 유방, 신장, 간 등에 잘 생긴다. 낭종은 대부분 양성이기 때문에 세포 검사나 조직 검사와 같이 적극적인 진단 및 치료가 필요하지 않다. 다만 아주 드물지만, 낭종 속에 혹이 생긴 복합형 결절 중 일부는 악성 종양(암)의 전 단계인 경우도 있다. 또한 흔하지 않지만 지방 세포가 비정상으로 증식해서 만들어진 '지방종'이 있고, 혈관의 내벽을 이루는 세포가 비정상으로 증식해서 만들어진 '혈관종'이 있다. 지방종과 혈관종은 양성 종양이다.

유방낭종(Cyst)

　유방낭종은 액체를 포함하고 있는 단단한 물주머니로 원형 또는 타원형을 이루고 있다. 주로 20~30대 여성의 일반적인 유방 질환이라고 하지만 세대를 완전히 구분하기는 어렵다. 유방에서 생기는 질환 중 가장 안전하다고 볼 수 있는데, 대개 유관 말단부나 소엽 내에서 주로 발생한다. 난소낭종과 마찬가지로 유방낭종도 여성 호르몬의 농도에 영향을 받는다고 추정되며 생리 주기에 따라 크기가 변화할 수 있지만 아주 작은 낭종을 제외하고는 완전히 사라지지는 않고, 폐경 후 에스트로겐이 분비되지 않으면 증상이 완화될 가능성은 높다.

　유방낭종은 대부분 양성 질환이기 때문에 유방 초음파에서 발견된다고 해도 진단적 검사(총조직 검사 또는 세포 흡인술)가 필요한 경우는 거의 없다. 하지만 증상이 있거나 1cm 이상이면서 계속 크고 있는 낭종은 흡인술(Aspiration)로 내용물을 빼내서 확인해야 한다. 투명하고 맑은 물과 같은 액체가 들어 있는 낭종은 암으로 진단될 가능성이 낮지만, 혈액이 섞인 액체가 나오는 경우에는 암세포 유무를 확인하기 위해 현미경 세포 검사가 필요하다. 이런 위험도가 있으므로 반복적인 흡인 검사에서 혈액이 섞여 나오면 제거 수술을 고려해야 한다.

　낭종 내용물의 성분에 따라 암 발병률을 살펴본 코호트 연구 결과가 있는데, 전해질과 암 발생의 연관성에서 K/Na(칼륨/나트륨) 비율이 1.5보다 큰 경우에서 평균 관찰 기간 6년(2~12년) 내에 암 발생 확률이 훨씬 높았다고 한다. 하지만, 일반적인 임상에서는 이렇게 성분을 분석하지는 않고, 혈성 또는 점액성 낭종이 1cm 이상일 경우이거나 낭종 내에 세포로 구성된 고형 성분이 있는 경우에는 제거 후 조직 검사를 권유한다.

섬유낭성변화(Fibrocystic change)

섬유낭성변화는 섬유낭성증후군이라고 하며, 생리 주기에 따라 변형된 유선 조직이 뭉쳐져서 덩어리로 만져지는 현상을 말한다. 증후군은 원인이 뚜렷하지 않은 경우에 사용되는 '신드롬(Syndrome)'처럼 쓰이는 질환 이름이다. 통증은 있을 수도 없을 수도 있으며 20대 초·중반부터 폐경기에 이르기까지 나타난다. 유방통으로 내원하는 환자의 상당수가 이 질환일 경우가 많다. 유방 초음파로 어느 정도 진단이 가능하기 때문에 급하게 치료가 필요하지는 않고, 주기적으로 초음파 검사를 통해 변화를 추적 관찰해야 한다. 크기나 모양의 변화 또는 개수의 증가가 있는 경우에는 혹시 다른 질환(특히 악성 종양)과 동반될 수 있고, 유방 초음파로는 확실히 감별되지 않을 수 있으므로 수술을 고려해야 한다.

섬유선종(Fibroadenoma)

섬유선종은 섬유낭성변화와 마찬가지로 유방에서 발견되는 가장 흔한 양성 종양으로 자연 경과에서 큰 차이가 없다. 다만, 섬유선종은 좀 딱딱한 편이고, 섬유낭종은 좀 말랑하다는 정도의 차이가 있을 뿐이다. 서양에서는 10대 중반~30대 초반에서 많이 발견되지만, 우리나라에서는

40~50대에서도 진단율이 높다.

통계학적으로는 10% 정도에서 양측성이라고 하지만 섬유선종만으로 조사했을 때이고, 낭종 등의 양성 종양을 포함한다면 대부분의 경우에서 여러 개의 양성 종양이 양쪽 유방에서 발견된다. 즉, 유방에 하나의 양성 종양이 있다면 다른 종류의 종양이 더 있을 가능성이 높고, 지금은 하나만 발견되었다 하더라도 추적 검사 중에 더 생길 가능성이 높다.

대부분의 양성 종양과 마찬가지로 섬유선종도 발생 원인을 정확하게는 알 수 없지만 여성 호르몬인 에스트로겐의 반응과 관련된 호르몬 불균형에 의해 유선 말단 부위의 과다한 증식으로 생기는 조직 변화로 추측한다. 그 이유는 조직 검사 상에서 호르몬 수용체 ER(Estrogen receptor), PR(Progesterone receptor) 양성의 경우가 많기 때문이다. 섬유선종이 있는 여성에게서는 프로게스테론 혈중 농도가 낮게 나타나는데 이는 '에스트로겐 우세증'과 관련이 있고, 임신 기간과 수유 기간 중에는 커지는 경향이 있으며 호르몬 분비가 확연히 줄어드는 폐경 후에는 약간 줄어드는 경향이 있다. 발생 원인은 아직도 잘 모르지만 여러 연구 결과를 보면, 유방암의 가족력이 있는 환자에서 더 흔하게 발생하고, 유방통이 있는 환자에서도 더 발견된다는 보고들이 있다.

과거에는 유방 피부를 절개하여 종양을 제거해야 했기 때문에 유방에 흉터를 남기게 된다는 이유로 3cm가 될 때까지 가능한 수술을 하지 않고 추적 검사만 하면서 지켜봤었다. 하지만, 최근에는 의료 장비와 수술 기법의 발전으로 흉터를 작게 남기면서도 종양을 완전히 제거할 수 있어 3cm보다 작은 단순 섬유종이라고 해도 잘 선별하여 진공보조흡인 유방 종양제거술(Vacumm-assisted breast excision, VABE, 맘모톰®)을 하는 편이 낫다.

양성 종양이지만 수술적 제거를 고려해야 할 경우

• 크기가 큰 경우: 정확하게 어느 정도 크기 이상을 제거해야 한다는 연구 결과는 없지만, 1cm 이상 '제거 고려', 2cm 이상 '가능한 제거', 3cm 이상 '반드시 제거'라는 기준 정도가 적절하다.

• 통증을 유발하는 경우

• 만져지는 경우: 만져지지 않는 경우에 조직 검사상 나쁜 경우가 더 많다.

• 모양이 변하거나 점점 자라는 경우

• 영상 소견과 조직 검사 소견이 일치하지 않는 경우: 다른 질환이 의심되는 경우에는 크기와 상관없이 제거가 필요하다.

• 유방암 가족력이 있어 두려움이나 스트레스가 심한 경우

• 이민이나 유학 등을 포함하여 정기적인 경과 관찰이 어려운 경우

수술적 제거를 권유하는 가장 큰 이유는 10% 정도에서 섬유선종과 동반된 다른 병변이 있을 수 있기 때문인데, 섬유선종을 제거한 후에 조직 검사를 해 보면 가장 흔하게는 엽상종이, 그 외에 유두종, 비정형 증식증, 상피내암 등의 결과가 나올 수 있다. 만약, 맘모톰을 한 후에 예상했던 섬유선종과 함께 다른 결과가 나왔다면 각각의 진단에 적절한 추가적인 수술이 더 필요하다. 거대(Giant) 또는 청소년(Juvenile) 섬유선종처럼 갑자기 매우 커지기도 하고, 임신 또는 수유 중에 괴사가 일어나는 양성 종양일 수도 있다. 35세 이상의 경우에는 엽상종의 가능성이 더 높아지며 섬유선종에서 암이 발견될 경우가 0.1~2%에 불과하지만 위험도가 전혀 없지는 않기 때문에 선별적으로 종양 제거를 해야 할 필요가 있다.

상피성 과증식(Epithelial hyperplasia)

유관을 구성하는 상피 세포들의 다양한 이상 증식으로 생긴 종양으로, 중등도 이상의 증식일 경우 암 발생 위험도가 1.6배 정도 되고, 가족력이 있는 경우에는 2배 정도 증가한다. 발견 즉시 수술적 제거를 권한다.

비정형 과증식(Atypical hyperplasia)

유방 조직 세포가 비정상적으로 증식돼 형성된 질환으로 유방암 발생 위험이 4배나 되고, 가족력이 있는 경우에는 8.9배까지 증가한다. 유방암 직전 단계라고 할 수 있으며 거의 0기 유방암(비침윤성 유방암)과 유사한데, 조직학적 발생 위치에 따라 유관에 생긴 비정형 유관 내 상피 증식증(Atypical ductal hyperplasia, ADH)은 유관 상피내암(Ductal carcinoma in situ, DCIS)과 양상이 유사하며, 유방 소엽에 생긴 비정형 소엽 내 상피 증식증(Atypical lobular hyperplasia, ALH)은 소엽 상피내암(Lobular carcinoma in situ, LCIS)과 양상이 유사하다. 유방 세포의 비정형 과증식 병변의 확인을 위해 세침 흡인 도말 검사(Fine needle aspiration biopsy, FNAB, 세포 검사)를 할 수 있는데, 어느 하나의 비정형 소견만으로 정확한 진단이 어려우므로 반드시 여러 소견을 종합해야 한다. 세포 검사나 조직 검사에서 암세포가 포함되지 않고 비정형 세포 또는 비정형 배열이 관찰된 경우에는 반드시 종양 절제술 후 정확한 조직적 진단이 필요하다. 이 경우에도 진공 보조흡인 유방종양제거술(VABE, 맘모톰®)이 매우 유용하다.

엽상종양(Phyllodes tumor)

종양의 모양이 나뭇잎과 닮아서 '엽상종양'이라고 한다. 세포가 얽혀 있도록 해 주는 섬유성 결체 조직(Connective tissue, 결합 조직)과 상피 조직에서 생기는 종양인데 유방 종양 중 1% 미만(0.3~1.0%)을 차지하는 드문 질환이다. 세포의 분화도에 따라 양성(Benign), 경계성(Borderline), 악성(Malignant)으로 구분된다. 60~70%가 양성이고 거의 섬유선종과 유사하지만 섬유선종보다 빠르게 자란다는 특징이 있다. 악성 엽상종양은 10~33% 정도지만, 그중 약 16~30% 정도에서 폐나 뼈로 전이될 수 있고 전이가 되었다면 평균 생존 기간이 3년으로 짧은 편이고, 전이가 없다면 5년 생존율이 70% 정도로 다른 장기의 결체 조직 암보다는 비교적 괜찮은 편이다.

악성 엽상종양은 항암 주사 치료나 방사선 치료에 효과가 뚜렷하지 않고 논란이 많기 때문에, 그리고 양성 엽상종양은 재발의 경우 악성 엽상종양으로 재발할 가능성이 높기 때문에 수술 시 정상 조직을 포함(최소 1cm 이상의 주변 경계)해서 종양을 충분히 절제(광범위 절제술)해야만 한다. 국소 재발률이 0~60% 정도라고 보고되며, 경우에 따라서는 워낙 재발이 잘돼 반복적으로 수술해야 할 수도 있다. 그런데 양성 엽상종양도 반복적으로 재발하면 악성 엽상종양이 생길 수 있으므로 재발률을 낮추기 위해 유방 전절제를 해야 한다는 일부 전문가들의 강력한 주장도 있다.

경화성 선증(Sclerosing adenosis)

조직학적으로는 유선 구조와 기질이 증식하여 소엽의 변형 및 섬유화가 나타나는 질환이다. 가임기와 폐경 전후에 많이 나타나며, 대부분은 선명한 모양의 종양을 형성하지 않기 때문에 유방의 다른 병변을 검사하다가 우연히 발견되는 경우가 많다. 만약 경화성 선증이 종괴를 형성하거나 석회화가 동반되어 있다면 유방암과 구별하기 위해 반드시 조직 검사가 필요하다. 이럴 경우에는 진공보조흡인 유방종양제거술(Vacumm-assisted breast excision, 맘모톰®)로 흉터 없이 종양을 제거한 후 빼낸 조직으로 검사하면 된다. 별다른 조치 없이 그냥 두면 다른 장기로 전이가 잘되는 침윤성 유방암이 발생할 가능성이 1.6배 정도 높아진다고 한다.

유두종(Intraductal papilloma)

유관이나 소엽의 상피 세포가 증식해서 생긴 혹(종양)으로, 마치 대장 용종과 비슷한 모양으로 소엽보다는 유관 내부에 흔히 생긴다. 유두종은 악성 가능성이 있는 종양이므로 철저한 조사가 필요하며, 악성이 아니어도 유두 바로 아래쪽 유륜하 유관(집합관)에 잘 생기므로 치료를 할 때에도 병변 주위의 유관 손상을 최소화하면서 종양을 제거할 수 있는 수술 숙련도가 요구된다.

주로 35~55세에 가장 잘 생기며, 대부분은 1cm 이하의 작은 단일성 유두종이 흔하지만 낭종을 형성하면서 복합 결절의 경우에는 10cm까지 커지기도 한다. 단일 관내 유두종이 일반적으로는 유방암과 관련이 없다고 알려져 있지만, 관내 유두종이 발생했다는 그 자체가 미미하게나마 유방암 발생의 위험성도 높아졌다는 의미가 될 수 있다. 또한 젊은 여성에게서는 다발성인 경우도 종종 있는데, 다발성 유두종일 경우에는 악성 유두종이 동반되어 있거나 발생할 가능성이 높고 통계적으로 약 50% 정도 암 위험도가 있다. 다발성이라고 해도 과증식이 없는 유두종은 향후 유방암 위험도가 낮다고 본다.

　유두종이 생겼을 때 동반되는 가장 흔한 증상은 혈액성 분비물(붉거나 진고동색 피 색깔) 또는 장액성 분비물(상처에서 나는 진물처럼 맑고 노르스름한 색깔)이 유두에서 나오는 현상인데, 다발성의 경우에는 유두 분비가 드물고 단일 유두종에서 50~90% 정도로 흔하게 동반되는 증상이다. 관내 유두종 환자의 약 60% 정도가 유두를 자극하거나 자극하지 않아도 속옷에 묻어 있을 정도의 분비물이 나온다.

　특히 혈성 분비물의 경우에는 유방암일 가능성이 높다고 알려져 있어 검붉은 분비물을 보고 놀라서 내원하는 경우가 많다. 하지만, 처음에 조금 나오던 분비물을 반복적으로 확인해 보는 과정에서 너무 세게 유두를 쥐어짜면서 생긴 경우가 대부분이다. 혈성 유두 분비물이 있다면 유방암 또는 유방암의 위험성이 있는 관내 유두종일 수도 있기 때문에 철저한 검사가 필요하지만, 우선적으로 알아 두어야 할 중요 사항으로 문제가 있는 혈성 분비물은 유두를 살짝만 건드려도 분비물이 나오거나 유두를 만지지 않았는데도 반복적으로 속옷에 묻는 경우이다. 그러므로 분비물을 확인할 때는 살짝만 짜서 확인해야 하고, 분비물이 고여 있는 상태에서 검사를 하면 더 쉽게 발견될 수 있으므로 검사받기 2~3일 전에는 손을 대지 않는 게 좋다.

유방 감염(Mastitis)

유방에 발생하는 질환은 종양 외에도 감염에 의한 '유선염'이 흔하다. 염증으로 생기는 증상은 유방뿐만 아니라 어디든지 비슷한 증상인데, 가만히 있어도 아프고 누르면 더 아픈 통증, 붓고 벌겋게 되는 국소적 증상(통증, 부종, 발적, 압통)이 나타나며 오한이나 발열과 같은 전신 증상이 동반되기도 한다.

가장 흔하게는 남녀 관계없이 생기는 유륜 주변부 염증 또는 농양(Periareolar abscess)의 경우이지만 대부분은 절개 배농 수술과 며칠간의 항생제 투여로 쉽게 치료된다. 이렇게 비수유기 때 생기는 염증은 비교적 간단히 치료되지만, 수유기 때 생기는 유선염은 수유를 하느라 계속 유두가 자극되거나 젖이 계속 만들어지면서 농양이 퍼질 수 있어 치료가 장기화되고 복잡해질 수 있다.

수유기 유방염은 수유를 하는 산모의 2.5%에서 발생하고 이 중 7% 내외에서 농양(고름)으로 발전하는 급성 염증성 질환이다. 일반적으로는 잘못된 수유 방법이나 젖이 너무 많아 유두 밖으로 흘러내려 유두의 피부가 항상 젖은 상태에서 찢어진 부위로 세균이 침입해서 발생한다. 주로 수유를 시작한지 6주 이내에 유두 관리가 서투른 산모들에게서 생기거나, 이유기에 접어든 아이의 젖을 빠는 힘이 강해졌을 때 또는 유두를 물고 장난을 칠 때 생기는 경우가 많다. 초기에는 청결을 잘 유지하고 연고만 잘 써도 농양으로 진행하지 않지만 항생제를 복용해야 하는 경우도 가끔 있다.

치료가 지연될수록 간단한 염증이 농양으로 진행하는 경우가 있는데, 균이 들어온다고 다 농양이 생기지는 않고 다 나오지 않은 젖이 고여 있는 부위에서 균이 증식되면서 농양으로 발전하게 된다. 이때는 부분 마취를 한 후에 피부를 절개한 후 고름을 짜내는 배농술과 항생제 복용 등 외과적 치료가 필요하다. 농양의 크기가 작은 경우에는 초음파 유도 하에서 반복적 흡인술로 고름을 빼낼 수도 있지만, 농양의 크기가 크다면 가능한 빨리 절개 배농술을 해야 한다. 심한 경우에는 젖을 말리는 약을 복용하도록 처방하거나 자연스럽게 수유를 중단하도록 권유하지만, 대부분의 경우에는 수유를 계속할 수 있는 페니실린 또는 세파계 항생제를 사용하면서 신생아에게는 항생제의 피해가 덜 가도록 한다.

모유 수유를 끊으면서 남아 있는 젖을 모두 빼지 않으면 혹시라도 농양이 생길지도 모른다는 막연한 걱정에 유방 마사지를 열심히 받는 수유부들도 많은데, 마사지로 젖을 다 빼낼 수도 없을 뿐더러 굳이 마사지를 하지 않아도 염증이나 농양이 생기지 않고 저절로 젖이 마르게 되니 섣부른 걱정은 할 필요가 없다.

육아종성 유방염(Granulomatous mastitis, GM)

수유기이든 비수유기이든 유방에 염증이 생긴 경우는 감염에 의한 유선염이 흔하지만, 감염균 없이 염증이나 농양이 생긴 유선염으로는 '육아종성 유방염'이 가장 대표적이다. 이는 스테로이드라는 강력한 염증 억제 약을 복용해도 반복적으로 재발하기도 하고, 생길 때마다 피부를 절개해서 염증 부위를 긁어내거나 제거해야 하기 때문에 여러 곳에 움푹 패인 흉터가 남기도 한다. 또한 스테로이드를 장기간 사용하면서 생기는 약물 부작용 때문에, 어쩌면 유방암보다도 더 견디기 어려운 질병일 수도 있다.

육아종성 유방염은 원인에 따라 3가지 종류로 나눌 수 있다. 첫째는 젖이 배출되지 않고 정체되어 생긴 육아종성 파괴성 유방염(Granulomatous, galacto-static, destructive mastitis)이고, 둘째는 특발성 육아종성 소엽 유방염(Idiopathic GM, Granulomatous lobular mastitis, GLM)이며, 셋째는 특이성 육아종성 유방염(Specific GM)이다. 이 중에서 육아종성 염증을 일으킬 수 있는 결핵균, 진균 등과 같은 감염원이 있거나 이물 반응 등과 함께 유육종증(Sarcoidosis) 또는 베게너 육아종증(Wegener's granulomatosis), 거대세포동맥염(Giant cell arteritis)과 같은 원인들을 제외하고는 대부분을 GLM(육아종성 소엽 유방염)으로 진단할 수 있다. 즉, 병원에서 '육아종성 유방염입니다.'라고 했다면 '육아종성 소엽 유방염'이라는 의미이다.

GLM은 비교적 최근에 발견된 질병 중 하나인데, 1972년에 케슬러(Kessler)와 월로치(Wolloch)가 유방암과 유사한 증상을 보이는 질환으로 처음 보고하였고, 그때에도 명확한 원인을 찾지 못한 '만성 육아종성 소엽염'이라고 하였다.

GLM은 임신 또는 수유 경험이 있는 가임기 폐경 전 여성에게서 주로 발생하기 때문에 모유에 있는 단백질이 유발하는 자가 면역(Autoimmune) 현상이라고 추정하지만, 모유에서 만들어진 단백질이 몇 년이 지나도록 남아서 문제를 일으킨다는 가설은 무리가 있다. 간혹 임신한 적이 없는 20대에서도 발병하기도 한다. 그래서 특정한 원인 없이 생기는 자가 면역 질환(내 몸의 면역계 이상으로 본인의 정상 세포나 조직을 공격하여 생기는 질병)이라는 주장이 가장 지배적이다.

처음에는 종괴나 멍울처럼 만져지다가 염증이 심해지면 유방에 불편감이 들면서 아프기도 하고 열이 나서 염증을 의심하는 정도이지만, 더 심해지면 피부가 벌겋게 되거나 고름이 흘러나와서 농양으로 확진하게 된다. 하지만 초기에는 유방 촬영술이나 초음파 검사 등으로 정확히 유방암과 감별하기 어려워 조직 검사를 하게 된다. GLM이라면 힘든 치료 과정을 거치게 되는데, 유방 농양이나 일반적인 다른 농양들처럼 항생제나 절개 배농술과 같은 간단한 처치로는 치료가 쉽게 되지 않고, 고름집을 다 제거하는 절제술 이후에도 상처가 잘 낫지 않아 흉터가 심하게 남기도 한다. 대부분의 육아종성 유방염은 만성적이며 재발이 잦고 다발성이다. 유방 여기저기에 흉터가 남아 끔찍한 모습으로 바뀔 때까지 장기적 치료가 필요한 난치성 질환이면서 경우에 따라 불치병에 더 가깝다. 수술은 효과보다 부작용이 더 많아 외과 의사 입장에서는 만나기 싫은 질병 중 하나이며, 치료 요법으로는 약물 복용을 우선적으로 선택하고, 수술은 어쩔 수 없는 경우까지 미루는 전략이 현명하다고 생각한다.

자가 면역 질환이지만 약물 치료가 우선되어야 하므로, 가장 먼저 감염원을 확인하는 세균 배양 검사 결과에 따른 적합한 치료 약제를 선택해야 하고, 감염균이 확실히 배제된 후에는 '스테로이드' 계열의 부신 피질 호르몬제 적용을 선호한다. 많은 경우에서 효과가 있지만, 효과가 없는 경우에는 메토트렉세이트(Methotrexate, MTX)나 아자티오프린(Azathioprine, 이뮤란, 아자프린, 이무테라 등)과 같은 류머티즘 관절염 등에 사용하는 면역 억제제를 사용하기도 하고, 염증 주변에 스테로이드 주사를 주입하기도 한다. 스테로이드는 단기간 사용으로 효과가 확실한 명약이지만, 원인을 잘 모르는 상태에서 일단 좋아지게 하려고 사용했다가 장기간으로 늘어진다면 약물의 부작용을 주의해야 한다.

여러 측면에서 육아종성 유방염은 일반적인 치료 방법으로는 개선되기 쉽지 않은 질병이다. 유방을 절개 배농하면서 유방에 흉터가 생길 수 있다는 부담감 때문에 수술을 마지막으로 미루지만, 요즘은 유선 조직이 더 망가지기 전에 VABE(맘모톰®)를 해서 농양 주변의 정상 조직으로 염증이 번지지 않도록 빨리 조치를 취하는 추세이다. VABE의 경우에는 다발성이거나 반복적으로 재발했을 때에도 흉터를 최소한으로 남기기 때문에 처음부터 적극적으로 적용해 볼 필요가 있다. 다만, 자가 면역과 관련이 있을 가능성이 매우 높기 때문에 재발율을 확연하게 줄이기 위해서는 반드시 장 치료를 포함한 자율신경 안정화 치료를 받아야 한다.

유방 질환의 위험 인자 중
예방할 수 없는 인자와 예방할 수 있는 인자

유방 질환 위험 인자	예방할 수 없는 유방 질환의 위험 인자	성별과 나이 가족력 초경 및 생리 유전성 위험 인자
	예방할 수 있는 유방 질환의 위험 인자	임신과 출산 여성 호르몬과 경구 피임약 생활 습관 커피 브래지어 수면 전자파 및 방사선

1. 예방할 수 없는 유방 질환의 위험 인자

성별과 나이

유방암의 위험도를 꼽자면 단연 일등 요소는 성별이다. 유방암이 생긴 남성도 있지만, 비율로 보자면 여성:남성=135:1 정도로 여성이 월등히 높다. 여성 호르몬의 영향이 큰 암이라서 여성에게 더 많이 생기는 현상은 당연하다.

나이 또한 성별과 마찬가지로 바꿀 수 없는 위험 인자에 속한다. 암세포는 정상 세포가 노화하는 과정에서 발병하는 변이 현상으로, 나이가 들어가면서 점점 높아지는 암 발병률은 어쩌면 인간의 당연한 숙명이라고 할 수 있다. 35세 여성이 65세가 되었을 때 유방암의 위험도는 6배 증가한다고 하고, 60세 여성의 5년 내 유방암 발생 위험도는 1,000명당 17명 정도로 높은 수준이다.

폐경 후 유방암 환자가 많은 미국이나 유럽 등 서양에서는 50세부터 증가해서 80대까지도 발생하는 반면에 최근 우리나라는 그보다 젊은 30~50대 여성에서도 유방암 발생이 증가하고 있다. 한국 여성의 연평균 유방암 증가율은 폐경 전 5.8%, 폐경 후 5% 정도로 폐경 전 여성에게서 더 높다. 지난 20년간 유방암 발생 경향은 40대 젊은 여성이 가장 높았지만 요즘은 50대, 특히 50대 후반으로 옮겨 가고 있는 추세이며, 20~30대 유방암 발생율도 낮은 편은 아니다. 서양에 비해 비교적 젊은 나이에 유방암이 발생하는 데에는 서양식에 가까운 식생활과 생활 습관의 변화가 영향을 많이 주고 있고 건강 검진의 확대로 발견이 늘어났다고 추정하지만, 비슷한 생활권인 일본, 중국 등 동북아시아나 동남아시아와도 차이가 나고 있다. 발생 연령이 다른 나라와 차이 나는 이유는 아직도 제대로 밝혀지지 않았다.

그런데 추정 가능한 변수를 모두 확인하였는데도 원인을 정확히 모른다면 그것은 바로 아무도 관심을 갖지 않고 잘 이해하지 못하고 있는 '자율신경계의 이상'이 중요한 원인으로 비밀스럽게 숨어 있다고 가설을 세워 볼 수 있다.

가족력

가족력은 중요한 유방암 위험 인자이다. 가족 중에 유방암이나 난소암 환자가 둘 이상 있거나, 모친이나 자매 중에 유방암 환자가 있다면 유방암 발병 확률이 4배 정도 더 높아진다. 50세 이전에 유방암이나 난소암에 걸린 가족이 있어도 유방암에 걸릴 확률이 높아진다. 또한 17번 염색체 이상인 BRCA 1이나 13번 염색체 이상인 BRCA 2 유전자를 가진 경우에는 남은 생에 유방암에 걸릴 확률이 80% 이상이다.

이렇게 보면 가족력과 관련된 유방암 위험 인자는 유전적인 문제뿐일 듯 하지만, '비슷한 생활 환경에서 성장하고 지낸다.'라는 의미도 숨어 있다. 그래서, 선천적으로 유전자를 가지고 태어난다고 해도 후천적인 관리가 더 영향을 끼친다는 '후성 유전학'이 요즘에는 더 대세이다. 즉, 유전적 결함이 있다고 해도 인슐린 저항성이나 외부 환경 독소 등의 영향을 덜 받도록 주의하면 유전성 유방암 발생의 가능성을 낮출 수 있다.

유방암 발병 위험이 큰 경우의 가족력
- 가족 중에 유방암 또는 난소암 환자가 둘 이상 있는 경우
- 가족 중 50세 이전에 유방암 환자가 발생한 경우
- 유방암과 난소암을 둘 다 가진 가족이 있는 경우
- 가족 중 남성 유방암 환자가 있는 경우
- 가족이 BRCA 1과 BRCA 2 유전자 변이 보인자의 경우
- 모세 혈관 확장성 조화 운동 불능(Ataxis telangiectasis) 이형집합체(Heterozygotes) 보유자의 가족
- 아쉬케나지 유대인(Ashkenazi Jewish)의 후손

초경 및 생리

초경이 빠르거나 폐경이 늦은 여성 등 여성 호르몬 노출 기간이 길어도 유방암에 걸릴 확률이 높다. 초경이 너무 빠르면 성장이 일찍 멈추는 '성조숙증' 걱정에 추가하여 유방암까지 걱정해야 할 형국이다. 소녀에서 여성으로 변해 가는 정상적인 '이차 성징'은 가장 먼저 유방에서 몽우리가 만져지고, 그 후 6개월 정도 지나면 음모가 나기 시작하고, 2년 정도 지나면 생리를 시작한다. 이런 과정이 10대가 되기 전 이른 나이에 시작하게 되는 현상을 '성조숙증'이라고 한다.

첫 생리를 하는 평균 나이는 미국 백인 12.88세, 미국 흑인 12.16세, 중국 17세 정도인데, 우리나라는 1970년에는 14.4세였다가 점점 빨라져서 2014년 11.7세(서울시 여자아이)였고, 10세 이하에 초경을 시작하는 경우도 2.9%에 이른다. 딸이 너무 일찍 초경을 시작하면 조기 초경이었던 엄마들은 유전적 결함을 딸에게 건네주었을까 불안해한다. 하지만 2013~2015년 국민건강영양조사에 참여한 18~30세 여성 1,148명을 대상으로 연구한 결과 어머니의 나이, 키, 체중, 체질량 지수(BMI)는 딸의 조기 초경에 영향을 주지 않았다고 한다. 또한 조기 초경의 위험도는 본인이 과체중인 경우 1.24배 높아졌고, 저체중인 경우 0.27배 낮아졌다. 이렇듯 다양하게 원인을 조사해도 80~95%가 원인 질환 없이 발생하는 특발성 성조숙증이었다. 하지만, 이는 성조숙증이 질병과 관련되지 않았다는 의미일 뿐 인과관계 법칙에 따라 원인 없는 결과는 없다. 때문에 성조숙증의 진짜 원인을 따로 찾아야 한다.

성조숙증을 유발하는 여성 호르몬 분비 촉진은 영양 과잉에 따른 상대적 영양 결핍과 소아비만을 주된 원인으로 꼽을 수 있다. 그 외에 콜레스테롤이나 트랜스 지방 과다 섭취, 환경 호르몬, 정신적인 스트레스, TV나 스마트폰 등의 시각적 자극, 수면 부족 등도 원인으로 꼽는다. 이는 성인의 유방암을 일으키는 원인과 거의 똑같다. 성조숙증이나 조기 초경이 키가 제대로 클 것인가의 문제에서 끝나는 게 아니라, '죽느냐 사느냐' 하는 건강상의 심각한 문제로도 번질 수 있음을 알아야 한다.

초경이 제 나이 때 시작되고 규칙적으로 생리를 해 왔다면 대략 건강한 여성이라고 할 수 있다. 하지만 유방암의 연구 결과는 다르다. 초경이후 1년 내에 규칙적인 월경 주기가 성립되면 유방암 위험도가 높다고한다. 이는 폐경이 늦어지면 유방암 발생 가능성이 높아지는 이유와 마찬가지로, 오랜 기간에 걸쳐 에스트로겐 영향을 받으면 유방암이 생길가능성이 높아진다고 한다. 이 이론에 의하면 규칙적인 생리 주기라고해도 오랜 기간 생리를 한다면 결국 유방암 위험도를 올린다. 아이러니하게도 생리에 대한 관점으로 보면 건강한 상태가 유방암에 대한 관점으로 보면 걱정스러운 상태가 된다.

성조숙증에서 생리 문제는 인슐린 저항성이나 장 건강과 관련된 '에스트로겐 우세증'과 연관성이 매우 높다. 에스트로겐 혈중 수치가 기준치보다 높거나 '프로게스테론' 호르몬과의 비율이 10배 이상 되는 '에스트로겐 우세증'이라면 유방, 자궁, 그리고 난소에 이상 증상이나 질환이 발생할가능성이 높아진다. 뿐만 아니라, '에스트로겐 우세증'의 기간과 정도에따라 여성 기관에 암이 발생할 가능성도 매우 높아진다.

◯ 유전성 위험 인자

BRCA 1(17번 염색체)이나 BRCA 2(13번 염색체) 유전자에 돌연변이가 있는 경우, 일생 동안 유방암에 걸릴 확률이 80% 이상이다. 또, 모세 혈관 확장성 조화 운동 불능 이형 집합체 보유자나 아쉬케나지 유대인의 후손인 경우에도 유방암 발병률이 높다.

이 유전성 위험 인자로 인해 예방적 유방 절제 수술(유방암이 걸리기 전에 미리 양측 유방을 절제하는 수술)을 한 이가 바로 미국 할리우드 배우 안젤리나 졸리이다. 안젤리나 졸리는 난소암에 걸려 오랫동안 항암 치료를 받으며 겪던 어머니의 고통을 매우 안타까워했는데 본인이 정작 어머니와 같은 병에 걸릴 수 있다는 사실을 알고는 두려움이 생겼고, 무엇보다도 자녀들이 '우리 엄마는 암으로 죽었어.'라는 말을 하게 될 미래가 너무 무서웠다고 한다. 그리하여 유방암뿐만 아니라 난소암에 걸릴 위험을 미리 없애 버리자고 결심을 했고 결국 수술을 선택했다고 한다.

안젤리나 졸리는 이러한 사실을 '뉴욕 타임스'에 기고해 본인의 가족력에 유방암 유전자가 있음을 알리고 예방적 유방 절제술과 예방적 자궁 및 난소 절제술을 선택하여 수술을 받았음을 공개하였다. 이 사건은 '그녀의 선택이 옳았는가?'에 대해 논란을 불러일으켰고, 아직도 전문가들 사이에서는 유전성 유방암의 치료에 관해 비슷한 숫자로 찬성과 반대를 하고 있다. 하지만, 암이라는 질병 자체가 잘 치료되지 않고 점차 유전자 진단 의료 기술이 발전함에 따라 찬성하는 쪽이 많아지리라고 조심스럽게 예측해 본다.

유방암 유전 인자를 가진 아쉬케나지 유대인 후손

유대인 내에는 여러 인종이 있다. 출신 지역에 따라서는 독일을 포함한 유럽 전역에 살던 아쉬케나지, 스페인을 포함한 이베리아 반도에서 살던 세파르디, 중동에 흩어져 살던 미즈라히로 나뉜다. 우리에게 잘 알려진 알버트 아인슈타인이 바로 아쉬케나지 유대인이다. 유대인 중 가장 많은 인구와 높은 대학 진학률, 높은 취업률, 고소득층을 자랑하는 아쉬케나지 유대인에게는 안타깝게도 BRCA 1과 BRCA 2 유전자 돌연변이 확률이 일반인보다 5배나 높다고 한다. 그렇다면, 아쉬케나지 유대인들은 어릴 때부터 유전자 검사를 해야만 할까? 또, 만일 검사에서 변이 유전자가 발견되었다면 예방 목적으로 유방 절제 수술을 어릴 때 미리 해야 할까? 유방암을 예방하기 위해 선택한 특별한 비법이나 약물 섭취의 위험도는 어느 정도 될까?

이런 많은 질문에 대한 정답은 없다. 하지만, 생활 습관 교정과 자율신경기능의학 치료는 정답에 가까운 해답을 제시할 수 있다.

그 이유는 BRCA 1, 2 유전자는 우성으로 유전되는 돌연변이라서, 배우자를 잘 만나면 자식에게 전달되지 않고 없어지거나 증상이 나타나지 않는 '열성 유전자 변이'와는 다르다. 배우자로 누구를 만나든지 반드시 유전적 문제가 발현되며 각 자녀에게 유전될 가능성은 남성과 여성이 동일하게 50%나 된다. 우성 유전자의 문제는 세대가 여러 번 반복되어야 겨우 없어질 수 있는 강력한 유전적 문제를 안고 있다. 또한 '아는 게 병이다.'라는 말처럼, 이런 유전자가 밝혀진 환자는 잘못된 유전자를 전해 준다는 죄책감에 시달릴 뿐만 아니라, 가족들은 평생 암의 공포에서 헤어나지 못하고 불안해하며 남은 생을 보내야 한다. 더구나, BRCA 1 유전자를 가지고 있는 경우에는 평생에 유방암 발생율이 80%, 난소암 발생율이 40% 이상 되고, 전체 유방암의 5~10%, 난소암의 10~15%에 해당되기 때문에 당사자의 경우에는 공포감이 심각할 정도로 커지게 된다.

2021 제9차 한국 유방암 진료 권고안

BRCA1/2 유전자 변이 검사 대상	근거기준
아래의 조건 중 한 가지 이상 충족하는 경우	
BRCA1/2 유전자 변이가 밝혀진 환자의 가족	3
본인이 유방암(침윤성 유방암 및 관상피내암)이며, 3등친 이내 가족 중에 유방암 혹은 난소암이 있는 경우	3
가족 내 유방암 환자 수가 본인을 포함하여 3명 이상인 경우	
가족 내 유방암 환자 수가 본인을 포함하여 2명인 경우 (적어도 한 명이 50세 이전에 진단된 경우)	
본인이 유방암이며, 상피성 난소암/나팔관암/원발성 복막암의 가족력이 있는 경우	
본인이 유방암이며, 아래 조건 한 가지 이상을 충족할 경우	3
상피성 난소암/나팔관암/원발성 복막암을 진단받은 경우	
만40세 이전에 유방암을 진단받은 경우	
양측성 유방암을 진단받은 경우	
본인이 남성 유방암인 경우	
만 60세 이하 삼중 음성암을 진단받은 경우	
3등친 이내 친족 한 명 이상이 췌장암 또는 전립선암(Gleason score ≥7)을 진단받은 경우	
본인이 암에 이환되지 않고, 2등친 이내 가족 중 위 조건을 만족하는 가족이 있는 경우 (원칙적으로 암에 이환된 가족이 먼저 검사를 해야 하나 사망 또는 이민 등의 이유로 검사가 불가피한 경우 고려)	4

BRCA 1, 2 고위험군에 해당하면 불안을 피하려고만 하지 말고 '후성 유전학'의 중요성을 잘 이해해야 한다. 유전자 검사를 미리 받아 보기도 해야겠지만, 질병 유전자의 스위치를 끈 상태로 유지할 수 있도록 예방 법을 미리미리 실천해서 암 발병 가능성을 초기부터 줄이려는 노력이 필요하다. 그 노력의 결과가 결실을 맺도록 도와주는 예방 및 치료 방법이 '자율신경기능의학'이다.

그 외에도 TP53, LKB1, PTEN, MSH2/MLH1 등의 유전자도 유방암과 관련이 있다고 알려져 있다. 한국인에게서는 아직 BRCA 1, 2 유전자외에 다른 유전자의 돌연변이 보고 사례가 많지 않고 연구도 충분하지 않아서 BRCA 1, 2만 보험 선별 급여 적용을 하고 있다.

그런데 유전적인 상황을 미리 파악하고 예방적 유방 절제 수술을 하더라도 유방암이 나타날 수 있다고 한다. 그러므로 유방암 변이 유전자가 있음을 알았다고 해도 바로 수술하기보다는 예방적 방법을 충분히 해 보고 정기적인 검사를 하면서 지내다가 만약 암이 생기게 된다면 초기에 빨리 절제하기를 권한다. 외과 수술의 꽃인 '간·담·췌 외과'를 전공하여 수술도 많이 해 봤고 특히 유방암과 갑상선암 수술을 10년 가까이 했던 경험으로 보면, 그 누구라도 육안으로 보이는 유방 조직을 완벽하게 제거할 수는 없다. 그렇기 때문에 예방적 유방 절제 수술을 미리 했다고 해도 유방암은 생길 수 있다. 유방 주위 지방 조직이나 피부, 근육, 겨드랑이 등에 유방 조직이 남아 있을 수 있으며, 유방 조직이 남아 있는 곳에서 유방암이 발생할 가능성이 5% 정도 있기 때문이다.

2. 예방할 수 있는 유방 질환의 위험 인자

◯ 임신과 출산

임신과 유방암 위험도에 관한 상관관계는 여성과 유방 진료를 보는 의사들에게 관심이 많은 분야이다. 임신 기간 동안에는 유방 질환을 일으키는 에스트로겐(Estrogen) 호르몬보다 유방 질환을 예방하는 프로게스테론(Progesterone) 호르몬이 훨씬 많이 분비되는 시기이기 때문에 임신이 유방암 예방과 발병률 저하에 영향을 미칠 수 있다고 생각할 수 있다.

세계보건기구와 국제산부인과학회에서는 초산 여부와 관계없이 35세 이후의 고령 임산부를 '유방암 고위험 임신'으로 분류하고 있다. 30세 이후에 출산한 여성이나 임신 경험이 전혀 없는 여성의 유방암 위험도는 30% 정도 더 높다고 한다. 요즘과 같이 결혼을 미루고 기피하는 비율이 증가하는 상황에서는 유방암에 노출될 위험성이 커질 수밖에 없다.

지금은 사용 금지되었지만, 1940년대부터 1971년까지 임신 중 발생하는 문제를 해결해 주던 합성 에스트로겐 (Diethylstilbestrol, DES)을 사용한 여성은 유방암 발생 위험이 높아지는 경향이 있었다. 따라서 새롭게 개발되었다고는 하지만 DES 화학 구조를 기초로 만들어진 합성 호르몬제를 사용할 때는 충분히 고민할 필요가 있다. 또한 안타깝게 출산까지 이어지지 못한 인공 유산이나 자연 유산은 아직까지 유방암과의 상관관계가 확실하지 않다. 정상적인 임신과 출산이었다고 해도 임신 직후에는 유방암의 위험도가 약간 올라간다고 하지만, 만삭 출산한 경우에는 난소암, 자궁 내막암뿐만 아니라 임신 영양막 종양(Gestational trophoblastic tumor, 융모상피성 종양) 등 호르몬과 관련된 여러 종류의 암 발생 위험도를 낮출 수 있다. 그러므로 임신을 여러 번 하고 다산을 한다면 유방뿐만 아니라 자궁과 난소의 건강 측면으로는 이득이라고 볼 수 있다.

하지만, 요즘은 결혼 기피 현상과 더불어 저출산, 난임·불임이 늘어나 사회적인 문제로 거론되고 있다. 특히 난임이나 불임의 경우에는 임신 가능성을 높이거나, 시험관 시술 시 배란을 촉진시키거나, 그리고 임신 초기의 안정을 위해서 호르몬 사용은 필수적이다. 이런 호르몬 제제들은 복용약이든 주사약이든 에스트로겐과 프로게스테론을 일시적으로 변화시키도록 되어 있어 난소암, 자궁 내막암, 유방암 등의 문제를 일으킬 위험이 있다.

그러나 최신 연구들을 살펴보면, 불임 치료나 시험관 시술을 위해 호르몬 제제를 사용해도 다행히 유방암이나 자궁 내막암의 위험성은 올라가지 않았다고 한다. 난소암의 경우에는 난소 경계성 악성 종양(Ovarian borderline malignant tumors)의 위험성을 올린다는 연구 논문이 1편 있지만, 2013년에 25개의 연구 결과를 비교 분석한 논문에는 18만 명을 대상으로 조사했는데도 침윤성 난소암을 일으킨다는 연관성을 찾기 어려웠다고 한다. 난임이나 불임 치료를 받는 경우 안심은 되겠지만 경계를 늦추어서는 안 된다. 왜냐하면 한 가지 주목해야 할 대목이 있기 때문이다. '불임 여성은 가임 여성에 비해 여성암 발병율이 높다.'는 사실이다. 불임 시술을 위한 호르몬 제제의 위험성은 없다고 하더라도 난임이나 불임 여성은 이미 여성 기관 질병이나 여성암의 발생 가능성이 내재되어 있는 상태이니 차후에 생길 수 있는 건강상의 문제를 예방하고 해결하기 위해 더욱 노력해야 한다.

여성 호르몬과 경구 피임약

경구용 또는 삽입형 호르몬 피임약(Hormonal contraception)이 유방암 발생률을 높일 수 있다는 내용이 2017년 뉴잉글랜드 의학저널(NEJM)에 발표되었다. 암 또는 정맥 혈전 색전증(Venous thromboembolism)이나 난임 치료를 받아 본 적 없는 15~49세의 폐경 전 덴마크 여성들을 대상으로 호르몬 피임제 사용에 따른 유방암 발병 위험을 연구한 내용이다. 17년(1995~2012년) 동안 약 180만 명(1,797,932명)을 대상으로 연구한 결과 11,517건의 유방암이 발생하였다. 호르몬 피임약을 사용한 적이 없는 여성과 비교해 현재 피임약을 사용하거나 최근 사용한 적이 있는 경우에 유방암 위험도는 1.2배였다. 피임약 사용 기간에 따라서도 위험도 차이가 있었는데, 1년 미만인 경우에는 1.09배였고, 10년을 초과한 경우에는 1.38배까지 증가했으며 1년 이상 피임약을 복용했다면 끊었다 하더라도 전혀 사용하지 않았던 여성보다 유방암 발병 위험이 높은 경우가 더 많았고, 5년 이상 피임약을 복용한 경우 유방암 위험도는 1.16~1.52배까지 확실히 증가하였다. 삽입형 피임약을 사용한 경우에도 1.21배 높았으며, 사후 피임약으로도 사용되는 경구용 복합 피임약(에스트로겐+프로게스틴)을 사용한 경우에도 1.0~1.6배 정도 높았다.

국내 여성을 대상으로 한 연구에서도 결과는 비슷했는데 2010년 1월~2012년 12월까지 질병관리본부에서 시행한 국민건강영양조사 자료를 분석해 보면, 피임약을 복용하는 30~40대 여성은 50~64세보다 유방암 발병 위험이 3.61배 증가했다고 한다. 또한 1개월 미만 복용한 경우보다

2년 이상 복용한 경우 유방암 발병 위험이 1.25배 상승했다.

　　폐경기인 40대 후반에서 50대 초반의 갱년기 증상이 심한 여성은 피임약과 유사한 갱년기 호르몬제를 사용하는 경우가 많다. 호르몬제 치료 시, 피임 목적이거나 생리가 완전히 끊어지지 않은 폐경에 가까운 상태라면 생리를 주기적으로 해야 하므로 '에스트로겐'과 '프로게스틴' 두 가지 호르몬을 당연히 병행해서 순차적으로 복용하게 된다. 그리고 생리가 완전히 끊어진 폐경기 여성은 생리를 안하고 에스트로겐이 급격히 떨어지는 시기이므로 '에스트로겐' 단독으로 사용해도 되지만, 수술해서 자궁이 없는 경우가 아니라면 자궁암의 확률을 낮추기 위해 폐경 초기에는 '프로게스틴'과 함께 병행 요법을 사용해야 한다.

　　1970년대 중반부터 후반까지 에스트로겐 단독 호르몬(프레마린) 사용에 대한 연구를 살펴보면 대부분 자궁암 발생 위험을 4배나 높인다고 했다. 또, 먹는 피임약이 젊은 여성들에게 뇌졸중이나 폐동맥 색전증, 심장 발작의 위험을 증가시킨다는 사실도 밝혀졌다. 그러나 '용량을 좀 낮춰서 부작용을 줄였다.', '골다공증에 매우 효과적이다.', 'LDL 콜레스테롤 수치를 낮춰서 심장 혈관 질환에 의한 사망률을 줄일 수 있다.', '복부 지방 예방 효과뿐만 아니라 우울증을 치료하고, 질 조직을 강화하며, 안면 홍조나 식은땀을 멈추게 하고, 불면증을 해소하고, 심장 발작과 골다공증을 예방하며, 심지어 알츠하이머병까지 예방할 수 있다.'고 선전하면서 명맥을 유지하고 있다.

　　많은 의사들은 아직까지 에스트로겐이 심혈관계에 유익하다는 초기 호르몬 연구 논문을 믿고 있지만, 시간이 지날수록 새로운 연구 결과들은 다른 의견을 내놓고 있다. 특히 1998년 미국의학협회저널(JAMA)에 발표된 HERS(Heart and estrogen/progestin replacement study, 심장과 에스트로겐/프로게스틴 대체요법에 관한 연구)에 의하면 프레마린과 프로베라의 복합 처방은 심장 발작의 가능성을 낮추지 않을 뿐만 아니라 복용한 첫 해에는 오히려 위험이 증가하였고 그다음 해부터 떨어진다고 했다. 또한 프레마린을 복용하고 있는 수천 명의 여성을 대상으로 한 미국 정부산하연구기관의 '여성 건강에 대한 주도적 연구, WHI(Women's health initiative)' 1차 결과에 의하면 이들 호르몬이 건강한 여성의 심장 발작이나 심장 질환 가능성을 낮추지는 않는다고 하였다.

호르몬 요법이 암을 유발한다고 널리 알려지게 된 데에는 2002년 JAMA에 발표된 미국 국립보건연구원(NIH)에서 폐경 여성을 대상으로 진행한 'WHI 연구'와 관련된다. 그 연구에 따르면 병행 요법을 했을 때 유방암의 위험도가 약을 먹지 않은 사람에 비해 26% 정도 높다고 했다. 당시 언론에 '여성 호르몬 치료제, 유방암 증가'라고 부각되어 전 세계적으로 호르몬 치료제의 사용이 급감하였다.

반면에 2017년에는 WHI 연구의 종합판에 해당하는 논문이 발표되었는데, 결과는 2002년 연구 결과와는 완전히 상반되는 결과였다. 2002년 5.2년간, 2004년 6.8년간의 연구 기간에 비하면 무려 18년이라는 긴 시간 동안 조사한 결과였으며, 전체 사망률에 관한 내용도 발표해 큰 주목을 받았다. 이에 따르면 갱년기 호르몬 치료를 가장 많이 하는 50~59세 폐경 여성이 호르몬 약을 복용하는 동안 유방암, 심혈관계 질환 등으로 인한 사망률이 복용하지 않은 대조군에 비해 31% 낮았고, 약을 중단하고 10년이 지난 시점에도 사망률이 11% 정도 낮게 유지되었다. 만약에 호르몬 치료로 일부에서 암이 생길지라도 전체 사망률에는 영향을 미치지 않는다는 결론이었다.

여러 연구 결과들을 살펴봐도 결론이 이랬다 저랬다 하며 일관성이 없어서 무엇이 진실인지 알기 어렵고, 또 좀 더 최신 논문이라고 해서 옳다는 주장은 무리이다. 이렇듯 아직도 논란이 많고 전문가들도 유익성과 유해성을 저울질하고 있기 때문에 약을 복용하기 전에 이득과 손실을 잘 따져 보고 이득이 훨씬 더 크다고 생각되면 약을 복용하면서 손실을 최소화하도록 해야 한다.

일반적으로는 유방암이나 자궁 내막암은 에스트로겐과 서로 상관관계가 있음이 밝혀져 있다. 그렇기 때문에, 유방암이나 자궁 내막암 진단을 받은 경우 또는 동맥 경화나 뇌졸중 등과 같은 심각한 심혈관 질환이 있는 경우에 만약 치료 시작 시점이 60세 이상이라면 호르몬 요법을 하지 말아야 한다. 뿐만 아니라 유방, 자궁 또는 난소에 암은 아니지만 조직학적으로 질병과의 연관성이 발견된 경우에도 호르몬 요법의 선택은 신중해야 한다. 특히, 호르몬 치료 시작 시기, 사용 기간, 체질량 지수, 프로게스트로겐 종류와 유방암의 가족력 등에 따라 여성 개개인의 절대 위험도를 전문가와 함께 상의한 후에 선택하기를 꼭 권한다.

2004년 JAMA에 발표된 논문 중에는 에스트로겐 단독 요법을 했을 때는 유방암 발생 위험도가 대조군에 비해 오히려 23% 낮아졌다고 했다.

하지만, 합성 호르몬제가 아니더라도 인체 친화형 호르몬을 사용하여 에스트로겐 우세증을 개선시켜 갱년기 증상을 완화시키고, 유방암이나 자궁암을 포함하여 여성 장기와 관련된 각종 질병의 투병에 도움을 주는 기능의학적 접근 방법이 얼마든지 있다. 게다가, 합성 호르몬제 사용에 따른 유방암 발병률이 증가한다 해도, 불규칙한 수면 습관이나 밤샘 작업 등으로 밤낮이 바뀌거나 체중 증가(4kg 이상)로 인해 유방암이 발병하는 영향보다는 위험도가 낮다고 하니 호르몬제의 복용 여부를 고민하기보다는 생활 습관 교정이 훨씬 더 우선적이고 중요하다.

생활 습관

유전적인 원인으로 유방암이 발생할 확률은 전체 유방암 환자의 5~10%에 지나지 않는다. 그 외에는 모두 생활 환경이나 생활 습관에 의한 문제로 발생한다. 식단, 비만, 중독, 알코올, 체중 등이 유방암의 예방 또는 재발 방지에 영향을 준다.

본인이 스스로 해결할 수 있는 생활 습관 문제 중에서는 식습관이 첫 번째로 중요하다. 유방암에서도 동물성 지방 섭취를 줄이거나 끊으라고 권유한다. 하지만 1996년 NEJM에 발표된 메타 분석 논문에서는 상관관계가 미약하다는 보고도 있다.

이 논문은 4개 국가에서 발표된 7개의 연구를 기반으로 한 메타 분석인데, 대상자가 337,819명이며 유방암 환자가 4,980명이 생긴 경우를 분석하였다. 에너지 환산(Energy-adjusted) 총 지방 섭취량이 가장 높은

20% 구간의 여성과 가장 낮은 20% 구간의 여성을 서로 비교했을 때 유방암의 위험도는 별 차이가 없었다. 포화 지방, 단불포화 지방 및 다불포화 지방과 콜레스테롤에 대한 상대적 위험도를 개별적으로 고려했을 때도 마찬가지로 별 차이가 없었다.

총 지방 섭취가 유방암의 위험도와 상관관계가 있다는 증거가 부족한데, 어째서 지방이 유방암을 일으키는 식단의 주범이 되었을까?

지방은 분명 주범은 분명히 아니지만 유방암 유발의 공범이 될 수는 있다. 어리숙한 지방이 나쁜 친구인 탄수화물이 주도하는 범행 계획에 참여하기 때문이다. 고탄수화물 식이는 분명 인슐린 저항성에서 시작되는 에스트로겐 우세증을 만드는 주범이고, 암세포의 발생과 성장에 확실히 기여한다. 이제는 지방의 누명을 벗기고 탄수화물에게 죄를 물어야 한다. 탄수화물 중에서도 설탕, 밀가루, 과일, 음료수가 가장 악질 범인이다.

비만

대부분 비만의 원인이 운동 부족이라고 하지만 음식이 70~80%, 운동이 20~30% 정도 영향을 준다. 즉, 식습관이 비만 문제와 직결된다. 2014년에 조사된 통계에 의하면 전 세계적으로 성인 중 과체중(BMI 25~29.9kg/m²)은 약 19억 명 이상이고, 비만(BMI >30 kg/m²)은 6억 명이 넘는다고 한다. 비만은 당뇨, 심장 혈관과 연관성이 매우 높고, 암과도 관련성이 있다는 연구가 갈수록 많아지고 있다.

비만과 유방암 발생의 연관성에 대해서는 1997년에 30~55세의 미국

간호사 95,256명을 대상으로 16년간 조사한 대규모 연구가 있다. 2,517 명에서 유방암이 발생하였는데 이 중 60%가 폐경기 후에 발생하였다. 우리나라는 비교적 젊은 30~40대에 유방암 발생이 많아서 결과치를 절대적으로 받아들이기는 무리가 있지만 참고해 볼만하다. 18세 때 체질량 지수(BMI)가 높으면 폐경 전후 모두 유방암 발생 감소와 연관성이 있었지만, 조사 당시에 BMI가 높은 경우에는 유방암 발병률이 폐경 전 여성에게서는 낮았고, 폐경 후 여성에게서는 약간 높았다. 주목할 점은 체중 증가는 폐경 후 호르몬 치료를 하지 않는 여성에게서도 유방암 위험성이 증가하였다는 결과이다. 그리고 체중 증가가 20kg 이상인 경우에는 1.99 배나 유방암 발생 가능성이 높았다.

체중 조절에는 식습관이 훨씬 더 중요하다고 했지만, 적절한 운동 또한 비만과 유방암 예방에 도움이 된다. 25,624명을 대상으로 13.7년간 진행한 코호트 연구를 참고해 보면, 규칙적으로 운동을 한 20~54세의 여성에게서 37% 정도 유방암 예방 효과가 있었고, 3~5년 이상 규칙적인 운동을 한 45세 이전의 여성에게는 매우 효과가 있었다고 한다. 하지만 어떤 종류의 운동을 얼마나 해야 효과가 있는지는 정확히 밝혀내지는 못했다. 이처럼 유방암을 예방하기 위해서는 먹거리에 신경을 쓰고, 몸도 적절히 움직여야 한다. 하지만, 과격한 운동이나 체력의 한계에 도전하는 운동량은 모든 방면에서 질병의 위험도를 높이고 노화를 촉진한다는 연구가 많다. 뿐만 아니라, 세계보건기구(WHO)에서는 1998년에 비만을 전염병으로 규정했다. 이와 관련되어 최근 미국 하버드의대 의료사회학 연구팀이 심장 건강 조사에 참가한 1만 2,000여 명을 대상으로 32년간 추적 조사한 결과, 친구가 비만이면 자신도 비만이 될 가능성이 57%, 형제자매라면 40%, 배우자는 37%로 나타났다. 특히 동성이거나 아주 친한 친구가 비만이라면 자신이 비만이 될 가능성은 3배 정도 더 늘어났다. 그러나 마른 사람은 주변 사람에게 영향을 주지 않는다는 사실을 보면, 역시 친구를 잘 사귀어야 한다는 옛말이 틀리지 않다.

중독과 알레르기

가끔 심리 상담을 하다 보면 알코올 중독자가 있는 집안에는 거의 설탕 중독자가 있음을 알 수 있다. 중독 심리학에서는 여러 중독증이 '통제력의 손상' 의미에서 서로의 연관성을 논하고 있음을 참고하면, 알코올과 설탕 중독증 역시 상관관계가 있다고 본다. 알코올 대신에 설탕을, 설탕 대신에 술을 선택하여 깨진 호르몬 밸런스를 맞추려는 본능이 아닐까 추측해 본다.

중독에 관한 연구를 보면, 차분해지고 집중력을 키워 주는 세로토닌, 감정 표현을 도와주고 성취감을 일깨워 주는 도파민, 통증을 줄여 주고 행복감에 젖게 하는 베타 엔돌핀 등 뇌에서 만들어지는 호르몬을 술이나 설탕 중독자들은 평균 이상으로 많이 필요로 한다. 한 시대를 주름잡았던 위대한 인물 중에는 알코올 중독자가 많았다는 사실을 보면 중독증이 있는 사람들은 창의력도 뛰어나다는 연결 고리도 만들어 볼 수 있다. 즉, 성과를 만들기 위한 과도한 노력은 설탕이나 알코올 중독에 빠질 가능성도 높일 수 있다.

또한 이런 중독은 많은 여성들에게 여드름, 요로 감염증, 질염, 상기도 감염증 등으로 항생제를 남용하도록 만들고, 항생제의 남용은 장의 정상적인 기능에 필요한 필수 박테리아(유익균)의 비율을 줄이거나 죽여서 장내 세균총 불균형(Dysbiosis, SIBO)을 초래한다. 항생제뿐만 아니라 아스피린이나 NSAID(비스테로이드성 진통제) 남용, 가공식품의 잦은 섭취, 스트레스 등도 같은 기전으로 소화 장애를 유발해서 만성 변비, 가스 팽만, 잦은 설사, 하복부 불쾌감 등의 2차 증상을 유발하여 많은 여성을 괴롭힌다.

이런 상태가 오래 지속되면 특정한 음식에 대해 민감하게 반응하며, 소화 장애를 악화시키고 체중 증가를 유발한다. 이런 민감한 반응을 하는 '알레르기(Allergy)'에는 쉽게 알 수 있는 급성 알레르기(MAST)와 잘 알 수 없는 만성 지연성 음식 알레르기(IgG4 Food allergy)가 있다. 중독에 의한 2차 증상이 동반된 경우 만성 지연성 음식 알레르기 검사를 하면 대부분의 결과에서 여러 음식에 대한 알레르기가 발견된다. 평소 식단에서 조금만 변화가 있어도 민감하게 반응하는 심한 음식 알레르기 여성은 어떤 형태로든 학대를 받은 경험이 있거나 인간관계가 원만치 못하거나 지나치게 스트레스를 받는 직장에 근무하는 등 심리적인 문제가 개입된 경우도 많다. 뿐만 아니라 잠자리가 불편한 수면 장애(입면 장애 및 수면 유지 장애), 여기저기 아픈 통증, 그리고 소화 장애를 비롯해 나쁜 배변 상태나 불규칙한 배변 습관 등이 심할 경우도 음식 알레르기가 심한 경향이 있다.

이러한 상태는 혈액 순환 장애와 면역력 저하, 그리고 에스트로겐 우세중을 쉽게 유발하기 때문에 직·간접적으로 유방암의 위험도를 높이게 된다.

알코올

알코올은 유방암 발생에 확실히 영향을 준다. 하루에 2잔 이상 마시면 유방암의 위험도는 1.4~1.7배 증가한다는 연구 결과가 있다. 최근 식품의약품안전처 조사에 의하면 우리나라 국민의 1회 평균 음주량은 맥주 1잔(200cc) 기준으로 남자 6.5잔, 여자 4.7잔으로 나타났다. 이는 세계보건기구(WHO)가 저위험 음주량으로 보고한 남자 5.6잔, 여자 2.8잔보다 많은 양이다. 여성은 알코올 분해 효소가 남성보다 선천적으로 적기 때문에 남성에 비해 알코올에 취약하므로 더욱 주의해야 한다.

어떤 음식이 건강상에 좋다는 연구 결과들은 그 음식에 들어 있는 단일 성분의 효과에만 초점을 맞춰서 결론 짓기 때문에 주의해야 한다. 예를 들면, 포도주에 들어 있는 많은 양의 폴리페놀 성분(레스베라톨)이 노화를 방지하며 심장 질환을 예방하는 효능이 있다고 홍보하지만, 생쥐를 대상으로 한 실험 결과일 뿐이며 인간을 대상으로 한 의미 있는 결과는 전혀 없다. 게다가 생쥐에 대한 폴리페놀의 심장 예방 효과를 인간에게 그대로 적용하려면 포도주를 하루에 수백 잔 마셔야 한다. 적정 포도주 양은 남성의 경우 하루 2잔, 여성의 경우 1잔 이내를 의미하지만 이 정도도 위험하며, 특히 유방암에서는 종류와 상관없이 단 한 잔의 알코올조차도 유방암 발생을 높인다는 연구 결과들이 훨씬 더 많다.

여성이 술을 마시면 유방암 위험도가 더 높아지는 이유는, 알코올 자체의 위험일 수도 있겠지만 잦은 음주로 비만해지면서 생기는 지방 세포에서 에스트로겐 생성이 많아지고, 알코올 분해 과정에서 나오는 독성 물질이 여성 호르몬 분비를 촉진하기 때문이다. 비단 포도주뿐만 아니라 녹차나 버섯 등의 음식들이 건강에 도움이 된다는 가설은 가려서 들어야 하며, 좋은 음식이라도 실제 건강에 도움이 되려면 같이 곁들여 먹는 다른 음식뿐만 아니라 음식을 섭취할 때의 분위기 등 음식 문화도 중요하다.

커피

여러 연구 결과를 종합해서 통계를 내는 메타 분석 결과들을 분석해 보면 커피는 섭취량이나 섭취 여부에 상관없이 유방암 발생 위험도를 높이지 않는다고 결론 짓고 있다. 오히려 카페인을 매일 200mg 정도 섭취하면 유방암 위험률이 1% 정도 감소한다고 하는데, 최근 중국에서 진행된 연구에서는 매일 한 잔의 커피를 마시면 유방암 발병 위험을 3%까지 낮출 수 있다고 한다. 또한 에스트로겐 수용체 양성 유방암 환자의 표준 치료법인 항호르몬 치료제인 타목시펜을 복용하는 여성에게 커피의 섭취는 약물의 유방암 재발 방지 효과를 높인다고 한다.

뿐만 아니라, 많은 논문에서 폐경 후 유방암 환자에게서는 커피 소비량이 많을수록 유방암 위험이 낮아졌다고 하고, 소수의 의견이기는 하지만 BRCA 1 돌연변이 유방암 환자는 카페인 커피를 마시면 유방암 위험이 매우 낮아졌다고 한다. 즉, 폐경 후 유방암 증가는 성호르몬(에스트라디올 E2, 테스토스테론)의 혈청 농도 상승과 관련이 있는데, 카페인이 폐경 후 성호르몬을 낮출 뿐만 아니라 결합된 성호르몬을 세포 수용체와 결합되지 못하게 하는 단백질 성분의 SHBG(Sex hormone-binding globulin)의 혈중 농도를 증가시켜서 유방암 위험을 줄인다고 한다.

또, 습관성 커피 음용자(최근 5년간 최소 일주일에 1회 이상 커피를 마신 사람) 중에 원두커피 음용자는 유방암 위험이 감소되었고, 섭취량이 늘어날수록 유방암 위험이 낮아졌다. 하지만 인스턴트커피의 습관성 음용자는 비습관성 커피 음용자에 비해 유방암 위험 증가가 높았고, 습관적인 인스턴트커피 음용자 중에 섭취량이 늘어남에 따라 유방암 위험이 증가했는데 무려 41%나 발병률을 높였다. 뿐만 아니라, 인스턴트커피는 폐경 전 여성에게서도 유방암 발병률을 높였으며, 10년 이상 마신 여성은 유방암 위험이 48%나 증가했고, 커피를 진하게 마실수록 더 높은 위험이 관찰되었다.

여기서 주목해야 할 점은 커피의 성분인 카페인뿐만 아니라 인스턴트커피에 들어 있는 설탕도 주목해야 한다. 그리고 종류에 상관없이 커피는 이뇨 작용을 촉진하는데 현대인들의 질병은 탈수와 밀접한 관련이 있다. 단당류의 섭취가 많을수록, 음주 횟수가 많을수록, 휴식이 없을수록, 과격한 운동을 즐길수록, 저염식이나 무염식을 할수록, 그리고 무엇보다 이런저런 종류의 약을 많이 먹을수록 탈수가 심해지고, 오랫동안 서서히 진행되어 만성 탈수가 되면 목이 마르지도 않고 탈수인지도 모르고 지나는 경우가 많다. 이런 상태에서 탈수를 유발하는 커피는 몸의 수분을 더 빠른 속도로 마르게 해 가장 넓은 장 점막, 두 번째의 폐 점막, 그리고 기타 등등의 점막들을 황폐화시킬 수 있다. 이런 이유로, 인스턴트커피만 피한다면 커피는 유방암에 별로 영향이 없거나 오히려 도움이 되리라 생각한다면 오산이다.

즉, 어떤 음식이 좋은지 나쁜지 따지기 전에 본인의 몸 상태에 따라 음식의 효과는 이득이 될 수도 있고 손해가 될 수도 있다는 의미이다.

브래지어

2019년 중앙암등록본부에 등록된 2017년 유방암 환자는 2만 2,300명으로 전체 여성암의 20.3%를 차지했는데 다른 암 또는 서양 여성의 유방암과 연령대가 다름을 주의 깊게 봐야 한다. 40대가 32.4%로 가장 많고 50대가 30.1%로 두 번째로 많은 우리나라는 비교적 젊은 나이에 유방암이 생기는 특징이 있다. 이 나이대의 여성은 출산이나 수유 후에 변해 버린 유방 모양에 신경을 많이 쓰는 편이다.

요즘은 가슴의 자유와 남성 중심 사회에 여성의 목소리를 내려는 페미니즘의 일환으로 10월 13일을 노브라데이로 선정하는 등 '탈브라 또는 노브라 운동'이 확산되어 있다. 최근에는 여자 연예인들이 동참하면서 더욱 브래지어에서 해방되어 자신만의 스타일을 찾고 싶은 여성들이 늘어나고 있는 추세여서 브래지어 착용과 유방암의 관련에 대해서도 관심이 높다.

우리나라에서는 성인 여성이 노브라로 외출하면 정숙하지 못하다고 생각하는 사회 분위기 때문에 팬티와 마찬가지로 언제나 입어야 하는 여성의 필수 의류가 되었다. 한국 의류산업학회의 보고서에 따르면 우리나라 성인 여성의 97.7%가 브래지어를 착용한다고 한다.

미국인 의료인류학자 시드니 로즈 싱거(Sydney Ross Singer)와 소마 그리스마이저(Soma Grismaijer) 부부는 브래지어의 위험성을 연구하였다. 이들은 1995년 '드레스드 투 킬(Dressed to kill)'이라는 저서를 통해 하루 24시간 브래지어를 착용하는 여성은 전혀 착용하지 않는 여성보다 유방암에 걸릴 확률이 125배나 높고, 이미 밝혀진 30%의 유방암 원인 외에 70%는 브래지어와 관련이 있다고 주장하였다. 흡연자의 폐암 발병률이 비흡연자의 10~30배인 확률과 비교해 보면 브래지어가 유방암에 미치는 영향은 매우 충격적이다.

그의 주장에서는 브래지어가 몸을 압박하여 림프의 원활한 흐름을 방해하는 기전이 핵심이다. 즉, 유방 림프의 흐름이 억제되면 노폐물이 배출되지 않는 주변 조직에 부종이 생기면서 정맥 순환을 방해하기 때문에 산소 결핍증을 일으켜 유방암이 발생하게 된다는 내용이다. 특히 가슴을 모아 더 풍만하게 보일 수 있도록 모양을 만들어 주는 와이어가 유방 둘레와 겨드랑이 부위를 압박하는 브래지어는 유방 림프의 주요 통로이자 길목인 부위를 압박하기 때문에 림프의 원활한 흐름을 막아 노폐물을 배출할 수 없게 한다며, 유방암 발생에 대한 브래지어의 유해성 기전에 대해 설명하였다.

이런 주장에 맞서 여러 전문가들은 속설에 불과하다고 의견을 내기도 했는데, 2007년 미국 암학회에서 '브래지어와 유방암에 대한 상관관계'에 대한 로즈 싱거의 주장은 근거가 없고 통계적인 문제도 있다고 지적했다.

하지만, 혈액과 림프의 순환은 매우 중요하다. 손발이 차고 추위를 잘 타는 증상이 있을 때만 혈액 순환이 안 되고, 유방암 수술 후에 수술한 쪽 팔이 부을 때만 림프 순환 장애가 있는 게 아니다. 실제로 혈액과 림프의 순환 장애가 유방의 질병을 유발하고 더 악화되면 암과 연관된다는 수많은 연구 결과들이 있다.

브래지어가 림프의 순환에 끼치는 영향

2009년 브래지어의 유해성에 대한 방송 프로그램이 여성들에게 큰 반향을 일으켰었다. 방송 중 실험에서는 브래지어를 착용한 일부 여성들의 혈류 흐름이 감소되었고 가슴 부위의 체열이 1~2도 상승하는 결과를 보였다. 그 결과 다른 부위의 체열이 저하되면서 수족 냉증과 소화 불량을 일으켰다. 또 다른 실험에서는 브래지어 미착용군과 착용군으로 나누어 림프의 흐름과 가슴 모양의 변형을 보여 주기도 했다. 한 달이 지난 후 실험 결과를 비교해 보니 미착용 집단의 가슴 부위 림프 순환이 좋아졌으며, 유방의 모양도 브래지어 착용 시 비대칭이었다가 브래지어를 하지 않자 정상으로 돌아왔다.

산소가 부족하면 세포의 변화가 생기고 그 변화가 지속적이며 산소 부족 정도가 심해지면 암세포로 발전할 수 있다고 주장한 오토 와버그(Otto Heinrich Warburg, 1883~1970) 박사는 100여 년 전에 암세포의 에너지 대사 과정을 제시하였고, '와버그 효과(Warburg effect)'를 통해서 산소 부족이 암세포의 생성과 증식을 유발하는 핵심 기전이라고 설명하였다. 산소 공급은 산소가 헤모글로빈의 철분에 붙어서 혈액을 타고 신체 구석구석 세포로 가는 방법 외에는 전혀 없다. 고압 산소통을 이용하는 방법이 아니라면 일상 생활 환경에서 산소가 피부를 통해서 암세포나 신체 다른 세포로 가는 방법은 없다.

혈액 순환과 매우 유사한 흐름이 림프 순환에도 있다. 근래까지도 뇌 림프관은 없다고 알려져 있었지만 사실 150년 전에 발견되었다. 그 후

꽤 오랜 시간 잊혔다가 2015년 쥐에서 뇌 림프관이 발견되었고, 2017년 인간의 뇌에도 림프관이 확인되면서 뇌 속 면역 작용에 대해 개념이 바뀌고 있다. 뇌 조직의 체액과 면역 세포 등이 면역 반응을 조절하고 체액 항상성을 유지하는 중요한 뇌 노폐물 배출 경로임이 밝혀진 것이다. 이렇듯 혈관으로 배출되는 세포 노폐물뿐만 아니라 림프관으로 배출되는 노폐물이 제대로 처리되지 않는다면 건강상의 문제 발생이 너무 확실한데도 약물이나 수술로 접근하기에는 현실적인 어려움이 있어서 치료 분야에서는 의학계가 외면하고 있는 기관이기도 하다. 이런 이유로 림프관과 림프 배액에 대해서는 연구가 미진하여 신체의 다른 장기에 비해 뚜렷이 밝혀진 바가 매우 적다.

유방암뿐만 아니라 모든 종류의 암이 림프관을 통해 전이가 시작되는 사실을 고려할 때, 평소 각 기관과 세포의 노폐물 처리가 세포 주변의 미세 환경을 깨끗이 해 주는 기본이 되고, 건강의 기초가 됨을 알 수 있다.

노폐물의 배출은 혈액이나 림프액의 새로운 공급보다 훨씬 중요하다. 림프관은 동맥처럼 자체 탄력성이나 높은 압력을 갖지 못하고 주변 근육이나 세포 외액과의 분압 차이로 밀려 나가도록 되어 있어 주변 근육의 뭉침이나 통증은 혈액 순환과 림프 순환을 저해하는 큰 원인이 된다.

이런 근육의 문제를 해결하는 방법이 바로 '자율신경 구조 치료'에 해당하는 척추 인대 강화 NTR(Neural tension release, 신경 긴장 안정화) 프롤로 시술과 척추 배열 교정 NTR 도수이다. 온도 변화에 민감하고, 얼굴이나 손발이 잘 붓고, 실제 붓지는 않지만 관절의 움직임이 불편하거나 뇌가 멍하고 기능이 떨어지는 느낌이 자주 있다면 반드시 '자율신경 구조 치료'가 필요하다. 특히, 겨드랑이 임파선을 여러 개 제거한 액와 림프 절제술을 받은 환자뿐만 아니라 유방 전절제 수술을 했거나 부분 절제를 했더라도 방사선 치료 후 유방 피부 손상이 심했던 경우에는 특히 림프 배액을 위한 후속 조치로 '자율신경 구조 치료'가 반드시 필요하다.

수면

생명체들이 왜 잠을 자는지 정확하게 밝혀지지는 않았다. 게다가 왜 하필 밤에 자야 하는지도 추측만 하고 있다. 불면증은 유방암 환자들에게 두드러지는 현상이다. 최근 새롭게 진단받는 환자의 20~70% 정도는 수면 장애가 있다고 한다. 또한 수면 장애의 동반 증상인 통증, 피로, 불안, 우울 등의 증상이 유방암 환자에게 동시에 있는 경우가 흔하다.

실제, 여러 질병에 관련된 수많은 의학 전문가들은 질병의 예방과 치료를 위해 충분한 수면을 조언한다. 그러나 자고 싶어도 잠이 오지 않는 현대인들은 부지기수로 많다. 그런 환자들에게 다른 대책을 세워 주지 않고 잠을 잘 자야 한다고 충고하며 수면제만 처방한다면 과연 얼마나 도움이 될까?

렘수면은 정신적 스트레스를 해소하는 기능이 있지만, 깊은 수면은 신체의 손상된 세포와 DNA를 복구하는 기능이 있다. 이렇게 수면의 사이클이 3~4회 변하면서 우리 몸은 건강하고 새로운 세포 성장이 촉진되며 면역 체계가 강화되고 정신이 맑아진다. 이런 기능을 하는 수면의 입면 장애와 수면 유지 장애 즉, 불면증이 생기면 세포 손상이 많아지고, 세포 복제 오류 확률 등이 높아져서 DNA 손상과 세포 손상으로 이어지게 되고 결국에는 세포 기능 장애로 이어져 질병으로 진행된다. 암세포의 특성이 통제가 어려운 세포 분열 속도와 손상된 비정상 세포의 불규칙적인 복제임을 감안할 때, 불면증이나 수면 부족은 여러 형태의 만성 질병으로 나타날 수 있다. 또한 악몽이나 하룻밤에도 꿈을 여러 차례 계속 꾸며 깊은 수면으로 들어가지 못하고 얕은 잠을 자는 경우에도 불면증 유사 증상이라고 할 수 있다. 이런 불면증은 특히 유방암, 전립선암, 갑상선암에 대한 위험을 많이 높인다.

뇌의 수면 주기를 인위적으로 바꾸는 장기간 야간 근무자나 교대 근무 종사자들도 유방암의 위험이 있다. 수면 주기는 멜라토닌 호르몬에 의해서 조절되는데, 멜라토닌이 부족하면 수면 부족이나 수면 장애를 초래하고 유방암 위험을 높인다. 미시건주립대학의 '유전자와 암'에 대한 연구에서도 수면과 관련되어 분비되는 멜라토닌이 유방암 줄기세포의 성장을 억제하는 효과가 있고, 반대로 플라스틱으로 만들어진 포장지에서 발견되는 비스페놀 A(Bisphenol A, BPA)와 천연 에스트로겐 호르몬(E2)은 유방 종양을 성장시킨다고 하였다.

멜라토닌이 인간의 유방암 줄기세포에서 효과가 있는 이유는 에스트로겐 알파 수용체(ERα)를 통해 종양의 자가 재생 능력(Self-renewal ability)과 종양 개시 능력을 증가시키고, 침습성과 관련 있는 OCT4(Octamer binding 4) 전사 인자(Transcription factor)를 줄여 암 성장을 억제하기 때문이다.

그런데 암세포 증식 억제에 유용한 멜라토닌의 분비를 방해하는 생활 습관과 주변 환경도 많다. 핸드폰에서 나오는 블루라이트, 낮처럼 밝은 조명, 늦어지는 수면 습관, 수면 무호흡증 등을 들 수 있다. 또한 스트레스를 받을 때 생기는 코르티솔 호르몬은 멜라토닌 생성과 분비를 억제하기 때문에, 아침에 피곤하고 저녁이면 오히려 눈이 말똥해지는 '부신 피로' 현상이 있다면 멜라토닌만 보충하지 말고 스트레스 요인을 찾아서 없애야 한다.

특히, 전체 유방암 환자 중 약 80% 정도가 항암 치료를 받게 되는데, 질병 상태에 따른 신체적 고통과 정신적 부담, 폐경 증상 등으로 수면 장애의 위험이 증가한다. 국내 연구 결과에 의하면 외래에서 항암 치료를 받고 있는 유방암 환자를 대상으로 피츠버그 수면 질 지수(Pittsburg sleep quality index, PSQI)를 조사했더니 무려 76.6%가 수면의 질이 낮았으나, 수면 장애로 의사와 상담한 환자는 15.3%에 불과했다.

SMART 상식 수면 무호흡증과 유방암 발병

최근 Scientific Report에 보고된 국내 연구 결과를 보면, 수면 무호흡증이 있는 여성에서 유방암 발생 위험이 1.2배 높고, 특히 65세 이상 여성에서는 1.72배 높다고 한다. 이에 대한 정확한 기전은 밝혀진 바 없지만, 간헐적 저산소증(Intermittent hypoxia), 수면 분절(Sleep fragmentation) 등이 여러 증상들과 합병증을 유발해 유방암의 발생과 악화에 영향을 미친다고 추론하고 있다.
또한 국내에서 코골이 환자의 유방암 위험도가 20% 높다고 연구된 바가 있고, 국제적으로도 폐쇄성 수면 무호흡증(Obstructive sleep apnea, OSA)이 여성에게서 암을 일으킬 위험도를 증가시킨다는 연구 결과도 있다.

유방암을 일으키는 원인으로 수면이라는 한 부분만 봐도 유방암에 대한 위험도가 치료 전과 치료 후에도 여전히 높은 환자가 많기 때문에 수술과 항암 주사 또는 방사선 치료만으로 유방암 치료가 끝났다고 할 수 없다. 왜냐하면, 나쁜 생활 습관은 그 어떤 유방암 발생 원인보다도 훨씬 더 유방암과 관련성이 높기 때문이다.

전자파 및 방사선

전기·전자 제품과 전파·통신 제품 이용이 확대되면서 전자파의 인체 영향에 대한 불안감이 증가하는 가운데 세계보건기구(WHO) 산하 국제 암연구소(IARC)가 2002년 극저주파 자기장을, 2011년 휴대전화 전자파를 발암 가능 물질 2B등급으로 발표한 이후 건강에 미치는 영향에 대해 관심이 높아지고 있다.

한편 한국소비자보호원의 2016년 조사 보고서에 의하면, 전자파는 눈에 보이지 않을 뿐만 아니라 과학적인 이해가 어렵기 때문에 막연히 위험하다고 느끼는 부정적 인식이 83.2%나 된다고 한다. 질병과의 연관성을 실제로 입증하기 어려운 과학적 한계를 인정하기보다는 환자들의 막연한 인식 탓으로 돌리는 듯하다.

전자레인지의 전자파는 작동이 시작될 때 발생되는 60Hz의 주파수가 일부 외부로 방출되지만, 음식물을 조리하는 2.45GHz의 주파수는 외부로 방출되지 않도록 설계되어 있어 전자파에 안전하고, 조리된 음식도

이온화되지 않기 때문에 안전하다고 한다.

하지만 아직은 과학적으로 미처 밝히지 못한 부분이 있을 가능성이 있고, 질병의 위험도를 높일 가능성도 있을 수 있다. 그럼에도 불구하고, 앞서 언급된 유방암의 원인보다는 덜 중요하고 우선순위는 아니므로 생활 전자파를 차단하기 위해 필요 이상의 과도한 노력을 기울이지 말기를 권한다.

전리(원자에서 전자가 분리되어 전하를 띄는 이온화 현상) 방사선은 세포의 DNA를 파괴하거나 돌연변이를 유발할 수 있기 때문에 짧게 영향을 받을 때는 골수가 가장 민감하게 영향을 받고, 고강도 방사능일 경우에는 생식기, 피부, 눈, 폐, 소화 기관 등이 영향을 받는다. 유방암의 경우에는 사춘기~30세 사이의 여성에게 특히 위험한데, 15~18세에 폭로된 경우가 가장 높은 발병률을 보이고, 40세 이후 폭로된 경우는 위험도가 증가하지 않는다고 한다. 이에 우리나라는 40세 이후 유방 촬영술을 국가 검진에 포함시켜 2년마다 전 국민에게 혜택을 주고 있다. 그렇다고 해서 40세 이전에 유방 촬영을 하면 전리 방사선 피폭이 심하다는 의미는 아니다. 의료 방사선은 인체에 대한 안전성 기준을 매우 엄격하게 적용받고 있기 때문이다.

전리 방사선 중 가장 큰 영향을 주는 경우가 핵폭탄인데, 핵폭발에 피폭(100rad)되면 유방암의 위험도는 3배나 증가한다고 한다. 체르노빌이나 후쿠시마와 같은 원자력 발전소 사고에 의한 방사능 유출 정도라면 발암 가능성이 충분히 있다. 국제암연구소(IARC)는 방사선을 1등급 발암 물질로 발표하였고, 실제 원자력 발전소 사고로 방사선이 노출된 주변 주민들에게서 갑상선암은 매우 높은 발병률을 보였고, 백혈병, 유방암 등의 질병도 빈번하게 보고되고 있다.

 유방암의 경우에는 방사선 치료(Radiotherapy, RTx)를 받거나 추적 검사를 위해 폐 또는 복부 CT를 찍는 등 진단과 치료의 전 과정에서 방사선을 많이 이용한다. 유방암이라면 무조건 유방과 액와 림프절을 제거했던 과거 근치적 절제술과는 달리, 유방 조직을 많이 남겨놓고도 암 치료 성적을 비슷하게 유지하는 유방 보존술이나 감시 림프절 절제 등의 최소 침습 수술의 도입에는 방사선 치료 요법의 발전이 가장 큰 역할을 했다. 그래서 최근에는 가능하면 최소 범위 유방암 절제를 하거나 크기가 큰 유방암이라고 해도 수술 전 항암 치료로 크기를 줄여서 부분 절제 수술을 함으로써 가능한 유방을 보존한 후 방사선 치료를 추가하여 항암 치료 성적(유병율과 5년 생존율)은 유지하거나 더 높이고, 미용적인 측면에서도 우수한 결과를 얻는 치료를 시행하고 있다.

 최근에 더욱 발전된 방사선 치료 장비들은 과거에 흔히 있었던 폐렴이나 피부 손상 등과 같은 부작용이나 합병증을 최소화하면서 유방은 온전하게 보존해 환자들의 삶의 질 향상에도 큰 기여를 하고 있다. 조기에 유방암을 발견할수록 최소 절제술로 유방의 모양을 보존할 수 있고 항암 주사 치료를 피할 수 있으므로 조기 발견이 매우 중요하다. 암의 조기 발견을 위한 일반 검진의 유방 촬영술도 중요한 역할을 하지만, 반드시 유방 초음파 검사를 정기적으로 해야 한다. 임산부의 태아를 관찰할 때도 사용되는 초음파이기 때문에 유방 촬영술이나 CT처럼 전리 방사선 걱정을 할 필요가 없고 매우 안전하다.

질병관리청의 국민건강영양조사에 의하면 2016년 기준 19세 이상 성인에서 최근 2년 내 암 검진을 받은 비율은 52.3%였다. 일반적인 개인 종합검진 1회당 방사선 노출양은 2.5mSv(밀리시버트)였고, 방사선 피폭량이 많은 고선량 CT를 주로 쓰는 검진에서는 1회당 방사선 노출량이 최대 40.1mSv나 됐다. 한국인이 한 해에 쬐는 방사선량은 평균 3.6mSv로 알려져 있는데, 검진을 하면서 한 번이라도 CT 검사를 한다면 한 해 평균치의 11배에 해당하는 방사선에 노출된다.

하지만, 유방암이 뼈, 폐, 간, 뇌 등으로 전이되었는지 조기에 찾기 위해서는 의료용 방사선을 이용하는 CT가 필수적이다. 뿐만 아니라 암의 진단과 추적 관찰 중 PET-CT를 찍게 되고, 진행된 갑상선암의 경우에는 방사능 요오드를 이용하여 전이 여부 판단에 대한 검사 및 치료 등으로 의료용 방사능을 이용하게 된다.

안전성 기준을 철저히 지키고 있는 검사라고 해도 너무 잦은 검사로 노출 빈도가 많아지면 건강상 더 해로울 수 있다. 가족이나 지인들이 암 진단을 받으면 불안해지고, 암을 겪었던 환자는 재발에 대한 불안 때문에 잦은 검사로 이어질 수밖에 없음을 충분히 이해는 한다. 결국 단 한 가지 해결책은 암 발생과 재발을 줄일 수 있는 식습관과 생활 습관을 익혀 건강한 세포, 건강한 몸으로 바꾸는 방법이 최선이다.

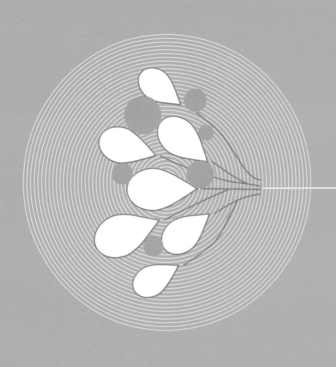

4장

유방 질환을
자율신경기능의학
관점으로
SMART하게 전환하기

01

유방 질환을 바라보는
기능의학적 관점

암의 원인으로 현대의학은 유전자 변형을,
기능의학은 비정상적 생활 습관과 외부 환경 변화를

이번에는 기능의학의 측면에서 유방암 발병 원인을 알아보자. 기능의
학은 원인을 찾는 시각에서부터 현대의학과 차이가 있다.

현대의학은 노화에서 오는 세포의 유전자 변형에서 암세포가 시작된
다고 본다. 하지만 기능의학에서는 세포 주변의 환경 변화에 따른 세포
손상의 결과들 중 하나가 유전자 변형이라고 본다. 즉, 암 발생의 원인을
현대의학은 유전자 변형으로 본다면, 기능의학은 몸에 악영향을 미치는
어떤 원인에서 비롯된 단순한 결과일 뿐이라고 본다. 쉽게 말해 '몸이 아
파서 유전자 변형이 생겼느냐, 유전자 변형이 생겨서 몸이 아프냐'인데
사실 이 문제는 아직도 '닭이 먼저냐, 달걀이 먼저냐.'처럼 논란이 되는
모양새다. 그러나 이는 두 가지 현상 모두가 동시에 존재한다고 봐야 한
다. 태어나기 전에 정해져 있는 유전적 정보의 오류가 올바른 생활 습관

이나 식습관으로 보완되지 못하면 세포가 망가진다. 이런 상태가 지속되면 유전자 변형이 가속화되어 질병이 생긴다. 그러니, 각자 가지고 있는 건강상의 문제가 있다면 항상 두 가지 차원에서 분석해 봐야 한다.

첫째는 '질병 자체'의 원인을 분석하고, 둘째는 '질병이 일어난 환경'의 변화를 파악해야 한다. 유방에도 여러 질환들이 있는데 세포 환경이 나쁜 정도에 따라 질병의 심각성이 다르게 나타난다. 암세포의 변화와 주변 환경 변화를 살펴보면 나머지 문제들은 미루어 알 수 있다.

암 치료 효과는 제각각 달라, 개인별 맞춤 치료가 필수

유방암은 현재 암 중에서 적용 가능한 현대의학적 치료법이 가장 많다. 또한 조기 발견의 증가로 치료 성적도 더 향상되고 있다. 지금 이 순간에도 현대의학은 컴퓨터, 전자 현미경, 화학 분석 장비 등의 기술 발전으로 암 진단과 항암 주사 치료에 있어 눈부신 발전을 거듭하고 있다.

하지만 겉으로 보이는 현상만으로 어떤 단계의 유방암이라도 치료하면 성적이 좋으리라는 예상은 금물이다. 치료 성적은 암의 병기가 높을수록 뚜렷한 한계가 있다. 암의 3대 치료법은 수술, 항암 주사 치료, 방사선 치료를 들 수 있고, 4대 요법으로 면역 항암 요법 또는 고주파 온열 치료 요법이 부각되고 있다. 하지만, 수술과 항암 주사 치료를 계속할 수 없고, 방사선 치료 또한 피부나 다른 장기의 영구적 손상 문제 때문에 무한정 계속할 수 없다. 어느 시점에서는 유방암 치료의 가장 확실한 방법인 3대 치료법들을 더 이상 적용할 수 없는 의학적 한계가 온다.

왜 여러 차례 수술을 해야 하는지, 왜 유방 전체를 다 제거했는데도 재발이 되는지, 왜 항암 치료를 다 했음에도 병의 끝이 보이지 않는지에 대해 고민해 본 적이 있는가?

현대의학에서는 환자의 드러난 증상만을 보고, 암 덩어리만 없애면 당연히 승리할 수 있다고 설명한다. 이런 자신감이 표출되는 이유는, 최신 진단 기술을 통해 질병 자체를 조기에 쉽게 진단할 수 있고, 대단위 집단 연구를 통한 통계적 평균 치료 방법을 만들어 보급시킴으로써 지구촌 어디에서나 치료 성적을 비슷하게 유지할 수 있기 때문이다. 그래서 조기 암은 치료 성적이 좋다. 하지만 중반 이후의 진행 암은 치료 성적이 현저히 떨어진다. 평균 의학을 적용하다 보니 환자 각자가 가지고 있는 신체적 약점이나 유리함, 또는 환자 각자가 처해 있는 투병 상황이 제대로 고려되지 않아서이다. 어떤 사람에게는 현대의학이 효과적이지만, 어떤 사람에게는 예상치 못한 나쁜 결과를 초래하게 된다.

환자는 질병을 가지고 있는 유기체

환자는 질병을 가지고 있는 유기체라는 사실을 명심해야 한다. 유기체(Organism)는 생명 유지를 위해 유기질(생명체들이 스스로 생성해 낼 수 있는 물질)을 생성하거나 유기질을 에너지원으로 하여 자생력을 갖는 생명체라는 뜻이다. 유기체의 가장 핵심적인 특징은 '관계성'이다. 유기체는 몇 개의 물질이 동일한 장소에 집합하여 존재할 때 물질과 물질, 부분과 전체 사이에 서로 영향을 주어 하나의 분자가 즉시 다른 개별 분자 및 전체에 영향을 미치는 '관계성'이 형성된 존재이다.

즉, 질병이라는 하나의 현상이 생기기 위해서는 수많은 분자 간의 관계성이 선행되어야 비로소 존재할 수 있으며, 동시에 질병은 원인과 결과가 1:1의 관계로 연결되어 있지 않다는 의미이다. 그런데 전체 유기체 시스템에서 암세포, 암 덩어리 자체만을 치료한다 한들 과연 어느 정도의 효과가 있을까? 신체의 내부 또는 외부에서 나타난 자극에 대해 '관계성'이 깨지면서 자율적이던 전체 시스템이 순조롭게 잘 돌아가지 못해서 생기는 문제라면 질병 자체에만 초점을 맞출 일이 아니라 전체를 파악한 후 부분에 집중할 수 있어야 한다. 이런 관점으로 환자를 치료하려는 노력을 '전인적 기능의학 접근법'이라고 한다. 즉, 신체 전체가 자율적이면서 저절로 조절될 때 비로소 건강을 회복하고 유지할 수 있다는 의미인데, 이 밑바탕에는 '자율신경'의 온전한 기능 유지가 필수이다.

면역력 저하로 자연 치유력이 약화된다

질병이란 구조, 영양, 심리, 습관, 환경까지를 포함한 모든 요소의 균형이 깨진 상태이다. 유방암을 비롯한 모든 질병은 신체 세포 중 일부가 비정상적으로 성장하거나 변형이 되었는데 이를 방치한 결과로 주변의 환경이 변화되고 불균형이 초래되어 발생된다. 즉, 모든 질병은 신체의 불균형으로부터 생겨난다. 균형을 잃어버린 신체 부위의 세포에서 미세한 변화가 생기기 시작하면서 암세포가 생기고, 불균형이 심화될수록 증식의 속도는 빨라지게 되며, 불균형의 원인을 방치하게 되면 어느덧 개체를 죽이기에 충분할 정도로 심각해지는 암 덩어리가 된다.

그렇다면 도대체, 우리 몸의 불균형은 어떻게 만들어질까?

다시 말해, 우리 몸의 균형은 왜 깨졌을까?

다시 강조하지만, 신체의 불균형은 생활 습관과 외부 환경의 영향으로 구조, 영양, 심리에서 불균형이 만들어지고 세포 면역과 자연 치유력이 약화되면서 질병으로 이어진다. 즉, 신체 불균형은 자율신경계, 장 점막, 호르몬, 생각, 독소 즉, SMART 요소의 부조화가 만들어 낸다. 그중에서도 가장 핵심적인 원인은 자율신경계의 부조화이다. 자율신경계는 대뇌의 영향을 크게 받지 않고 신체 기관을 자율적으로 작동시키는 특징이 있다. 예를 들어, 혈액이 순조롭게 돌고 심장이 규칙적으로 잘 뛰고 소화를 위해 위·장관이 부드럽게 움직이는 등의 신체 활동은 내 의지와 상관이 없다. '혈액을 구석까지 보내고 심장은 빨리 뛰어라, 느리게 소화시켜라.' 명령하며 뜻대로 조절할 수 없다는 의미이다. 자율신경계는 심장, 눈, 소화 기관, 침샘, 혈관 뿐만 아니라 신체 전체와 관계되어 있다.

그런데 자율신경계가 부조화를 이루기 시작하면 바로 여기에서 스트레스가 발생하고, 스트레스로 인해 심장에 이상이 오고, 혈관에 문제가 생기고, 눈이 침침해지고, 침샘이 마르는 등 온몸에 문제가 생겨나기 시작한다. 스트레스가 원인이라고 하면 '답이 없네.'라고 생각하는 사람이 많겠지만 다행히 그렇지 않다. 사실 스트레스를 일으키는 원인은 분명히 있고, 그걸 밝혀내면 된다. 신체 불균형을 바로 잡으면 스트레스를 잡을 수 있을 뿐만 아니라, 외부에서 유입되는 스트레스도 이겨 내는 '스트레스 저항력'이 강화된다.

02

기능의학적 관점에서
치료 시 유의 사항

　오늘날 현대 주류 의학은, 질병을 마치 전쟁터의 적군으로 보고 싸우는 형상이다. 그럴 수밖에 없는 이유가 현대의학의 기초는 질병과 싸우면서 발전했기 때문이다. 전염병을 일으키는 세균과 싸우면서 항생제가 개발되었고, 전쟁 중에 사용한 고엽제를 기초로 항암제가 개발되었다. 하지만, 평화로운 시기에서 전쟁으로 이어질 수밖에 없던 문제를 해결하지 못하면 전쟁이 멈췄다고 해서 진정한 평화가 왔다고 말하기 어렵듯, 질병이 생기는 원인을 없애지 못하면 혈압이나 혈당을 일시적으로 낮추고, 암 덩어리를 도려내도 끝이 아니게 된다.

　반면 기능의학은 우리 몸이 질병과의 전쟁을 끝내고, 전쟁이 재발하지 않도록 조치하는 노력의 하나라고 볼 수 있다. 다시 전쟁으로 이어지지 않도록 먼저 결과에 대한 원인들을 찾아 해결하려는 노력의 일환이다.

　정리하자면, 신체, 영양, 감정, 환경, 심지어 영혼까지 포함한 모든 요소의 균형을 되찾아 스트레스를 없애고 질병을 치유하고 예방에 초점을 맞춰 해결하려는 시도가 바로 암을 바라보는 기능의학의 관점이며, 질병 부위 자체와 싸우는 현대 주류 의학과는 다른 시각이라 할 수 있다.

현대의학이든 기능의학이든 무시만 해서도 안 되고, 무작정 믿어서도 안 된다

'스트레스'라는 말은 많이 사용하지만, 스트레스의 실체에 대해 명확히 파악하고 있는 학문은 아직 없다. 각각의 학문마다 정의하고 있는 스트레스를 종합적으로 파악하여 신체의 문제에 적용시키고 분석해야 하는데, 어떤 치료법도 방대한 분야에 걸친 '스트레스'를 제대로 이해하지 못하고 있다. 현대의학도 마찬가지인데, 최첨단으로 발전한 진단 장비와 치료 요법으로도 해결하지 못하는 질병이 점차 더 늘어나고 있다. 현대의학은 목숨을 잃을 응급 상황이나 사고에 의한 부상, 또는 감염 등과 같은 경우에는 적용하기 알맞지만, 일정 기간에 걸쳐 서서히 진행한 만성 질환(고혈압, 당뇨, 자가 면역 질환, 아토피, 천식 등)에서는 치료 효과가 떨어지는 게 사실이고, 질병 자체를 고쳐 질병 발생 전 단계로 회복시키기보다는 현재 상태에서 수치만 맞춘다든지 통증을 없앤다든지 등의 증상을 완화시키는 역할을 할 뿐이다.

이런 상황이 벌어진 데는 이유가 있다. 명확한 원인이 드러난 단순 질병 외에 만성적이고 복합적인 질병은 누구나 수긍할 만한 원인이 밝혀진 바가 뚜렷이 없기 때문이다. 약은 한 가지 대사 과정에만 관여하도록 만들어졌고, 의사는 질병으로 진행하는 과정 중에 가장 중요한 기전에 작용하는 적합한 약을 찾아서 처방한다. 반면 기능의학의 영양 요법에서 주로 사용하는 항산화제, 비타민, 미네랄 등은 한 가지 대사 과정뿐만 아니라 하나 이상의 장기에서 모두 사용되기 때문에 명확한 효과 기전을 밝히지 못했어도 효과가 있다.

약의 효과가 환자마다 다르고 부작용도 생기듯이 영양 요법도 마찬가지이다. 영양제는 약과 달리 독성이 없다는 생각으로 이것저것 막 복용하면 또 다른 문제가 생길 수 있고, 현대의학의 고질적인 문제와 마찬가지로 원인은 그대로 둔 채 영양제 처방으로 증상 완화만 시키는 경우도 허다하다. 또한 영양제의 근본 성질은 망각하고 약물 처방과 똑같은 방식으로 질병 발생 기전에 맞춰서 영양제를 처방하고 적용하려는 경향도 다분하다.

현대의학에서 쓰이는 약은 부작용이 있다며 무시만 해서도 안 되겠지만 과학적이라고 해서 무작정 믿지도 말아야 한다. 이는 기능의학에서도 똑같이 적용되어야 한다. 약물 부작용이 걱정되어 영양제만을 잔뜩 복용한다면 적절한 치료 시기를 놓칠 수도 있고, 약물 부작용만큼은 아니지만 과량의 영양제 복용도 약물과 마찬가지로 부작용이 생기기 때문이다.

2018년 GDP 대비 의료비가 8.1%로, 2017년 7.6% 대비 0.5% 급증했음에도 OECD 평균 8.8%에는 못 미치는 상태이고, 정부 지출 59.8%도 OECD 평균 73.8%에 비해 낮은 수치이다. 하지만 지난 10년 사이에 GDP 대비 경상 의료비는 6~7% 대에서 처음으로 8%로 진입, 최고 증가율을 기록했다. 경상 의료비는 보건 의료 서비스와 재화의 소비를 위해 국민 전체가 1년간 지출한 총액을 말하는데, 이는 정부가 주도하는 의료 보험 의무 가입 제도와 민간 의료비를 합해서 계산한다. 경상 의료비의 증가는 지난 10여 년간 다른 선진국과 비교해서 평균 수명이 급상승하는 데 기여했다. 하지만, 우리나라는 국가가 정해 놓은 저수가에서 검사와 치료를 하며 수익을 내야만 하는 기형적인 의료 구조 때문에 정작 일차 의료는 붕괴되고 의료 전달 체계가 무너지고 있는 현실이다. 이런 난국을 헤쳐 나가기 위해 많은 의료 기관들이 기능의학을 도입하고 있지만 영양제 판매 수준을 넘지 못하고 있고, 기능의학 진료를 본다고 하면서도 전인적 관점이 아니라 질병의 증상에 맞춘 영양제 처방에 급급하여 그 본질이 퇴색되고 있다.

면역 강화, 자연 치유력을 최대한 활용하라

  기능의학과 현대의학의 확연한 차이점은 몸의 이상이나 질병을 다른 관점으로 해석하는 데 있다. 정상적인 세포로 구성된 신체는 어떤 공격 인자가 나타나면 나름대로의 방어 체계로 막아 내거나 회복을 하는 '자연 치유력(항상성 회복력)'을 가지고 있다. 생명체가 아프고 죽어간다는 의미는 '불건강 또는 미병'이라고 하는 질병 전 단계인 가역적 세포 기능 변화 상태와 '질병' 단계인 불가역적 세포 기능 손상 상태의 비율이 많아지기 때문이다. 가역적 상태는 정상으로 회복시키고, 불가역적 상태는 면역 시스템이 잘 해결할 수 있도록 도와주는 의학이 기능의학이라고 생각한다. 그렇게 하려면 이미 벌어진 문제만 해결해서는 안 된다. 문제가 생기게 되는 근본 원인과 지속적인 손상 원리를 바로 잡아야 한다. 마치 욕조가 넘치고 있는데 바닥에 흐르는 물만 닦아서는 안 되듯이 욕조를 넘치도록 만드는 수도꼭지를 잠가야 한다는 의미이다.

심각한 문제일수록 현대의학과 병행해야 더 효율적이다

이렇게 설명하다 보니 기능의학이 현대의학을 훨씬 뛰어넘는 의학이라고 생각할 수 있다. 그리하여 부작용이 많고 왠지 거리낌이 생긴 현대의학보다 기능의학으로 진단받고 치료받으면 모든 문제를 쉽게 해결할 수 있으리라고 생각하기 쉽다. 그러나 그 생각은 아주 큰 착각이며 심각한 오산이다. 심각한 문제일수록 현대의학과 기능의학이 잘 공조해야 한다.

그리고 현대의학이 미처 접근하지 못했던 부분에 대한 생화학적 요법이나 주사 치료 요법으로 마법 같은 증상 완화가 있을 수도 있다. 하지만 기능의학이 추구하는 자연 치유력의 회복은 전혀 고려하지 않은 일시적인 효과의 영양제 처방도 많고, 전혀 다른 부분에서 문제가 생기는 '풍선 효과' 처방도 많다. 더 황당한 경우는, 자신만의 독창적인 방법이라며 어떤 근거도 설명하지 못하고 '그냥 된다.'는 막무가내식 대체의학과 비슷한 기능의학 처방도 넘쳐 난다는 사실을 반드시 명심해야 한다.

이렇게 설명을 하면, 어떻게 옥석을 가려야 할지 몰라서 답답해질 수 있다. 하지만, 기능의학적으로 바른 치료인지 아닌지는 비교적 쉽게 구별할 수 있다. 일시적으로는 영양제의 개수가 많을 수 있지만, 약과 영양제의 개수는 점차 줄어들어야 한다. 고비를 넘기기 위해 약이나 영양제를 처방할 수 있지만 결국은 끊고 줄일 수 있는 방향으로 치료가 진행되어야 한다. 왜냐하면, 영양제를 사용하든 약을 처방하든 정상이 되면 더이상 영양제나 약이 필요 없어지거나 최소한의 영양제만으로도 건강이 유지되어야 하기 때문이다. 끊거나 줄이는 순간 증상이 재발해 약이나 영양제를 계속 복용하고 주사를 맞아야 한다면 증상만 가라앉혔을 뿐이지 실제로 회복된 상태는 아니다. 기능의학 치료를 받고 있는데도 영양제의 개수가 줄지 않고 오히려 더 늘어나고 있다면 잘못된 치료법이다.

하지만, 약을 줄이고 장기간 약물 복용의 부작용을 피하고자 할 때 자연 치유력이 회복되기 힘든 성분의 약물, 예를 들면, 스테로이드나 항히스타민제에 반응하지 않는 만성 두드러기에 면역 억제제를 우선적으로 쓰는 처방 등은 매우 주의해야 할 기능의학 사칭 진료이다. 뿐만 아니라, 영양제를 안 먹어서 병이 생겼다고 몰아가고 영양제만 먹으면 모든 문제가 다 해결될 거라고 설명하는 기능의학은 피해 가야 한다. 마지막으로, 이걸 피해야 하고 저걸 먹지 말아야 하는 등의 지키기 어려운 제한 사항을 많이 요구하는 생활 습관 교정도 잘못된 방향으로 진행될 가능성이 매우 높다.

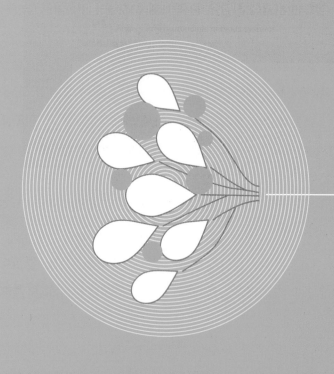

5장

자율신경기능의학 요소로
유방 질환의 원인을
SMART하게 분류하기

유방 질환의 원인은 '지·수·화·풍·공·식'처럼 서로 유기적이다.

건강이 나빠지는 원인의 근본은 '혈액 순환'이 잘 되지 않기 때문이라고 요약할 수 있다. 마치 광활한 우주가 어떻게 태어났고 살아가는지에 대한 원리를 '질량 에너지 등가 법칙($E=MC2$)'이라는 간단한 공식으로 아인슈타인이 설명했듯이 말이다.

물론, 빈껍데기 상태의 혈액만 잘 돌아서는 아무 소용이 없다. 순환하는 혈액 속의 내용물이 넘치지도 모자라지도 않아야 한다. 하지만 혈액 속에 아무리 좋은 영양소를 채워 넣은들 혈관이 좁아져서 세포가 필요로 하는 만큼의 영양 성분을 충분히 전달해 줄 수 없는 부족한 혈액량이라면 그 무슨 소용이겠는가?

또, 혈액을 흐르는 영양소와 독소들이 물살을 타고 들어가고 나오고를 원활히 해야 하는데, 신체와 세포에 물이 부족한 탈수 상태라면 어떤 일이 생길까? 심장에서부터 말초까지 멀리 보내려면 적정 수준의 압력(혈압)이 필요하므로 혈관을 더 수축시켜

야만 한다. 뿐만 아니라, 어찌어찌해서 세포까지 겨우 갔다고 해도 대사 효소가 있어야 세포에서 순조롭게 작용하는데, 체온이 낮아서 단백질로 복잡하게 만들어진 효소가 작용을 못한다면 그 무슨 소용이 있을까?

이 모든 궁금증이 질병을 일으키는 근본 원인이고 동시에 해결해야 할 과제들이다. 중요도의 우선 순위를 따지기가 어려워 일렬로 나열해 보면, 섭취해야 하는 영양소(地) 불균형, 수분(水) 불균형, 체온(火) 불균형, 산소를 포함한 공기(風)의 흐름 불균형이 문제의 시작이고, 불균형을 해결해서 균형을 되찾고 유지되도록 치료해야 한다.

여기에서 '지수화풍(地水火風)'을 조화롭게 하는 그림의 여백(空) 효과를 '자율신경'이 담당하고 있으며, 지수화풍의 불균형에 마음의 흔들림(識)까지 포함되면 질병이 나타난다. 이는 세상 만물

이 존재하는 그 자체인 '지·수·화·풍·공·식'과 같으며, 인체에서 각
각을 해치는 요소를 'SMART 진단법'에서 찾고, 실질적인 문제
해결책을 'SMART 치료법'이라 하였다.

'SMART 치료법'에서는 유방 질환의 원인을 ANS(자율신경),
Mucosa(점막), Hormone(호르몬), Thought(생각), Toxin(독소) 등 5
가지 요소로 나누어 진단하고 있다.

이 장에서는 5가지 각각의 요소들이 어떤 상황에서 기능과 균
형이 깨지고 상호 작용하는지, 이것이 유방 질환 발병에 어떤
작용을 하는지 자세히 설명하고자 하였다.

이제, 독특한 'SMART 치료법'의 진단 방법에 따라 유방 질환의
원인을 하나하나 알아보자.

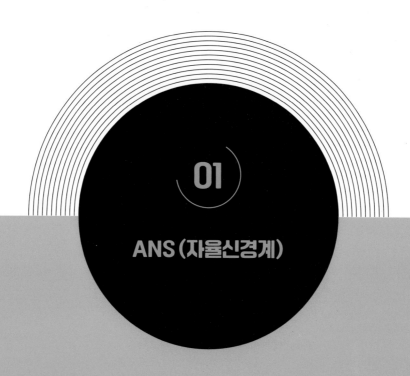

01

ANS (자율신경계)

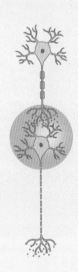

신경계는 신체 각 부분으로 정보를 주고받는 길

　신경계는 '뇌와 척수'로 구성된 중추 신경에서 신체 각 부분으로 필요한 정보를 주고받도록 연결되어 신체 활동을 조절한다. 신경 조직이 최초로 알려진 시기는 BC 300년경이다. 그리스에서 죄수나 빈민을 대상으로 해부를 하다가 끈과 같은 가느다란 실이 등뼈인 척추 속에서 시작하여 근육과 장기 등 온몸으로 퍼져 있음을 발견하였고, 후에 '신경계'라고 이름 붙여졌다. 신경계는 인체의 항상성을 유지할 뿐만 아니라 생명을 유지하고 번식하는 모든 과정에 관여하므로 세포의 측면에서나 신체적 측면에서 매우 중요하다.

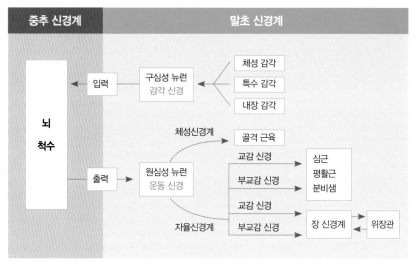

신경계의 구조

신경계는 중추 신경계와 말초 신경계로 나뉘고, 그중 말초 신경계는 다시 감각 신경과 운동 신경으로 나눌 수 있다. 뉴런은 신경 세포를 말하는데, 감각 신경은 신체 내부와 외부에서 벌어지는 상황의 정보 즉, 피부와 상피, 골격근, 뼈와 관절, 내부 장기, 심혈관계 등의 감각 기관에서 생긴 흥분(자극, 입력)을 '구심성 뉴런'을 통해 중추 신경으로 전달해 준다. 운동 신경은 중추 신경에서 신체 각 부위로 명령을 전달한다. 즉, 중추 신경계에서 생긴 흥분(반응, 출력)을 '원심성 뉴런'을 통해서 근골격계, 내장 기관, 심혈관계, 피부 등 신체 모든 부위의 말단 운동 기관인 근육 조직으로 전달한다. 이렇게 나누는 이유는 정보나 명령이 신경을 통해 전달되는 방향이 핵에서 발생하여 신경 줄기(Axon)를 통해 일방통행으로 전달될 뿐 역방향은 불가능하기 때문이다.

이런 정보 전달 과정을 탈분극(Depolarization)이라고 하는데, 여기에는 나트륨 이온(Na^+)이나 칼슘 이온(Ca^{++})이 중요하고, 두 가지 미네랄 이온이 신경 내로 유입되면서 신경 신호가 전달되기 시작한다. 이렇게 양이온이 신경 세포 내로 유입되어 평상시 전위값인 -70mV에서 양의 방향으로 증가하게 되는데, 일정 수준의 역치(Threshold) 값을 넘으면 더 많은 양이온이 유입되고, 전위값이 완전히 양의 값으로 바뀌어 버리면서 주변 지역으로 신호를 전달하게 만드는 활성 전위(Action potential)가 생긴다. 이후 칼륨 이온(K^+) 통로나 염소 이온(Cl^-)이 신경 세포 내로 쏟아져 들어오면서 탈분극은 끝이 나고 세포막의 전위가 원래대로 돌아가서 신경 세포는 다시 안정을 되찾게 된다. 마그네슘(Mg^{++})은 이온들이 들락날락하는 통로를 막아 칼슘이 세포 내로 유입되는 경로를 차단한다.

이렇게 작동되는 신경 세포들이 모여 만든 하나의 네트워크 시스템 즉, 실처럼 생긴 해부학적 구조가 '신경계'이다. 인간의 모든 감각과 움직임은 이 경로를 통해 진행되고, 신경계에 문제가 생기면 마비나 치매 같은 신경계 질병뿐 아니라 우리가 아는 모든 병이 시작되고 더 악화된다. 왜냐하면 신경계에 문제가 생기면 신체의 항상성이 깨지면서 지수화풍의 불균형이 시작되고 악화되면서 카드 돌려 막기 식의 시한폭탄이 작동되기 때문이다.

신경계 네트워크 오류가 모든 질병의 근본이다

신경 세포인 뉴런(Neuron)은 신체의 다른 일반 세포와 마찬가지로 대사 활동을 하지만 특수하게 신호를 전달하는 기능이 있다. 신경 세포는 핵이 있는 신경 세포체(Soma, 신경원체), 정보나 명령을 입력받는 가지 돌기 또는 수상 돌기(Dendrite), 수초로 싸여 있으면 빠르게, 수초가 없으면 느리게 정보나 명령을 전달하는 전기줄과 같은 축삭(Axon, 신경 섬유), 그리고 정보나 명령을 다른 신경 세포에게 전달하는 축삭 종말(신경 섬유 말단)로 구성되어 있다. 일반적으로는 가지 돌기와 축삭 종말이 연결된 부분을 시냅스(Synapse)라고 하는데, 3가지 시냅스 방식이 있다. 축삭 종말과 가지 돌기가 연결된 축삭-돌기 시냅스(Axo-dendritic synapse), 축삭 종말과 신경 세포체가 연결된 축삭-세포체 시냅스(Axo-somatic synapse), 그리고 축삭 종말과 축삭이 연결된 축삭-축삭 시냅스(Axo-axonic synapse) 이다. 또한 시냅스는 신호를 내보내는 신경 세포의 축삭 종말 하나와 신호를 받는 신경 세포 각 부위의 1:1 대응이 아니라는 사실이 중요하다. 즉, 시냅스는 신경 세포의 어떤 부위든 여러 개의 축삭 종말과 연결이 가능하기 때문에 아주 복잡한 신경계 네트워크가 형성된다.

이 네트워크가 복잡하면 복잡할수록 전달할 수 있는 정보량이 많아지는 좋은 영향도 있지만, 전화 또는 라디오 주파수의 혼선과 같은 오류가 생길 수 있는 위험성도 높아지게 된다.

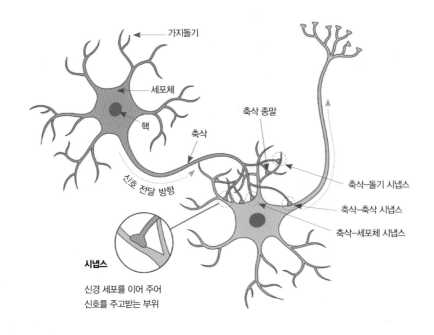

가지돌기

세포체

핵

축삭

신호 전달 방향

축삭 종말

축삭-돌기 시냅스

축삭-축삭 시냅스

축삭-세포체 시냅스

시냅스
신경 세포를 이어 주어
신호를 주고받는 부위

신경 세포(뉴런)의 구조

최신 정밀 연구에서 사람의 뇌신경 세포가 860억 개라는 수치가 발표되었지만, 일반적으로는 대략 1,000억 개라고 한다. 이에 비해 시냅스는 100조 개나 된다고 하니 다른 체세포와는 달리 신경 세포 하나에 수천, 수만 가지 경우의 수로 다른 신경 세포와 직접적으로 연결되어 있으며, 그 가짓수를 따지자면 무한대에 가깝다.

이 시냅스가 중요한 이유는 도파민이나 세로토닌 또는 글루타민산염 같은 신경 전달 물질이 쏟아져 나오면서 신경 세포끼리 직접적으로 신호 전달이 이루어지게 하고, 연결된 신경 세포를 흥분시킬 수도 억제시킬 수도 있기 때문이다.

시냅스의 간격이 달라지거나 수용체 단백질의 구성이 달라지면 축삭으로 전달되는 전기 신호의 오류뿐만 아니라 신경 전달 물질의 과잉이나 부족에 의한 오류가 쉽게 일어나게 된다. 마치 큰 소리의 음악이 나오는 헤드폰을 쓰고 앞사람에게 단어 전달하기를 하는 게임에서처럼 황당한 진풍경이 펼쳐질 수 있다.

우선 원심성 뉴런의 운동 신경부터 살펴보자. 체성 신경은 중추 신경에 세포체가 있고 반응을 하는 골격근 부위까지 단일 신경 섬유 즉, 하나의 축삭으로 쭉 연결되어 있다. 반면 자율신경은 중추 신경에 세포체가 있지만, 중추 신경을 빠져나와서 한 번 더 시냅스가 이루어지는 신경절을 가지고 있다. 자율신경은 교감 신경과 부교감 신경으로 이루어져 있는데, 교감 신경은 신경절 이전 축삭이 짧고, 부교감 신경은 신경절 이전 축삭의 길이가 길다. 자율신경은 각종 내장 기관과 혈관에 분포하면서 순환, 호흡, 호르몬 분비, 소화 등 생명 유지에 필수적인 기능을 조절한

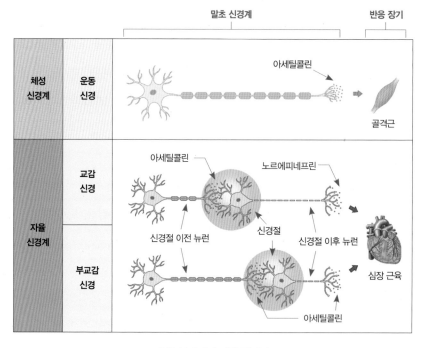

말초 신경계   반응 장기

체성 신경계	운동 신경	아세틸콜린 → 골격근
자율 신경계	교감 신경	아세틸콜린 / 노르에피네프린 / 신경절 이전 뉴런 / 신경절 / 신경절 이후 뉴런 / 심장 근육
	부교감 신경	아세틸콜린

체성 신경계와 자율신경계

다. 하나의 기관에는 교감 신경과 부교감 신경 한 쌍이 분포되어 있으면서 내장 기관과 혈관의 기능을 조율한다. 교감 신경은 긴장, 흥분, 놀람 등 갑작스런 환경 변화와 같은 스트레스에 대응해 조절하며 심장 박동 증가, 혈압 증가, 호흡 속도 증가 등의 변화를

작동	부교감 신경	교감 신경
심장 박동	억제	촉진
혈압	하강	상승
혈관	확장	수축
소화관 분비	촉진	억제
소화액 운동	촉진	억제
동공	축소	확대
침 분비	촉진	억제

유발한다. 반면에 부교감 신경은 신체를 이완시키고 소화 기관의 반응을

빠르게 하며 몸의 안정을 조절해서 스트레스에 의해 긴장된 신체 반응을 평상시 안정된 상태로 되돌리는 역할을 한다.

간단히 요약하자면, 중추 신경계와 이어지는 말초 신경계는 감각 신경 세포 집단인 척수 등쪽의 등쪽뿌리신경절(Dorsal root ganglion)과 운동 신경 세포 집단인 자율신경절(Autonomic ganglion)로 구분되며, 자율신경계는 교감 신경과 부교감 신경으로 나뉜다. 중추 신경계에 존재하는 신경 세포 집단을 신경핵(Nucleus)이라고 하고, 말초 신경계에 존재하는 신경 세포 집단을 신경절(Ganglion)이라고 한다. 척수후각과 연결된 등쪽뿌리신경절의 감각 신경 세포는 피부의 기계적 감각이나 신체의 고유 감각을 중추 신경계로 전달한다. 중추 신경 세포는 축삭을 뻗어내어 말단 부위의 근육 세포에 시냅스하여 신경-근연접(Neuro-muscula junction)을 형성하며 신경 전달 물질인 아세틸콜린을 분비하여 골격근을 수축시킨다. 이런 방식의 일방통행 정보 전달 체계를 통해 우리 몸은 감각을 느끼고, 입수된 감각 정보에 상응하는 동작을 하게 된다.

문제는 말초 신경계의 시작점 즉, 감각 신경과 운동 신경의 정보가 담긴 전기 신호가 혼선될 수 있는 부위에서 오류가 생기면 잘못된 감각 정보가 전달되고 잘못된 반응을 유발하는 운동 정보가 전달되면서 신체의 항상성이 깨지게 된다. 회복되지 못하고 오랜 시간 방치되거나 정도가 심해지면 점차 질병으로 발전하게 된다.

자율신경계(Autonomic nervous system)

우리 몸의 여러 장기와 조직들을 느껴 보자. 심장에 손을 대거나 팔목의 맥을 짚어 보면 팔딱거리는 박동이 느껴진다. 슬픈 생각을 하면 눈물을 흘려야지 다짐하지 않아도 눈물이 저절로 흐르게 되고, 즐거운 생각을 하면 금세 저절로 눈물이 마른다. 우리는 가끔 위장이 뒤틀린다는 표현을 쓴다. 배가 고프거나 이상이 생겼을 때 저절로 위가 뒤틀리고 움직이는 걸 느낄 수 있다. 이렇게 저절로 움직이는 모든 동작이 자율신경 덕분이다. 자율신경은 뇌를 통해 의식적으로 명령하지 않아도 스스로 알아서 우리 몸의 기능을 자율적으로 조절한다. 그러니까 심장이 계속 뛰어야 한다고 생각하지 않아도 심장은 계속 뛰고, 반드시 소화시켜야 한다는 명령을 받지 않아도 장은 운동을 한다. 자고 있어도 심장이 뛰고, 소화가 된다. 이렇게 저절로 되어야 하는 부분은 또 많다. 쓰러지지 않고 서 있기, 움직일 때 균형 맞추기, 씹어서 삼키는 동작, 숨을 쉬는 동작, 그리고 발걸음 동작 등 이런 동작들이 매끄럽게 되도록 기본자세를 유지시키는 체성 감각의 기능은 자율신경과 매우 관련이 깊다. 만약 이런 기본적인 동작들을 신경 써서 해야 하는 상태라면 병원에서 진단받은 질환명은 없다 해도 자율신경과 관련된 건강상의 문제를 가지고 있으며 이미 상당 부분 건강을 잃은 경우이다.

이렇게 설명하면 자율신경계는 뇌와 전혀 상관없이 따로 독립적이라고 생각할 수도 있겠지만 그렇지 않다. 대뇌는 자율신경에 대해 깊숙이 관여하고 있고, 특히 감정적인 부분을 이용해서 자율신경을 조절한다.

자율신경 시스템

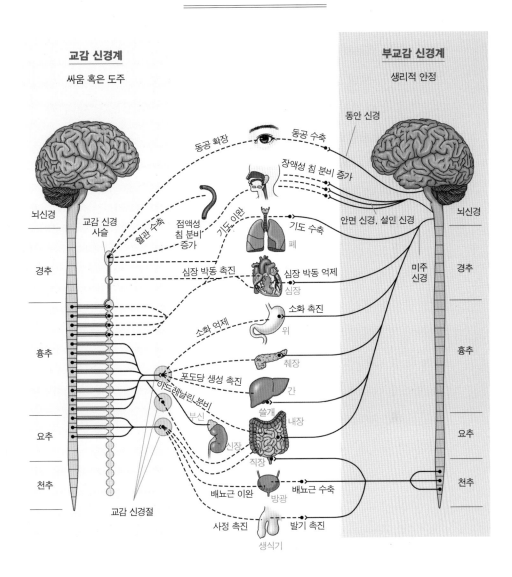

교감 신경계

싸움 혹은 도주

부교감 신경계

생리적 안정

동안 신경

동공 확장 동공 수축

장액성 침 분비 증가

뇌신경

교감 신경 사슬

혈관 수축 점액성 침 분비 증가

기도 이완

안면 신경, 설인 신경

기도 수축

폐

경추

심장 박동 촉진 심장 박동 억제

심장

소화 촉진

소화 억제 위

흉추

포도당 생성 촉진 췌장

아드레날린 분비 간

부신 쓸개 내장

요추

신장 직장

교감 신경절

배뇨근 이완 배뇨근 수축

방광

사정 촉진 발기 촉진

생식기

뇌신경

미주 신경

경추

흉추

요추

천추

자율신경계는 감각, 운동, 내장 기관 기능 모두에 관여하고,
공통된 신경 회로인 척추를 통해 기능한다.

자율신경계를 쉽게 설명하기 위해 몇 가지 예를 들었지만 사실은 이보다 훨씬 더 복잡하다. 자율신경계는 호르몬 내분비계와 더불어 심혈관, 호흡, 소화, 비뇨기 및 생식 기관, 체온, 동공 등의 기능을 조절해 신체의 항상성을 유지하는 중요한 역할을 한다. 자율신경계에 이상이 생기면 수많은 증상들이 생길 수 있는데, 대부분 한 증상만 나타나지 않고 여러 증상이 동시 다발적으로 나타난다. 예를 들면, 이상하게 피곤하면서 소화가 안 되고, 잠을 잘 못 자고, 살짝 어지럽고 잘 붓는다. 이 예는 약간의 차이가 있겠지만 거의 모든 환자가 공통적으로 겪는 신체적 문제들이다. 하지만 몇몇 환자들은 전혀 다른 증상이 나타나거나 추가되기도 한다.

정리하자면, 자율신경계(ANS)는 의식에 관계없이 생리적 과정을 조절하는 신경계이다. 이 자율신경계는 크게 교감 신경계(Sympathetic nervous system)와 부교감 신경계(Parasympathetic nervous system)로 나뉜다. 교감 신경은 우리 몸 전체에 넓게 분포되어 있고, 심장, 폐, 그리고 배 속의 장기들, 나아가 근육까지 조절한다. 교감 신경은 에너지를 사용하게 하고 부교감 신경은 반대로 에너지를 아끼고 보존하는 역할을 한다. 그럼 자율신경계가 유방에 어떻게 분포되어 작용하는지 알아보자.

유방과 관계된 신경 조직

유방의 실질 조직(유선 조직)은 갈비뼈 2번부터 6번 정도까지 위치하며, 유방의 위치와 동일하게 흉추 2번 신경부터 6번까지의 갈비뼈를 따라온

신경이 유방에 분포하게 된다. 이 신경은 뇌간(Brain stem)을 지나오는 척수 신경에서 시작하여 흉추와 연결되어 있는 늑골을 따라 유방까지 이어진다. 유방의 양쪽 측면에서 젖을 만들어 내는 유선 조직의 외분비선을 조절하고 피부의 감각을 담당하며 유방 내 혈액 순환을 기본적으로 조절한다. 뿐만 아니라, 유선 조직 아래를 받치고 있는 근육인 대흉근, 소흉근, 그리고 갈비뼈 사이사이의 근육인 늑간 근육에도 이어져 있다. 그림에 표시된 신경은 근골격근과 관련된 신경이며 엄밀히 자율신경이라고 할 수 없다. 하지만 그 근본 뿌리는 자율신경과 얽혀 있다.

만약 유방에 증상이 있는데 유방 검사에서 별다른 문제가 없다면, 유두 통증은 흉추 4번 신경의 이상과 관련되고, 유방 아래쪽이 불편하다면 흉추 5번이나 6번 신경에 이상이 있어서 불편감이 생긴 건 아닌지 의심해 볼 수 있다. 가슴이 아프거나 찌릿한 증상을 느낄 때 겨드랑이를 포함해서 팔 쪽이나 가슴 옆면 부위에서 비슷한 증상을 동시에 느끼는 이유는 동일한 신경이 분포되어 있기 때문이다.

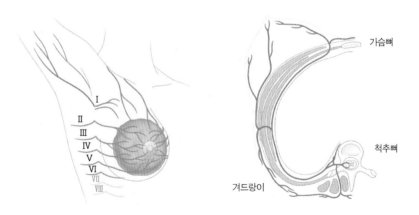

유방과 관계된 신경 조직

유두는 흉추 4번째 척수 신경과 연결되어 있는데 유두와 연결된 이 신경들이 폐, 심장, 늑간 근육이나 가슴 근육하고도 연결되어 있다. 척수 신경은 척추 뼈에 의해 보호받고 있지만, 척추 뼈에 디스크가 있거나 틀어져 있으면 신경학적 장애가 발생한다. 이런 신경학적 장애 중에 가장 큰 부분이 혈관 조절 능력의 상실이다. 신경을 담당하는 혈관이 오랜 시간 수축되어 있으면 지속적으로 약하게 자극받는 신경이 과민감성이 된다. 이로 인해 신경은 동맥 혈관을 더 수축시키게 되고, 또한 혈액 순환이 원활하지 않아 산소 공급이 부족하게 되며, 이렇게 조금씩 문제가 생기는 세포 주변에는 부종이 생기고, 그 때문에 림프와 정맥 순환조차 정체되면서 울혈이 생기고 통증이나 혹, 심하면 암세포가 생길 수 있다.

여기에 호르몬의 변화가 겹쳐진다면 그 악순환의 고리는 훨씬 가속도가 붙게 되어 장기화에 돌입하게 된다. 그래서 호르몬의 변화가 많은 배란기나 생리가 시작될 즈음에는 가슴이 쉽게 붓고 통증도 강하게 자주 느끼게 된다. 이런 상태에서 유선 조직이 눌리고 조여지는 즉, 너무 꽉 끼는 속옷의 착용이나 유방 확대를 위해 삽입된 너무 큰 용량의 보형물은 유선 조직의 혈액과 림프액 순환을 방해해 유방 질환을 유발한다.

유방의 실질인 유선 조직과 피부는 흉추 2번부터 6번 신경이 해당되지만, 유방을 받치고 있는 근육인 대흉근과 소흉근은 또 다른 신경에서 기인한다. 유방외과를 찾는 원인 중 가장 많은 유방통은 유선 조직에서 주로 발생하지만, 유선 조직을 받치고 있는 가슴 근육이나 늑간 근육에서 발생하는 근육통과 구별하기가 어렵다. 유방 촬영술(맘모그래피, Mammography)이나 유방 초음파 검사 결과 별 이상이 없는 유방통의 경우에는 근육에서 유래된 통증의 가능성을 의심하고 척추 엑스레이를 찍어서 분석해야 한다. 그리고 속옷 착용 등의 생활 습관을 확인해야 하고, 유방에 영향을 주는 호르몬의 상태도 반드시 측정해야 한다.

대흉근의 안쪽 부분은 경추 8번 신경과 흉추 1번 신경이 담당하고 있으며, 바깥쪽 부분은 경추 5번부터 7번 신경이 담당하고 있다. 소흉근은 대흉근의 안쪽 신경을 같이 공유하는데, 경추 8번 신경과 흉추 1번 신경의 지배를 받는다.

신경의 분포를 고려하여 유방통이 생길 수 있는 원인을 신경학적인 측면에서 찾는다면 경추 5번부터 흉추 6번까지로 확대될 수 있다. 이 신경들에 문제가 생긴다면 유방 통증이 발생할 가능성뿐만 아니라, 상체의 혈액 순환 장애의 발생을 예측할 수 있다. 척추를 통해서 나오는 척수 신경은 양쪽 대칭으로 뻗어 나오기 때문에 유방 질환이 발견된 부위가 한쪽뿐이더라도 다른 쪽에도 발생할 소지는 얼마든지 있으며, 양쪽 유방에 같이 발생했을 가능성도 배제할 수 없다.

물론, 신경학적인 문제가 모든 유방 질환의 발생 원인이라고 할 수는 없다. 질병의 발생은 스스로도 모르는 척추 질환 문제가 그 기반을 만들어 놓은 상태에, 장에서 주로 생기는 만성 염증과 인슐린 저항성이나 호르몬 영향, 그리고 심리적인 요인 또는 내·외부 독소에 대한 해독 장애 등과 겹쳤을 때 발생하게 되며, 그 요인들 각각의 강도가 얼마만큼 되느냐에 따라 질병의 심각도가 결정된다. 뿐만 아니라, 유방의 문제가 신경학적인 이상과 연관이 되면, 비교적 상부에 있는 척추에 문제가 있다고 해석할 수 있다. 신경이 뇌에서부터 발까지 아래로 연결되는 특성을 고려할 때, 신체 하부에도 영향을 끼쳐 다양한 증상 발현으로 연결됨은 당연하다. 즉, 유방의 문제는 다른 장기에도 문제가 있음을 시사하며 몸 전체의 문제와 함께 해결해야 한다는 의미이다. 이런 이유로 '유방 문제는 유방만의 문제가 아니다.'라고 정리할 수 있다.

이렇게 생체 기관(Organ)과 직접적으로 연결되는 말초 신경을 타고 좀 더 중심으로 다가가 중추 신경계까지 올라가 보자.

중추 신경계와 말초 신경계는 척추의 추간공(Vertebral foramen, 척추뼈 구멍)을 통과하여 나오면서 구분되는데, 그 경계에 척수 신경절(Spinal ganglion)이 형성되고 추간공의 좁은 공간에 위치해 있다. 만약에 척추가 정상적인 해부학적 위치를 벗어나 즉, 중력선 상에서 삐딱하게 틀어져 있거나 회전하고 있는 경우, 또는 척추의 디스크가 제자리에서 빠져나오게 되면 척수 신경절이 손상을 받아 신경의 과민감성이 극대화된다.

유방에서 가장 중요한 기능은 유즙(젖)을 만들어 내는 역할이지만, 유즙이 만들어지고 분비되기 위해서는 관여된 많은 세포에 산소와 영양분이 가득한 혈액이 원활하게 공급되어야 한다. 이런 이유로 혈액 순환을 조절하는 자율신경의 이상 유무는 유방의 건강과 질병에 매우 중요하다.

신경의 흐름

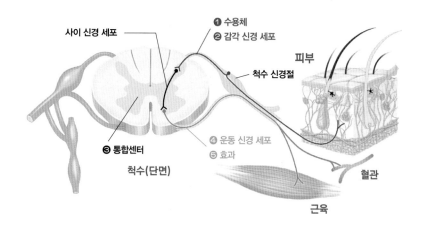

신체의 신경 흐름

외부의 감각 자극 정보가 감각 수용체에서 발생하면 말초 신경 줄기를 타고 중추 신경계인 척수 신경의 후면으로 전달된다. 그다음에는 사이 신경 세포(Inter-neuron)를 통해 척수 신경 전면의 운동 신경 세포로 바로 전달되거나 상부 중추 신경계인 뇌간이나 뇌로 전달되었다가 다시 내려오는 두 갈레 길로 나눠진다. 운동 신경 세포로부터 전달받아 모인 정보는 다시 말초 운동 신경 줄기를 통하여 근육 세포로 전해져 움직임을 발생시킨다. 신체의 모든 신경 흐름은 이런 방식으로 감각 신경 정보가 운동 신경 정보로 변경되어 말초 조직으로 전달된다.

그런데 해부학 구조를 살펴보면 감각 신경 줄기의 입구와 운동 신경의 출구는 모두 추관공에 위치하고 있는 척수 신경절(Spinal ganglion)을 통과한 후 분리된다. 즉, 여러 군데의 감각 신경은 척수 신경절을 통과하여 중추 신경계로 합쳐지면서 들어가고, 운동 신경은 척수 신경절을 통하여 분리되면서 여러 군데로 빠져나간다.

만약 척수 신경절에 문제가 생기면 어떻게 될까? 감각 신경과 운동 신경 모두 동시에 이상 신호가 발생한다. 척수 신경의 입장에서는 멀리서 전달된 신호가 잘못된 감각 정보인지 척수 신경절에서 발생한 잘못된 감각 정보인지 구별할 수 없기 때문에 이상하거나 적절치 못한 운동 신경 정보를 근육으로 전달하게 된다. 올바른 정보를 받아서 올바른 판단 하에 올바른 반응이 나타나는 신경학적 정보 전달은 정상적인 척추 구조에서만 가능하다. 즉, 척추 구조의 잘못된 변화에서는 올바른 정보 전달이 불가능하다.

신경 정보 전달의 기전에 대해 개괄적인 설명을 했으니, 다시 유방으로 돌아가 보자. 유방의 실질 조직인 유선이나 유방 피부 또는 가슴 근육에 문제가 생겨 이상 감각 신호를 발생시키면, 중추 신경계의 척수 신경을 통과하여 나오는 반응이 유선이나 유방 피부에 통증이나 열감, 혈관의 수축 작용과 같은 반응을 유도하기도 하고, 대흉근이나 소흉근을 포함한 같은 신경의 지배를 받는 다른 근육에도 통증이나 긴장성 수축을 유발할 수 있다.

유방의 문제가 어깻죽지나 어깨의 뻐근함을 유발하거나 겨드랑이를 포함하여 팔로 내려가는 찌릿한 느낌의 이상 감각을 유발할 수도 있으며, 반대로 늘 목이 뻐근하고 어깻죽지가 뭉치며, 등이 뻐근하고 어깨를 움직일 때 통증이 발생되는 현상이 잦아지면 유방에도 통증이나 질환이 생길 가능성이 점점 커진다. 그러면 더 이상 유방의 문제가 유방만의 문제가 아닌 순간이 오고야 만다.

척추 측만과 유방 질환

바이올린을 전공한 정○경 씨는 27세에 유방암 판정을 받았다. 일반 병원에서는 그 원인을 딱히 찾을 수 없어 힘들어 하다가 지인의 소개로 내원했다. 척추 검사를 해 보니 척추가 심하게 휘어 있었다. 정○경 씨는 어려서부터 바이올린을 켜면서 한쪽 어깨를 주로 사용해 무리가 왔고, 늘 삐딱한 자세로 생활해 왔다. 어깨가 항상 결려도 바이올린을 하는 사람들에게는 흔한 증상이겠거니 하며 그냥 넘겼다고 한다.

또한 정○경 씨는 한쪽 어깨뿐 아니라 전체적인 자세가 좋지 않았는데, 어려서부터 늘 소파에 기댄 자세로 저녁 시간을 보냈다고 한다. 정○경 씨에게 유방암이 생긴 이유는 물론 자세만의 문제는 아니다. 새벽에야 잠드는 생활 습관, 연습이나 공연과 관련된 불규칙하고 간편한 식사 등 다른 요소들도 관여했음이 분명하다. 하지만 자율신경기능의학 검사 결과를 검토한 후 가장 큰 원인을 휘어진 척추 측만과 일자목보다 더 뒤로 꺾인 역C자형 경추로 인한 자율신경 이상이 깊이 관여됐다고 진단했다.

정○경 씨처럼 나쁜 자세로 인해 척추 관절이 중력선의 정위치에서 벗어나고 틀어질 정도의 물리적인 힘이 가해지면 신경이 눌려 혈관의 굵기 조절 기능이 원활하지 못하게 된다. 그 결과로 혈액 순환 장애가 발생하여 세포로 전달해야 하는 산소가 부족해지면서 유방 종양이 형성되고, 더 심하게 산소 전달이 부족해지면 유방암 세포로 변성될 수 있다.

유방 질환의 원인으로 주목해야 할 요소들이 많겠지만, 지금까지의 진료 자료를 분석해 보면, 호르몬의 영향이 약 80% 정도이고, 나머지 20%는 척추 측만(병적 또는 기능적 측만을 모두 포함)과 관련이 있어 보인다. 호르몬의 문제도 파고들면 결국은 척추 문제와 관련이 있으면서 자율신경 이상과 연관이 있다. 하지만, 최종적으로는 호르몬이 더 직접적으로 유방 질환과 관련되기 때문에 80% 정도이고, 호르몬과 관련 없이 오로지 혈액 순환이나 림프 순환과 관련된 문제만 따로 20% 정도 된다는 의미이다. 이렇듯 유방에 생기는 질환의 원인을 크게 2가지로 분류하면 '호르몬과 척추'가 되지만, SMART 진단법에서는 더 세분화하여 5가지 요소로 나누었다.

척추 문제 중 20%가 척추 측만과 관련이 있는데, 수술이 필요한 척추 측만의 경우만 해당된다는 의미가 아니다. 척추 측만은 X-ray 검사를 통해 얼마나 심한지, 또 어떤 형태의 측만증인지를 확인하고, 콥스앵글(Cobb's angle)을 측정해서 치료의 방향을 결정한다. 콥 각도는 10도 정도의 측정 오차가 생길 수 있기 때문에 10도 이하는 측만증이라고 할 수 없고, 기능성 측만증(Functional scoliosis)이라고 한다. 척추가 한쪽으로 꺾이는 굴절 상태를 정확히는 측만증이라고 할 수 없지만, 유방의 이상 증상을 유발할 수도 있다. 즉, 척추 측만의 심각도와 유방 질환의 악성화 정도가 직접적이고 필연적인 비례 관계라고 단정 지을 수는 없지만, 다른 많은 문제들과 복잡하게 얽혀 신체 질병 스트레스 지수의 합을 증가시키는 데 크게 일조하는 역할에는 의심할 여지가 없다. 따라서 척추 측만의 각도가 어느 정도인지가 중요하지 않고, 척추 측만과 동시에 존재하는 다른 신체적 스트레스가 종합적으로 어느 정도인지가 더 중요하다. 그중에서도 척추와 관련된 스트레스 지수를 이렇게까지 설명하는 이유는 유방 전문 의료인들조차 제대로 파악하지 못하고 있었고, 누구도 관심이 없었기 때문이다.

성장기에 발견된 척추 측만은 20도 이상이면 보조기 착용을 하지만, 20도 미만의 경우에는 3~6개월 간격으로 더 심해지지 않는지 추적 관찰을 한다. 하지만, 향후 생길 수 있는 문제를 막기 위해서는 각도가 작더라도 교정이 비교적 쉬운 성장기 때 빨리 척추 밸런스 교정 치료를 시작해야 한다.

척추 측만의 여러 유형 중에서 가장 대표적인 유형이 '특발성 측만증(Idiopathic scoliosis)'으로, 전체 척추 측만의 85~90%나 차지한다. '특발성'은 '원인을 잘 모른다'는 의미이며, 수십 년간 연구 중이지만 아직도 뚜렷이 그 기전을 밝혀내지 못하고 있다. 척추 측만은 척추가 기형이거나 신경이나 근육에 생긴 질환 등과 같이 특수한 문제에 의해서만 발생하는 게 아니라, 신체 전체의 근육을 둘러싸고 있는 근육막(Muscle fascia, 근막)과 관련이 있기 때문이다. 근막은 근육을 외부에서 둘러싸며 하나의 근육이 움직일 때 보조되는 근육이 사슬고리처럼 연쇄적인 움직임을 수월하게 할 수 있도록 형성된 신체 내부의 구조물이다. 또 근육 외에 뼈, 혈관, 신경, 내장 등을 감싸고 보호하면서 적절한 자리에 위치시키고, 각각의 장기들을 서로 분리하는 역할도 한다. 중요한 점은 이런 근막은 뼈나 근육처럼 각각 따로 있지 않고 혈관이나 신경처럼 온몸에 퍼져, 얇은 막과 같은 그물망으로 발가락 끝에서 머리끝까지 신체를 하나의 덩어리로 덮어 싸고 유기적으로 연결해 동작의 부드러운 연속성을 만들어 낸다. 걸으면서 팔이 저절로 앞뒤로 흔들리는 이유가 다리와 팔이 근막으로 연결되어 있기 때문이다. 즉, 근막이 손상을 받으면 변형과 유착이 발생하여 근육의 움직임을 제한해서 뻣뻣하게 해 통증을 유발하고, 뼈의 구조를 틀어지게 하고, 동시에 회복 탄력성이 약화돼 관절이 반복적으로 어긋난 위치에 놓이게 되면서 인대를 늘어나게 만든다.

이런 기전으로 발생하는 척추 측만의 원인을 어떻게 분석하겠는가? 원인을 모르면 모를수록 치료는 점점 더 불가능에 가까워진다. 척추 측만의 원인이 될 만한 굵직굵직한 문제들을 해결하는 데도 벅차고 어려운 경우가 많다. 필수적으로 교정을 해야 하는 가장 중요한 부분이 일자목이나 거북목 그리고 골반 틀어짐이다. 따라서 척추 측만이 더 나빠지지 않게 하려면 일자목이나 거북목을 교정해야 하고, 틀어진 골반을 제자리로 돌릴 수 있도록 지속적으로 노력해야 한다. 더 나아가서는 미세하지만 지속적으로 영향을 주는 턱관절과 발이나 발목의 상태를 파악하고 문제가 있을 시에는 가급적 빠른 시일 내에 안정화시켜야 한다. 결국 척추 측만을 교정하려면 머리부터 발끝까지 샅샅이 뒤져 원인을 찾아서 교정해야 한다.

중력 스트레스에 대해
완충 작용을 할 수 없는 상태의 척추 구조

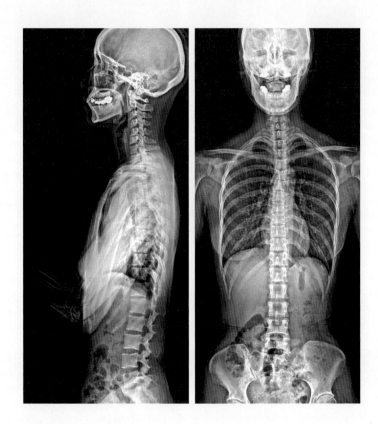

$$R = N^2 + 1$$

R: resistance, 중력 스트레스 저항력 \ N: number, 정상적인 척추 곡선 개수

경추·흉추·요추의 곡선이 모두 정상적인 곡률을 유지할 때는 중력을 견딜 수 있는 저항 지수는 '$3^2+1 = 9+1 = 10$'으로 최상이다. 사진(환자)의 경우에는 요추 만곡이 많이 펴졌지만 좋게 봐 줘서 겨우 '$0.5^2+1 = 1.25$'이다. 5 이하가 되면 호흡, 순환, 심장 박동, 소화, 배뇨, 수면, 해독, 호르몬 분비, 통증 민감도 등에 악영향을 끼치며, 이를 한 문장으로 정리하여 '자율신경계 이상'이라고 한다.

유방암 환자들의 목과 척추 모습

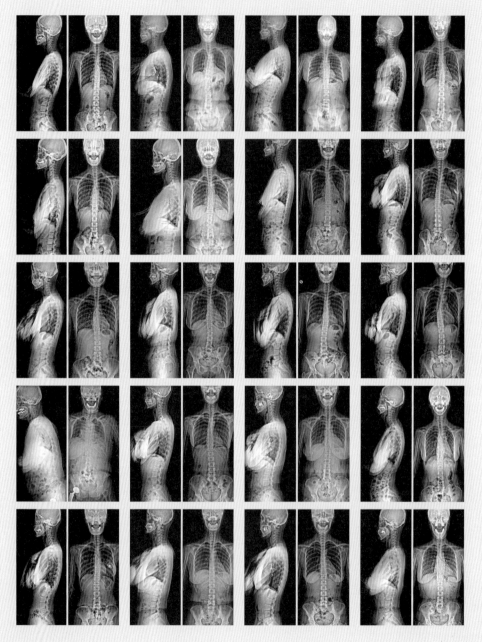

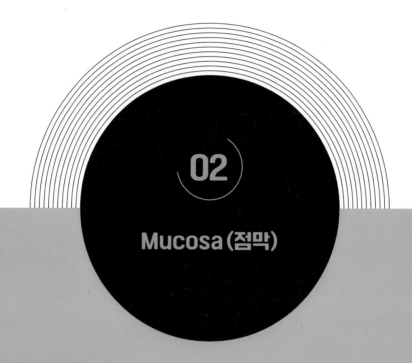

02

Mucosa (점막)

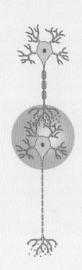

건강한 점막은 건강한 장 상태 유지에 필수적이다

인체의 항상성과 안정성을 유지하기 위한 가장 첫 번째는, 외부 환경으로부터 영향을 최소한으로 받도록 하는 데 있다. 이런 측면에서 신체의 내부와 외부를 경계 짓는 피부와 점막의 역할은 매우 중요하다. 점막은 피부에 비해 얇으면서 약하고, 축축하면서 따뜻하고 영양이 충분하다는 특성이 있다. 이러한 특성은 세균이 살아가는 데 아주 적합한 환경을 제공해 준다. 그러므로 여러 점막 중 가장 넓은 장 점막에는 장내의 수없이 많은 종류의 세균이 살 수 있으며, 점막의 미생물과 인체의 세포가 점막을 사이에 두고 상부상조의 효율성을 높일 때 건강을 보장받을 수 있다.

그래서, 최근에는 인체에 유익한 장내 미생물의 종류를 분석하고, 미생물의 생태 환경을 조성하여 건강과 장수에 기여할 수 있는 마이크로바이옴(Microbiome)의 이론적 근거를 마련하는 데 집중하고 있다. 하지만, 이 연구들도 아직은 한계가 많다. 거대한 생태계인 마이크로바이옴을 구성하는 장내 세균총의 종류와 개체수가 인종이나 각각의 인체 개별에 따라 너무 다양하고 다르기 때문에 정확히 파악하는 데 어려움이 많고, 미생물의 생태 환경을 조성하기 위한 방편으로 식이 섬유가 가장 중요하게 강조되고 있다는 부분이 연구의 한계이다.

최근에는 건강한 장 상태를 만들기 위해서 유산균을 반드시 복용해야 한다는 연구 결과들과 기사들이 쏟아져 나오지만, 자연 생태계에 대입해 보면 과장된 내용일 뿐이다. 미생물이 장내 환경을 인체에 유익한 상태로 조성한다기보다는 좋은 장내 환경을 우선적으로 제공해 줄 때 유익한 미생물이 쉽고 빠르게 자리 잡으면서 인체에 유익한 성분 제공이 가능해지기 때문이다. 이는 발효 식품을 직접 만들어 보면 확실히 알 수 있다. 이런 측면에서 좋은 점막의 유지는 매우 중요하다. 인체의 외부와 내부의 경계는 피부를 제외하면 모두 점막이다. 여러 점막 중에서 장 점막은 가장 넓기 때문에 가장 중요한데, 손상도 역시 가장 많이 발생하는 부위이기 때문에 그 중요성은 더할 나위가 없다.

건강을 유지하고 향상시키기 위해 좋은 음식을 섭취하는 노력을 하기 전에 명심해야 할 핵심은 장 점막을 손상시키지 않도록 해야 하고, 손상된 점막을 가능한 빠르게 복구시키려는 노력이다. 점막이 피부보다 회복 속도가 빠르지만 장 점막 손상은 생각만큼 쉽게 복구되지 않는다. 늘 음식으로 자극을 받는 부위이기도 하고, 건강상 어떤 종류라도 이상 증상이 있다면 소화되지 않은 음식이 장내에 남아 있을 가능성이 매우 높기 때문이기도 하다. 이런 이유로, 장 점막에 대한 정확한 이해가 필요하며 올바른 방향으로 꾸준히 노력해야 한다. 호르몬과 자율신경이 유방의 건강에 미치는 영향은 장 상태가 어떠냐에 따라 확연히 달라진다. 장내 미생물이 건강해야 장 점막 상태가 빨리 회복되고 유지될 수 있다고도 하지만 선후 관계로 본다면 장 점막의 건강이 훨씬 더 중요하고 우선되어야 한다고 다시 한번 강조한다.

장 상태는 유방 건강과 직결되어 있다

우리 몸속에 미생물이 살고 있다는 사실에 놀라거나 거부감을 느끼면 안 된다. 그보다는 우리가 미생물과 더불어 사는, 어쩌면 미생물 덕택에 살아갈 수 있는 존재라는 사실을 인정해야 한다. 과거 1972년 논문을 참조하면 장내 세균이 100조 개 있고 박테리아는 인체 세포 수보다 10배는 많다고 했지만, 2013년 발표된 논문에서는 인체 세포 수가 10조 개에서 37조 개로 확 늘었다. 2016년 이스라엘 바이츠만 과학연구소(Weizmann Institute of Science)에서는 장내 세균을 39조 마리로 추산한 연구 결과를 발표했고, 같은 해 유럽의 한 연구에서는 38조 마리라는 발표도 있었다.

인체 세포 개수나 미생물의 개체 수를 정확하게 세어 보기는 불가능하겠지만, 아무튼 인간 몸속에는 인체 세포 수 30조$(3.0*10^{13}/70kg\ man)$ 개보다 미생물 수는 30% 정도 더 많은 38~39조$(3.8~3.9*10^{13}/70kg\ man)$ 개로 최신 연구들은 추정하고 있다. 세계적으로 유명한 과학저널리스트인 에드 용은 자신의 저서 〈내 속엔 미생물이 너무도 많아〉에서 우리는 어머니의 자궁에서 자라 질을 거쳐 몸 밖으로 나오는 순간, 미생물 샤워를 하며 미생물과 함께 탄생하고, 이때 얻은 유익균들이 태아의 건강을 지켜 준다고 설명한다. 또 살면서 평균적으로 식품 1g을 섭취할 때마다 약 100만 마리의 미생물을 삼키고 일부는 대변을 통해 배출되는데 대변 1g에 약 1,000억 마리의 미생물이 섞여 나간다고 한다. 이 정도면 지구에 사는 사람 수보다 많다.

이 많은 수의 미생물은 그 종류도 5,000~1만 종 이상이며, 유전자 복잡성은 인체 세포보다 100배 이상 다양하다고 한다. 미생물은 우리 피부와 몸속뿐 아니라 세포 안에도 살고 있는데 놀라운 사실은 한 사람의 소화 기관에 사는 미생물의 개체 수가 우리 은하에 존재하는 별보다도 많다는 사실이다. 한 사람의 장에 사는 미생물의 총 무게는 0.2kg(100조 개였을 때에는 0.9~2.3kg이라고 했음) 정도이며, 우리 몸 안에서 분주히 움직이는 모든 미생물의 99%가 장에 존재한다.

과학 기술이 발전함에 따라 더 나은 데이터와 계산을 바탕으로 인체 세포 수와 박테리아 수, 그리고 그 비율이 또 변할 수도 있다. 하지만, 인체 미생물의 의미와 중요성은 달라지지 않고, 인체에 이토록 많은 미생물이 함께 살아가고 있다는 사실도 여전하리라 예측해 본다.

"모든 질병은 장에서부터 시작된다. 건강은 장속 미생물에 의해 결정된다." 의학의 아버지로 불리는 히포크라테스가 한 말이다. 모든 질병이 장에서부터 시작된다니 정말 놀랍지 않은가? 사실 그동안, '장'이라는 기관은 저평가된 장기에 속한다. 속이 더부룩하거나 신물이 넘어오거나, 또는 장염으로 설사를 하거나 변비가 생기는 정도의 문제가 생기면 위장이나 대장을 한 번쯤 신경 쓰는 정도로 대수롭지 않게 여겨 왔다. 그러나 장은 그렇게 대우받기에는 정말 중요한 일을 많이 한다.

'기·승·전-장!'

이렇게 직접 만든 문구를 여러 강의와 진료실에서 실제로 자주 사용하고 있는데, 뭐니 뭐니 해도 장이 정말로 중요하다는 표현이다. 질병은 장의 건강 상태와 밀접한 관련이 있다. 특히, 저위산증, 장내 세균 불균형, 장 누수 등이 장의 중요한 기능 장애이다. 그런데 장의 모든 문제 뒤편에는 자율신경의 기능 이상이 자리잡고 있다. 히포크라테스 시절에는 신경의 해부학과 기능에 대한 지식이 매우 미천했던 시절이라 자율신경보다는 장 건강만 강조했을 수도 있다. 인체의 생리 반응은 아직도 미지의 분야들이 많지만, 현재까지의 지식들을 총 망라해 볼 때 장 건강을 위해서라면 자율신경 긴장도 완화는 필수적이다. 물건은 공장에서 만들어졌지만 최종 소비자는 장사꾼과 직접 만나서 거래가 이루어지듯이, 자율신경이 모든 상황을 조절하지만 유방 문제에 관해 장은 직접적으로 관련된다.

그런데 '유방이 주제인데 어째서 갑자기 장 이야기로 훌쩍, 왜 엉뚱한 이야기를 하지?'라고 반문할 수도 있겠다. 하지만 장과 유방 건강은 매우 중요한 연결 고리가 있다.

유방은 호르몬의 영향을 많이 받는 기관인데 호르몬 중에서 지용성인 스테로이드 계열의 에스트로겐 호르몬 영향을 많이 받는다. 모든 포유류는 지용성 호르몬이나 지용성 대사산물 또는 지용성 독소를 간에서 분해·해독시켜 수용성으로 전환시킨다. 그다음에 소변이나 땀으로 배출시키거나 담즙과 결합시켜 수용성으로 변환시키고 장을 통해 체내에서 밖으로 내보낸다.

이 과정에서 간 기능에 문제가 생기면 에스트로겐 대사에 문제가 생기고 유방에도 문제가 시작된다. 유방에 문제가 생길 정도이면 자궁과 난소도 이미 문제일 가능성이 높다. 유방, 자궁, 난소는 서로 형제 같은 사이라 문제가 동시 다발적이거나 우선순위 없이 순차적으로 발생될 가능성이 많다. 그런데 바이러스에 의한 간염이나 기생충과 같은 감염을 뺀다면 간이 나빠지는 원인의 99%는 장 문제와 관여된다. 관여된다는 설명으로는 부족하고 간 건강의 시작과 끝은 장 상태에 달려 있다고 해도 과언이 아니다. 그렇기 때문에 유방 건강을 좌지우지하는 에스트로겐 호르몬의 상황을 잘 이해하려면 반드시 장에 관한 내용부터 알아야 한다.

장의 구조와 기능

　장은 여러 기능을 하지만, 일차적으로는 소화 기능을 담당한다. 음식은 입으로 들어가 식도를 거쳐 위장, 소장, 대장, 직장을 거쳐 몸 밖으로 나온다. 여기에서 다룰 장은 위장부터 시작해서 항문까지의 이야기이다. 입은 섭취한 음식을 잘게 쪼개 침과 섞으면서 소화가 시작되는 부위이기는 하지만, 자세히 설명하기에는 치아 교합이나 턱관절과 관련되어 너무 방대할 뿐만 아니라 화학적인 소화 과정보다 물리적인 소화 과정이 거의 대부분이기 때문에 '크고 딱딱하고 질긴' 음식은 조심하고 '꼭꼭 씹어라' 정도의 주의만 하고 넘어가기로 한다. 식도 역시 장의 일부분이기는 하지만 입에서 넘어온 음식을 소화시키는 역할을 하지는 않고 위장으로 가는 통로 역할이 대부분이므로 건너뛰기로 한다.

　위장은 왼쪽으로 치우친 초승달 같은 자루 모양 주머니이다. 소장은 십이지장부터 시작되며 공장, 회장으로 이어진다. 성인의 경우 소장은 약 6~7m 정도의 구불구불한 모양이며 벨벳처럼 부드러운 튜브이다. 소장은 융모를 통해서 소화된 음식물에서 영양소 대부분을 흡수하고 남은 찌꺼기는 대장으로 보낸다. 소장에서 대장으로 가자마자 대롱대롱 달려 있는 주머니가 맹장이라고 잘못 불리고 있는 '충수돌기'이다. 대장의 시작 부위인 충수돌기는 오른쪽 하복부에 위치하고, 위쪽으로 올라오면서 맹장부터 시작되는 상행 결장, 왼쪽 옆으로 가면서 횡행 결장, 왼쪽 복벽을 타고 내려오면서 하행 결장이 있다. 하행 결장을 지나서 구불구불한 모양의 S자 결장(Sigmoid colon)에서 대변이 모인다. 이어서 약 10cm 정도의 직장을 지나 항문으로 이어진다.

　대장은 두툼한 틀로 만들어진 액자처럼 소장을 감싸고 있다. 대장은 소장이 흡수할 수 없는 음식물 찌꺼기를 무려 16시간 동안, 아주 천천히, 마지막까지 철저하게 소화·발효시킨다. 소장이 아주 성격 급한 보스라면 대장은 마지막까지 남아 느긋하게 일을 끝까지 마무리하는 믿음직한 리더인 셈이다. 그런데 소장에 있는 융모가 대장에는 없다. 음식에서 뽑아낸 영양 성분을 소장의 융모에서 대부분 흡수한 결과 대장으로 넘어온 음식물 찌꺼기에는 영양분이 거의 없어 굳이 융모가 필요 없기 때문이다. 대신 대장은 놀라운 능력을 발휘하는 일꾼을 보유하고 있다. 바로, 세균 또는 박테리아라고 불리는 장내 미생물이다. 정상적으로 건강한 장이라면 박테리아는 위장이나 소장에는 거의 없고, 대장과 직장에 무수히 많다. 즉, 장내 미생물의 거의 대부분은 대장에 있고 마이크로바이옴 (Microbiome)을 구성하는 핵심 부위이다.

　장내 미생물은 소장에서 남은 음식 찌꺼기가 들어오면 분주하게 움직여 음식물을 잘게 부수고, 소장에서 놓친 칼슘 같은 중요한 미네랄을 흡수하고, 미생물을 통해 얻을 수 있는 단쇄 지방산을 만들어 내고, 중요한 비타민들을 추가로 만들어 낸다. 또 가장 중요한 기능으로 면역 체계를 훈련시키는 역할을 한다. 우리 몸의 면역 체계 3분의 2에 해당하는 약 80%가 장에서 훈련된다. 이뿐만 아니라, 산과 가스도 만들어 내고 행복 호르몬인 세로토닌을 비롯한 20여 종 이상의 호르몬을 생산해 혈액을 통해 간으로 보내서 필요로 하는 신체 구석구석의 세포가 이용할 수 있도록 해 준다.

몸에서 가장 복잡한 신경 체계를 가진 기관이 뇌인데, 뇌 다음으로 신경 체계가 발달한 기관이 바로 장이다. 그래서 좋지 않은 장내 미생물들이 늘어나면 우울증이나 알레르기, 영양실조, 비만 같은 병이 생길 수 있다. 또 숙면도 조절한다. 불면증은 심리 탓도 있겠지만 많은 경우 장내 미생물 때문이라고 한다. 이처럼 장은 그저 소화를 시키고 똥을 만들어 내는 단순한 기관이 아님이 분명하다.

장내 미생물의 집합체를 미생물균총이라 하는데 미생물균총에는 영화 제목 '좋은 놈, 나쁜 놈, 이상한 놈'처럼 '유익균, 유해균, 중간균'이 있다. 유익균은 우리 몸에 이롭고 유해균은 해로운데, 유해균이라고 해서 무조건 없애려 한다면 오히려 대단히 큰 실책이 된다. 유해균은 더 해로운 균이 나타나면 그들과 맞서 싸우기 때문이다. 그리고 중간균은 그야말로 정말 이상한 놈으로, 유익균이 우세한 환경에서는 유익한 행동을 하고, 유해균이 우세한 환경에서는 유해한 행동을 한다. 중간균 때문에 어느 날, 급작스럽게 장이 나빠지기도 한다. 따라서 장 속에는 유익균과 유해균, 중간균 모두 적당한 비율로 존재해야 한다.

장내 미생물의 구성 비율에 문제가 생기면 장 기능뿐만 아니라 신체 전반적인 이상 현상이 바로 나타난다. 나쁜 유해균이 늘어나서 장이 매우 민감해진 현상이 설사이다. 좋은 유익균들은 장내 감염을 예방해 주고, 기생충이나 독소들에 대해서도 방어벽 역할을 해 준다. 위·장관에서 간으로 보내는 유익 성분들이 줄어들거나, 약물 또는 독소 분해 등의 처리를 제대로 하지 못하면 간이 과중한 업무로 스트레스를 받게 된다. 그래서 장이 간을 돕는다고 하여 장을 제2의 간이라고도 한다. 때문에 간의 문제는 반드시 장의 문제를 해결해야만 한다. 예를 들어, 지방간이 있다면 음식을 조절하여 장을 건강하게 만들어야만 해결할 수 있듯이 말이다.

상부 위장관

(1) 저위산증

천안에 사는 김○진 씨는 서울의 한 대학에서 시간 강사로 근무하고 있다. 그녀는 강사로 일한 5년 동안 아침과 점심을 제때 먹어 본 적이 없고, 대신 저녁은 거의 폭식을 했다고 한다. 서울에 사는 사업가 백○기 씨도 마찬가지이다. 아침 점심이 너무 바빠 끼니를 제때 챙겨 먹지 못하다 보니 저녁은 마치 보상을 받으려는 듯 세 끼 식사량을 몰아서 먹었다 한다. 그것도 술과 함께 말이다. 계속 굶다가 저녁 한 끼 정도는 먹고 싶은 음식을 마음껏 먹는 식습관이 혹시 건강에 나쁘지는 않을까 걱정도 했지만, 최근 '간헐적 단식'이나 '일일 일식'의 이론을 듣고 나서 안심하며 지냈다. 그렇게 십여 년을 지낸 김○진 씨는 유방암에 걸리고 말았다. 백○기 씨도 대장암에 걸렸고 척추에도 심각한 문제가 발견되었다. 두 분을 검사한 결과, 모두 장에서 문제가 시작되었다는 것을 알 수 있었다.

김○진 씨는 유방암 진단을 받자마자 내원을 했지만 기능의학적 검사나 치료를 믿지 못하고 대학병원으로 가서 유방암 치료를 시작했다. 수술 전 항암 주사 치료로 유방암 크기가 조금 줄었지만, 더 작아지지는 않고 항암 주사 부작용으로 체력이 바닥난 상태에서 뼈 전이까지 의심되었다. 결국 수술을 하지도 못하고 항암 주사 치료도 못하게 되고 말았다. 대학병원에서 할 수 있는 치료가 더 이상 없다는 설명을 듣고 치료를 포기한 상태에서 자율신경기능의학 치료를 시작했다. 식이 요법, 장 점막 치료, 식습관 교정 등 꾸준한 치료 결과, 뼈 전이 부위도 없어지고 수술 전보다 더 건강한 상태로 회복되었으며, 표적 항암 주사 치료를 계속 받으면서 주 2~3회 등산을 하며 지내고 있다. 아직 유방암은 크기 변화 없이 5년째 그대로이고 다른 부위의 전이도 없는 상태이다.

백○기 씨는 유해균을 없애는 장 소독과 장 만성 염증을 일으키는 알레르기 음식을 피하면서 장 세포와 점막을 복구하는 치료를 하였다. 간헐적 단식을 하더라도 폭식을 하지 않도록 하고 소화 능력에 맞는 음식 섭취량을 조절하도록 식습관 교정도 하였다. 장 건강은 혈액 순환이 기본이라 자율신경 기능을 회복시키는 ANS 프로그램의 NTR 프롤로 시술을 통한 척추 인대 강화 치료도 꾸준히 시행하였다.

백○기 씨는 대장암 4기로 간에 전이되어 간 부분 절제까지 했지만 8년이 지난 지금까지도 비교적 잘 지내고 있으며, 2022년 해맞이까지 다녀왔다.

위장은 첫 번째 소화 기관이면서 음식물을 보관하는 추가적인 기능이 있다. '위장(胃腸)'은 밥통 기능의 장을 의미한다. 신체에서 신축성이 가장 좋은 기관으로, 일반적인 성인의 경우 약 1.5L 정도의 음식을 담을 정도로 팽창할 수 있고, 최대 2~4L 정도까지도 팽창할 수 있다. 하지만, 갓난아기는 위장 부피가 최대 30ml 정도밖에 되지 않기 때문에, 너무 많이 먹이거나 젖을 급하게 빨리면 풍선처럼 부풀어 쉽게 토하게 된다.

이렇듯, 위가 많은 음식물을 보관한다고 '밥통'이라고도 하지만, 단순한 밥통이라고 할 수는 없다. 위벽에 있는 위샘은 pH2 정도의 강산인 위산(염산, HCl)과 펩시노겐을 분비하는데, 벽세포(Parietal cell)에서는 위산과 내인자(Intrinsic factor)를, 주세포(Chief cell)에서는 펩시노겐(Pepsin, 전구체)을 분비한다. 펩시노겐은 단백질을 분해하는 소화 효소 펩신으로 바뀌게 되는데, 십이지장으로 빠져나가는 위장의 마지막 부분인 유문부에서 분비되는 가스트린이라는 호르몬이 펩시노겐을 펩신으로 활성화시킨다. 가스트린은 위산 분비를 촉진하기도 하는데, 이렇게 분비되는 위산은 다시 가스트린을 억제하는 음성 되먹임 기전을 통해 위산이 과다 분비되는 현상을 막아 낸다.

위산은 강한 산성으로, 섭취한 음식물들이 위·장관 내에서 부패하지 않도록 하고, 세균 및 바이러스의 대부분을 사멸시킨다. 음식물의 부패를 막으면서 소화가 잘 되게 준비하고 방어 체계를 담당하는 위산은 위장의 단백질을 변성시켜 위장을 녹아내리게도 할 수 있는데, 이를 방지하기 위해 여러 종류의 위 점막 세포 중 배상 세포(Goblet cell or Mucus cell, 술잔 세포)에서 점액 성분의 '뮤신(Mucin)'이 분비되어 '점막'이라는 보호막을 만들게 된다. 이 점막 사이를 파고들어 헬리코박터균이 살게 되는데, 위장에 사는 유일한 미생물인 동시에 위 세포를 손상시켜 위산과 위 점액을 못 만들게 하는 주범이기도 하다. 헬리코박터균은 위 점막에 파고들며 점막과 세포를 손상시키는데, 점막이 얇아졌을 때에 비로소 자리를 쉽게 잡을 수 있다. 즉, 헬리코박터균에 감염되었다는 사실 하나만으로도 위 점막이 얇아져 있고 위 점막 세포 손상이 있으면서 위산 저하가 있다는 증거가 된다. 위 점액이 줄어 위 점막이 얇아지고 군데군데 움푹 패이게 되면 적은 양의 위산이라도 위벽을 손상시킬 수 있고, 보통은 위산 과다 때문이라고 생각하는 위염이나 궤양일 때 생기는 속쓰림과 같은 증상도 유발될 수 있다.

침, 저작 기능

'소화는 위장부터 모든 일이 시작된다.'는 주장은 틀렸다. 소화는 입의 저작 작용과 침 분비부터 시작되기 때문이다. 다만 본격적인 소화는 위장에서부터 시작된다. 음식물을 녹이고 살균 작용을 하려면 위산이 있어야 하는데 위산이 분비되려면 미네랄 K^+이 반드시 필요하다. 혈액 내에서 위장 세포로 K^+을 가져오기도 하지만 침에 들어 있는 K^+이 음식물과 함께 위에 들어오면서 위산의 분비를 즉시 촉진하게 된다. 또한 침에서 분비되는 중탄산염(HCO3)은 위산을 적절히 중화시켜 음식물이 더 잘 혼합되게 보조하며, 위산이 위장 벽을 손상시키지 않도록 한다. 만약, 침이 제대로 나오지 않는다면 K^+의 부족으로 위산 분비가 줄어 음식의 분해가 어려울 뿐만 아니라 음식물이 위장에 더 오래 머무르게 되고 소화 불량이나 식후 더부룩함 등을 유발할 수 있다. 소화력이 약해진 대부분의 현대인은 위산 저하의 가능성이 있는데, 탈수로 인해 침과 위산의 생산이 부족하거나 급하게 식사하는 식습관으로 침과 음식이 섞일 시간이 충분하지 않아서이다. '천천히 꼭꼭 씹어 먹어라!'라고 하는 말이 틀리지 않다.

또한 치아와 턱이 하는 저작 기능도 매우 중요하다. 음식을 빨리 먹거나 제대로 씹지 않고 삼키게 되면, 소화해 내기 어려운 덩어리 음식이 위장으로 넘어가거나 침과 제대로 섞이지 않아서 K^+와 $HCO3^-$이 부족할 수 있다. 물리적으로 쪼개지지 않은 큰 덩어리 음식을 화학적으로 녹이려면 위산이 더 많이 필요하고, 위산을 만들기 어려운 상황에서 억지로 더 만들어 내면 세포 손상으로 이어진다.

게다가 HCO3⁻이 부족하면 위산 중화를 적당히 할 수 없기 때문에 오로지 위장 벽의 점막층(Gastric mucus gel layer)이 위산을 막으면서 위산 중화까지 해야 하는 부담을 갖게 된다. 그러면서 위 점막은 얇아지고, 위장 세포가 서서히 손상되어 위 점액 분비량도 감소하면서 위장은 점점 병들게 된다. 이쯤 되면 소화 불량, 속쓰림, 팽만감 등 여러 증상이 생기고 차츰 위궤양, 만성 위염, 위축성 위염, 장상피화생, 위암 등의 위장 질환으로 진행하게 된다. 더 나아가서는 장 점막 손상과 관련된 각종 신체적 증상과 질병을 겪게 된다.

과거보다 덜 씹어도 잘 넘어가는 부드럽고 달콤한 음식이 폭발적으로 늘어나 현대인들은 입의 기능을 최소한만 사용하면서 살아간다. 이런 식생활 습관에 위장까지 망가진다면 질병의 진행 상황은 불을 보듯 뻔하다. 식재료가 구강 기능으로, 구강 기능이 침의 기능으로, 침의 기능이 위장의 기능으로, 위장의 기능이 장의 기능으로, 장의 기능이 전신 신체적인 건강으로 그리고 유방으로 이어진다는 사실을 반드시 알아야 한다.

바로 '기·승·전-장!'이다.

위산 과다와 위산 부족

위액 검사는 내시경을 하면서 위액을 흡인하여 검사하는 방법 외에도 내장된 센서를 장치한 캡슐을 삼켜서 위산 산도를 측정하는 하이델버그 위액 검사법(Heidelberg gastric analysis test) 또는 비위관(코를 통해서 위장까지 넣은 관)을 통해 위산도를 측정하는 카츄칼크법(Katsch kalk)이 있다. 그런데 상황에 따라 위산 분비가 천차만별로 달라지기 때문에 한 번의 측정으로 과다인지 저하인지 판정하기 어렵다. 나타나는 위장 증상으로 판단을 시도하지만 위산 과다이든 위산 저하이든 나타나는 증상이 너무 비슷해서 환자가 호소하는 증상만으로는 구별하기도 쉽지 않다. 단지, 속이 쓰린데 식사를 해서 속쓰림이 줄어든다면 위산 과다, 속이 여전히 쓰리면서 소화가 잘 안 된다면 위산 저하를 의심해 보는 정도이다. 그렇다고 해도 위산 저하는 일반적으로 의심하지 않기 때문에 고생하며 안타깝게 지내는 환자들이 너무 많다.

만성적으로 위산 저하가 지속되면 음식과 함께 위장으로 유입된 많은 유해균을 포함한 각종 미생물이나 기생충 등이 위산에 의해 제거될 가능성이 없어지거나 줄어들면서 소장으로 넘어가게 되고 식중독, 복부 가스, 소장 세균 과증식(Small intestinal bacterial overgrowth, SIBO) 등이 발생할 가능성이 커지고, 이런 증상이 복합적으로 벌어질 때 최종 진단이 과민성 대장 증후군으로 이어진다.

위액 수소 이온 농도(pH)	진단
1 이상 2 미만	위산 과다
2 이상 4 미만	정상
4 이상	위산 부족

또한 미네랄이나 비타민 B12의 흡수 능력도 떨어진다. 소량이기는 해

도 반드시 필요한 구리와 같은 2^+(2가 이온)의 미네랄은 염기 상태로 섭취한 후 위산에 의해 이온화되어 흡수되어야 하는데, 저위산증에서는 이온화가 어려워 만성적인 미량 미네랄 결핍으로 에너지 대사의 불균형을 초래할 수 있다. 그뿐만 아니라 만성적인 영양 부족에 빠질 수도 있고, 골다공증이나 빈혈 또는 자가 면역 질환과 같은 만성 난치성 질환을 유발할 수 있으므로 빨리 위산 저하의 늪에서 빠져나와야 한다. 산성 상태에서 흡수되는 여러 미량 원소는 칼슘, 마그네슘, 아연, 구리, 철, 셀레늄 등의 미네랄을 예로 들 수 있다.

지속적인 위벽 손상의 결과가 위산 저하인데, 저위산증 때문에 또 다시 위벽의 손상이 유발된다. 정상적인 위 점막은 HCO_3^-이 가득 차 있는 보호막이기 때문에 위장 내부에 있던 수소 이온이 역류해서 스며들지 못하고, 이온과 산의 유출 현상도 최소화할 수 있다.

위산 분비를 자극하는 여러 인자들이 있지만, 직접적으로 위 벽세포(Gastric parietal cell)를 자극하는 인자는 위 유문부에 위치한 G세포에서 분비하는 가스트린 호르몬, 가스트린에 의해 자극 받은 ECL 세포가 분비하는 히스타민, 그리고 부교감 신경의 말단에서 분비하는 아세틸콜린이 있다. 히스타민은 위산 분비의 중심 역할을 하는 가스트린과 아세틸콜린의 기능을 더욱 상승시키는 효과가 있어 소량의 히스타민이라도 벽 세포에서 최대의 위산 분비를 촉진할 수 있다.

정상적인 생리학적 기능을 하는 위장에는 음식물이 없더라도 적은 양의 위산은 항상 존재하고 pH는 보통 2 이하로 산성 상태를 유지한다. 하루 동안에는 아침 기상 시에 가장 낮게 분비되고 저녁에 가장 많이 분비되는데, 자극이 없는 상태와 최대로 자극을 받은 상태를 비교하면 위산 분비량이 약 10~15% 정도 차이가 난다.

또한 위산 과다와 위산 저하가 비슷한 증상을 호소하는 이유도 이 부분에서 이해할 수 있다. 점막이 아무리 두꺼워도 위산이 과다하게 나오면 위장 점막과 세포의 손상을 초래하므로 증상이 생기고, 위산이 낮은 상태에 적응된 손상된 위 점막과 세포는 위산이 부족하게 나와도 위산 과다와 비슷한 환경이 조성되어 두 상황 모두 속쓰림, 소화 불량 등의 증상을 똑같이 호소하게 된다. 그러므로, 만약 속이 불편하다면 위산 탓이 아니라 위 점막의 방어력이 약해진 상태라고 이해해야 한다. 위산 저하제나 위산 강화제를 복용하더라도 위 점막 복구가 동시에 되지 않으면 재발은 불 보듯 뻔하다.

추가적으로 자가 면역 위축성 위염이 있다. 위 벽세포 자가 면역 항체(Parietal cell Ab)는 자가 면역 위축성 위염을 만든다. 위 점막이 위축되거나 자가 면역 항체가 위 벽세포를 파괴하면 위 벽세포에서 분비하는 당단백질인 내인자가 부족하게 되면서 위산 생성이 줄어들게 된다. 위산 생성 저하는 저위산증을 만들고, 내인자의 결핍은 비타민 B12의 부족 현상을 초래하여 엽산 대사에 이상이 생기고, 결국 DNA 합성에 결손을 불러 분열이 왕성한 세포의 일종인 조혈 세포의 성장 분화에 장애를 일으키게 된다. 이 결과로 거대적혈모구빈혈이라는 악성 빈혈이 생기게 되고 결국 빈혈은 각 세포로의 산소 공급에 차질을 빚게 한다. 모든 자가 면역의 문제는 면역 세포의 70~80%가 만들어지고 훈련받는 장에서 시작되는데, 이때 자가 면역 항체는 한 종류씩 발생하지 않는다.

SMART 상식) **저위산증 검사**

1. 펩시노겐(Pepsinogen, PG) 검사

혈중 PG치는 위 점막의 건강도를 측정하는 지표이면서 위 점막의 염증(급성
위염/만성 위염)과 위축(위축성 위염)을 반영하여 상태를 추정할 수 있다. 혈액
검사를 할 때 PPI 제재(위산 저하제)는 2주간(최소 1주 이상) 끊고 공복에 검사
한다. 일반적으로 위 점막에 헬리코박터균(H. Pylori) 감염이나 염증이 생기면
PG I, PG II가 증가하고 PG I/II 비율이 감소한다. 위 점막이 위축되면 PG I이
저하하고 PG I/II 비율도 저하된다.' 하지만, 혈청 PG 결과의 참고치는 위암이
되기 쉬운 사람을 조기 발견하려는 노력의 일환이기 때문에 위산 저하나 헬
리코박터균의 감염을 정확히 파악하지는 못하고, 위산 분비량에 대한 대세
의 흐름만 파악할 수 있다.

판정	PG I		PG I/Ⅱ(비율)	
강양성	30 이하	and	2 이하	위암 위험 정밀 검사 필요
중등도 양성	50 이하	and	3 이하	위축성 위염, 위암 위험 정밀 검사 필요
양성	70 이하	and	3 이하	소화성 궤양
음성	70 이상	or	3 이상	정상

위산 저하를 파악하기 위해 혈청 PG를 검사했다면, 헬리코박터균이 없을 때
PG I의 수치가 남자<70mcg/L, 여자<60mcg/L일 때 위산 저하의 진단이 가
능하고, 헬리코박터균이 있다면 PG I/II 비율 수치가 남자<4.5, 여자<3.8일
때 위산 저하 진단이 가능하다. 그리고 성별에 상관없이 PG I/II 비율이 4 미
만의 경우에는 위축성 위염에 대한 민감도(82.6%)와 특이도(91.7%)가 높아
위산 저하의 진단이 가능하다.

2. 가스트린(Gastrin) 검사

일반적으로는 혈액 검사에서 가스트린이 0~100pg/mL 사이로 측정되어야 하지만, 위산을 특이하게 많이 만들어 내도록 위장 세포를 자극해야 할 때에는 수치가 많이 올라가게 된다. 발생 비율은 작지만 수치가 매우 증가했을 경우에는 졸링거-엘리슨 증후군(Zollinger-ellison syndrome)을 의심해 볼 수도 있다. 하지만 특이한 질병이 아니어도 최근에는 수치가 100pg/mL 이상으로 증가하는 경우가 흔한데 헬리코박터균 감염, PPI 또는 소염진통제(NSAID) 등과 같은 약물 사용과 관련이 있고, 나이가 많아지면서도 저절로 올라가게 된다. 즉, 혈중 가스트린 농도가 증가한다면 전반적인 위산 분비력이 떨어졌다고 할 수 있다.

만약 PG I<17mcg/L이고 혈중 가스트린이 500~1000pg/mL 정도의 수치라면 무위산증(Achlorhydria)으로 진단하는 데 도움이 되며, 90%에서 위산을 만들어 내는 H^+/K^+ ATPase 양성자 펌프에 대한 자가 항체가 발견된다.

동시다발적으로 발생한 여러 종류의 자가 면역 항체는 다양한 질병을 유발하고 점차 악화되면서 심각한 질병 상태로 발전하게 된다.

(2) 역류성 식도염

서양에서는 인구의 약 20~40%가 역류성 식도염을 앓고, 우리나라도 10~20%가 이 질환을 앓고 있다고 한다. 건강보험심사평가원 보건 의료 빅데이터 통계 자료에 따르면 '위·식도 역류 질환(Gastro-esophageal reflux disease, GERD)' 환자는 2015년 386만 1,265명에서 2019년 458만 1,713명으로 약 19% 증가하였는데, 이 중 20대 환자는 2015년 31만 2,039명에서 2019년 38만 9,162명으로 약 25% 증가하였다. 30대 11%, 40대 7%, 50대 10%보다 20대에서 증가폭이 훨씬 높다.

아직도 정확한 원인을 알지 못하는 위·식도 역류성 질환은 특히 젊은 층에서 빠르게 증가하고 있지만 기름진 음식, 탄산음료, 커피 등 몇 가지 음식을 조심하도록 하고 위산 분비를 억제하는 약물(양성자 펌프 억제제: 오메프라졸, 란소프라졸, 에소메프라졸, 리베프라졸, 판토프라졸 등)의 사용 이외에는 특별한 치료 방법이 없다. 특히 약물을 복용하면 1~2주 내로 증상이 좋아지기는 하지만 1~2개월 정도 약을 복용하다 끊으면 대부분 1주~6개월 내에 재발하기 때문에 증상이 호전되더라도 일반적으로는 합병증 방지를 위해 지속적인 약물 복용을 권장한다. 실제 수년 동안 약물을 복용하거나 끊었다 다시 복용하기를 반복하는 경우가 많은데, 증상은 호전되지 않고 오히려 심해지기도 한다. 약물에 반응이 없는 경우에는 식도 궤양이나 식도 협착과 같은 합병증이나 식도암의 발생 위험도 높아지기 때문에 수술적 치료까지도 고려해야 하는, 너무 흔해서 대수롭지 않게 생각하기 쉽지만 일반적인 위산저하 약물 복용 치료로는 쉽게 해결되지 않고 오래 두면 심각한 질환으로 바뀔 수 있다.

역류성 식도염은 위내시경에서 식도에 염증이 확인된 경우이다. 만약 증상은 있지만 내시경 상에서 식도가 깨끗하다면 비미란성 역류 질환이라고 한다. 증상이 비슷해서 흔히 이 두 가지를 혼동해서 역류성 식도염이라고 하는데 의학적으로는 완전히 구별된다.

가장 대표적인 증상은 속쓰림과 위산의 역류, 소화 불량이지만 그 외에도 만성 기침, 쉰 목소리, 목의 이물감, 흉통, 기관지 천식 등과 같은 위·식도와 관련이 없는 부위에서도 증상이 흔하기 때문에 여러 과를 돌아다니며 진료를 보는 일도 허다하다. 예를 들면, 역류성 식도염으로 생긴 쉰 목소리나 목 이물감은 갑상선 검사를 하게 되는 가장 흔한 증상이기도 하다. 하지만, 이런 증상만으로는 정확히 진단하거나 원인이 무엇인지 감별하지 못하기 때문에 반드시 위내시경을 해 봐야 한다. 뿐만 아니라 위궤양, 십이지장 궤양, 기능성 위장 장애, 담즙 역류성 위염 또는 심지어 위암에서도 비슷한 증상이 생길 수 있기 때문에 증상이 있을 때는 위내시경을 하고 상태에 따라 제산제를 빨리 복용하여 고비를 넘겨야 더 심한 합병증으로 진행되지 않는다. 제산제가 도움이 되는 경우가 분명히 있는데도 부작용을 두려워 해 무작정 복용하지 않고 피하기만 하면 안 된다. 식도든 위장이든 점막 손상이 진행되어 회복시키기 어려워지면 제산제를 먹지 않은 손해가 더 크기 때문에 단기간의 복용으로 고비를 넘겨 이득은 챙긴 후 다음 대책을 세워야 한다.

역류성 식도염의 원인을 정확하게 모른다고는 하지만 대략적으로는 그 원인을 2가지로 요약해 볼 수 있다. 위산 저하와 위·식도 괄약근 기능 저하이다. 그런데 이 두 가지는 특수한 경우를 제외하면 원인에 있어 공통점이 아주 많다. 위산 저하와 위·식도 괄약근 기능 저하 모두 식습관의 영향을 많이 받는다. 기름진 음식, 술, 커피, 탄산음료 등을 자주 먹거나 밤늦게 식사하고 식후에 바로 눕는 등의 생활 습관이 문제를 일으킨다. 하지만 간과하는 게 있다. 단도직입적으로 말하자면, 역류성 식도염은 위산 저하가 더 강력한 원인이 된다는 사실이다. 그다음 원인이 되는 위·

식도 괄약근 기능 저하는 자율신경 기능이상과 관련이 된다. 하지만, 안타깝게도 두 가지 모두 일반적으로는 채택되지 않는 원인이다. 하지만, 어떤 방법으로도 치료되지 않는 원인 모를 역류성 식도염은 위산 보충과 괄약근 기능 강화로 재발 없는 치료가 가능하다.

위산 저하는 다음과 같은 식습관으로 인해 위 점막과 위벽의 손상으로 생긴 현상이다.

첫 번째는 설탕, 밀가루, 과일, 음료수 및 술을 자주 먹는 식습관

두 번째는 대충 씹고 삼키는 음식의 과다 섭취

세 번째는 자극적으로 매운 음식의 잦은 섭취

이로 인해 위 점막이 손상되기 시작하며, 식습관을 고치지 않으면 점막뿐만 아니라 위벽의 손상까지도 초래된다. 이쯤 되면 만성 위염이 되고, 더 심해지면 위축성 위염으로 진행되고, 장상피화생까지 진행된다면 최악의 경우에는 위암으로까지 발전하게 된다.

위산이 부족해지면 위·식도 괄약근에는 어떤 영향을 미칠까?

위 괄약근은 식도와 이어지는 부위와 십이지장으로 이어지는 부위, 두 군데가 있다. 바로 하부 식도 조임근과 유문부 조임근이다. 이 괄약근들은 음식이 식도에서 위장으로 들어오면 꽉 조여서 2~3시간 동안 위산으로 녹이고, 위장이 이리저리 주물럭거리면서 죽(Chyme)처럼 만들 수 있도록 시간을 충분히 벌어 준다. 뿐만 아니라 위산에 녹지 않은 덩어리 음식이 십이지장으로 넘어가 소화 장애를 일으킨다거나 또는 위산이 역류해서 식도를 다치게 하는 일이 없도록 보초 역할도 한다. 그런데 만약 위산이 별로 없는 상태라면 보초가 일을 제대로 하지 않는다. 그게 바로 저위

산증에 의한 역류성 식도염뿐만 아니라 소화 장애, 가스에 의한 복부 팽만, 만성 음식물 알레르기 유발 원인이 된다.

이런 화학적인 반응에 의해 괄약근이 느슨해지기도 하지만, 신경학적인 문제에 의한 괄약근의 기능 저하도 생길 수 있다. 팔에 힘이 빠지는 목 디스크, 다리에 힘이 빠지는 허리 디스크나 요추 협착증 등의 질환을 보더라도 신경에 문제가 생기면 근육에 힘이 제대로 들어갈 수가 없음을 알 수 있다. 위 괄약근도 근육 덩어리이고 당연히 신경의 지배를 받는다. 만약 위 괄약근으로 가는 신경에 문제가 생긴다면 어떻게 되겠는가? 당연히 힘이 빠지게 된다. 두 개의 위장 괄약근뿐만 아니라 근처에 있으면서 비슷한 신경의 영향을 받는 횡격막 틈도 느슨하게 되고 담낭의 수축 기능도 떨어지게 된다. 너무나 당연한 이야기지만, 중요한 근육인 위장 괄약근과 횡격막의 힘이 빠지게 될 정도로 신경에 문제가 생겼다면 이미 내장 자율신경에 문제가 동반되어 있는 상태이거나 이제 곧 악화될 여지가 다분한 상태임을 추측할 수 있다.

이런 이유로, 역류성 식도염의 원인은 '위산 저하와 위·식도 괄약근 기능 저하', 이렇게 2가지로 압축 요약할 수 있다.

저위산증과 역류성 식도염을 이렇게 장황하게 설명하는 이유는 '기·승·전-장' 내용의 가장 기본적이면서 핵심적인 문제이기 때문이다. 위장의 기능이 이렇게 서서히 망가지면 대사 질환이나 면역 그리고 자율신경에 이상이 생겨 건강 상태가 나빠지거나 더 악화되는 서막이 열리게 된다.

(3) 만성(위축성) 위염과 장상피화생

　대부분의 위염은 증상이 없는 경우가 훨씬 많다. 만약에 증상이 있다면 상복부나 명치 부위의 통증이나 답답함으로 주로 나타난다. 위염이 급성이든 만성이든 문제의 시작은 '위 점막 손상'이다. 위내시경 검사에서 급성 미란성 위염이라면 위 점막 손상 부위가 명확히 드러나고, 만성 위염은 위 점막의 만성적인 염증으로 인해 위장 내부 표면 조직의 이상이 광범위하게 퍼져 있는 상태이다. 하지만, 대부분 위염의 증상은 특이하지 않고 밋밋하다. 위염은 다른 질병이나 스트레스에 의해서도 발생할 수 있고 알코올, 담배의 니코틴, 향신료, 약제 등으로도 흔히 발생하지만 의사들도 간과하거나 잘 모르는 원인이 있다. 바로 '잘 씹지 않고 삼키는 습관'이 위 점막의 손상을 초래한다는 사실이다. 주로 설탕, 밀가루, 과일, 음료수로 구성된 음식들이다. 여기에 척추의 문제나 심리적인 문제로 자율신경계 이상 중 교감 신경의 과도한 항진이 추가되어 위 점막의 혈액 순환 장애를 유발하면 손상된 위 점막 조직의 회복이 느려지게 된다. 그 사이에 외인성 인자나 내인성 인자가 지속적인 장 점막 손상을 일으키는 속도보다 복구가 늦어진다면 만성 위축성 위염이나 장상피화생(Intestinal metaplasia)이 발생하게 된다.

　만성 위축성 위염은 주로 위 점막이 얇아진 상태에서 위염이 만성화된 형태이고 한국인의 10% 이상 앓고 있지만, 특이한 증상을 일으키지 않기 때문에 잘 모르고 지내다가 위내시경을 하면서 알게 되는 경우가 많다. 위 점막이 얇아지는 이유는 위 점막 세포가 위축되는 일종의 퇴행성 변화 때문이다. 퇴행성이라고 하면 노화 중에 생기는 문제임에도 불구하고 요즘은 젊은 사람들에게서도 쉽게 위축성 위염을 볼 수 있다. 위축성 위염이 10년 이상 오래 지속되면 위암 발병률이 2~4배 정도 증가한다. 또한 장상피화생으로 이어지거나 동반되는 경우에도 위암 발병률이 2~4배 증가한다. 그러므로 위축성 위염을 치료하기 위해 잘못된 식이 습관을 개선해야 할 뿐만 아니라 동시에 헬리코박터균을 포함한 장내 유해균을 반드시 박멸하고 장 점막 복구를 시작해야 한다.

위 점막 세포는 다른 장 세포들의 수명 주기와 마찬가지로 2~3일 정도의 주기로 교체된다. 그런데 만약 손상된 점막 세포가 고쳐지지 않고 그대로 남아 있으면서 손상 요인에 장기적으로 노출된다면 그 환경에 적응하려고 변화를 시도하는 화생(Metaplasia, 생물의 몸이나 그 조직의 일부가 형태와 기능이 현저하게 변화하는 일)을 하거나 돌연변이를 일으켜 새로운 세포(Neoplasia) 즉, 암세포로 바뀌게 된다.

위장의 위샘(Gastric gland)이 심한 손상으로 변형되며 점차 소장이나 대장의 점액선으로 교체되면서 위샘이 사라지는 현상을 '장상피화생'이라고 한다. 이렇듯 위 점막의 만성적인 손상으로 '화생'이 시작되는데, 화생과 점막 손상은 마치 '달걀이 먼저냐 닭이 먼저냐.'처럼 원인과 결과의 우선을 따지기 어렵다. 위 점막 세포는 장 점막과 유사하게 변하고 심지어 흡수도 가능해지는데, 원래 위장은 소량의 알코올과 약간의 지방 성분만 흡수되고 물조차도 흡수하지 않는 기관임에도 세포의 변성으로 그 기능이 변하게 된다. 장상피화생은 조직학적으로 완전한 상피화의 경우에는 소장 점막으로 완전히 변형되어 기능적인 면에서 양분을 흡수하고 펩타이드를 분비할 수 있게 변하며, 불완전 화생증에서는 대장 세포에 가까운 조직학적 변형이 생기며 가끔 조직이 비정상적으로 변하는 이형성(Dysplasia)이 나타난다. 이런 환경에는 헬리코박터균이 쉽게 번식할 수 있는데, 이 또한 원인과 결과의 우선순위가 뚜렷하지 않다. 위산과 점막이 줄어든 상태에서 헬리코박터균은 쉽게 점막을 파고들어 위장 세포 가까이 접근할 수 있고, 위장 세포 가까이에서 대량 번식을 함으로써 위장이나 십이지장 질병의 발생에 핵심적인 역할을 한다. 뿐만 아니라 만성 위염을 유발하여 궤양, 위암 등의 합병증을 일으키게 된다.

(4) 헬리코박터균(Helicobactor pylori)

헬리코박터균은 위장에서 살 수 있는 유일한 미생물이다. '위나선균'이라고도 불리는 박테리아의 일종으로 위장의 유문부에 사는 나사 모양의 나선균으로 국제암연구소가 규정한 1등급 발암 물질이다.

헬리코박터균은 1983년 오스트레일리아의 로빈 워렌(J. Robin Warren)과 배리 마셜(Barry J. Marshall)에 의해 발견되었다. 그 전까지만 해도 위산은 pH 2.0 정도의 강산성이기 때문에 세균이 살 수 없다는 게 정설이었다. 하지만, 헬리코박터균은 유레이스(Urease)라는 효소를 만들어서 위점액 중의 요소(Urea)를 암모니아와 이산화탄소로 분해하고, 암모니아가 국소적으로 위산을 중화시키면서 생기는 빈틈을 이용하여 위에 정착하고 번식한다는 사실을 밝혀 그 동안의 정설을 뒤집어 버렸다.

아스피린이나 비스테로이드성 소염 진통제(NSAIDs) 또는 스테로이드를 장기간 사용해서 생긴 위·십이지장 궤양을 제외하면 십이지장 궤양의 80%, 위궤양의 100%에서 헬리코박터균이 검출된다. 헬리코박터균이 요소 가수 분해 효소(Urease)를 만들어 내서 위산을 중화시킬 때 암모니아

SMART 상식) 헬리코박터균의 발견

헬리코박터균은 우연히 발견되었다. 1982년 4월 부활절, 로빈 워렌과 배리 마셜 박사가 위염에 관한 세균 배양에 실패하던 중 실험실의 조수가 휴가를 가면서 5일 동안 방치된 배양지에서 세균의 군집체(콜로니, Colony)가 형성되었다. 그 균이 전혀 다른 균임을 알아내고 Campylobacter pyloridis(Campylo-구부러진)라고 이름 붙였다. 1989년, 헬리코박테르속이 새로 만들어지면서 이름이 헬리코박터균(Helicobacter pylori(helico-나사 모양의)으로 변경되었다. 이름에서도 알 수 있듯이 균은 나선형으로 생겼고 나사처럼 돌면서 위벽에 파고들어가 그 안에서 산다.

1875년, 독일의 과학자들도 위벽의 나선형 균을 발견했지만 배양에 실패하면서 몇몇의 연구자들에 의해서만 지지를 받는 정도였다. 그러다 1954년 미국의 병리학자 에디 팔머(Eddy D. Palmer)가 1,180건의 위 점막 검사에서 아무 균도 발견하지 못했다면서 위장 속에는 어떤 균도 살 수 없고 나선균도 마찬가지라고 하면서 잊혀졌다.

마셜 박사는 헬리코박터균을 배양해서 균의 존재도 밝혔지만, 스스로 시험관의 균을 통째로 마셔서 위궤양에 걸렸다가 항생제로 치료함으로써 위궤양이 스트레스나 자극적인 식품에 의해서 발생한다는 종전의 가설을 뒤집었다. 그 후 우여곡절을 겪다가 마침내 1994년 국제암연구기관(IARC)이 위암의 병원체가 헬리코박터균임을 발표하였고, 워렌과 마셜 박사는 2005년 노벨 생리·의학상을 수상하게 되었다.

이온($NH4^+$)이 만들어지는데, 이 암모니아 이온이 직접적으로 위 상피 세포에 손상을 주고 점막에 손상을 유도하여 점막 투과도를 증가시키게 된다. 이런 과정이 반복되며 시간이 흐르면 위산 저하에 가속도가 붙고 회복이 힘들어진다. 뿐만 아니라 장기화된 위산 저하 상태에 더해진 헬리코박터균은 위암을 유발하기 때문에 반드시 박멸하여야 한다.

헬리코박터균 치료제라고 소문난 음료를 마신다거나 제균에 강력하다는 허브차를 장기간 복용하는 정도의 미온적인 대응보다는 처방 약물을 이용하여 헬리코박터균을 철저히 제균하는 강력한 대처가 필요하다. '아목시실린(페니실린계 항생제)+클래리스로마이신(항생제)+프로톤 펌프 저해제(강력 위산 억제제)'의 조합(삼제 요법)으로 7~14일 정도 복용이 필요하다. 물론 약물의 부작용이 있을 수 있지만 헬리코박터균을 제균하는 이득이 훨씬 크기 때문에 약물을 복용해서라도 빠르게 제거하기를 권장한다. 만약, 이렇게 해도 재발한다면 2차 제균 약물 복용을 위해 다른 항생제 조합을 처방받아야 한다.

이렇게 강력한 항생제 치료를 하는데도 불구하고 한국인의 경우 치료가 잘 되지 않거나 재발률이 높은데, 그 이유로 찌개 그릇에 숟가락을 함께 담그고 먹거나 마시던 술잔을 돌리기 때문이라고 알려져 있다. 하지만, 키스하면서도 감염이 가능하다는데 훨씬 키스를 많이 하는 서양인은 감염률이 오히려 낮고, 같은 방식으로 찌개를 먹어도 감염이 잘 되지 않는다. 키스의 횟수나 식습관에 관한 통계 수치가 잘못 조사되어서 그럴까? 아니다. 그 이유는 위산과 위장 점막의 상태에 달려 있다. 위산이 충분하고 위 점막이 두꺼우면 감염률이 낮고, 반대의 상황에서는 감염이 쉽게 된다는 의미이다.

동양인의 경우에는 농경 사회로부터, 서양인은 유목 사회로부터 시작하였기 때문에, 동양인은 고기 단백질보다는 곡물 섭취에 적응돼 서양인들보다 위산의 분비량이 적고, 장의 길이는 1m 가량 더 길고, 구강 구조도 다르다. 더군다나 인슐린에 민감한 특성을 가지고 있다. 한국인이면서 고기를 주식으로 섭취하고 인슐린을 급격하게 올리는 식습관을 가지고 있는 동시에 잦은 스트레스로 인한 위장 장애 등이 있다면, 이런 문제들의 총합이 저위산증을 만드는 핵심이다. 바로 이런 사람들이 헬리코박터균에 취약하며 재감염이나 재발이 더욱 쉽다.

이렇게 재발하는 경우에는 반드시 장을 치료해야 한다. 헬리코박터균이 재발한다는 의미는 위장 아래 소장과 대장의 점막 손상도 같이 있을 가능성이 높다. 위장과 함께 다른 장의 점막도 같이 복구되어야 헬리코박터균의 영구적인 박멸이 가능하다.

중하부 위장관

(1) 담즙산의 역할

담즙산은 샴푸나 비누의 계면 활성제처럼 지방에 부착되기 쉽다. 식이 지방과 지용성 비타민을 둘러싸서 수용성으로 변환시킴으로써 장에서의 흡수를 돕는다. 그리고 여성 호르몬 에스트로겐, 남성 호르몬 테스토스테론(Testosterone), 그리고 스트레스 호르몬 코르티솔(Cortisol)과 같은 지용성 호르몬의 대사 과정에 관여한다. 뿐만 아니라, 세포막 또는 핵에 존재하는 다양한 수용체에 결합하여 지방과 포도당 등의 에너지 대사, 장과 세포의 염증 조절, 장내 미생물의 성장과 억제 등 인체 내에서 광범위하게 신호 전달 호르몬으로 작용한다. 최근에는 담즙산과 그 수용체를 통한 세포 대사 조절 작용이 전 세계적으로 급속도로 증가하는 대사 질환의 치료와 관리를 위한 측면에서 주목을 받고 있다.

담즙산은 간세포에서 콜레스테롤로부터 합성되어 간내 담관으로 흘러나와 담낭에 모여 농축되었다가 음식이 위산과 섞여 십이지장으로 흘러나올 때 췌장액과 함께 분비된다. 분비된 담즙산의 95%는 소장의 끝부분인 말단 회장에서 재흡수되어 간으로 돌아간다. 재흡수되지 못한 5%의 담즙산은 장내 미생물에 의해 탈포합되어 장에서 수동적으로 흡수되거나 대변과 함께 배설된다. 이렇듯 평균 4~12회 정도의 장간 순환(Enterohepatic circulation)이 되며 재사용된다. 이때 소장 내 장내 유해균이 많은 소장 세균 과증식(SIBO)이 있거나 장 누수의 경우에는 몸 밖으로 배출되어야 할 담즙산이 소장 말단부가 아닌 소장 근위부에서 너무 일찍 분해와 해체가 되어 버려서 소장에서 다량 재흡수됨으로써 각종 건강상의 문제를 일으킨다. 담즙산이 충분이 만들어져 잘 배출되면 애초에 SIBO나 장 누수가 생길 정도의 유해균 증식이 적겠지만, 담즙산의 배출량이 줄어들면 지용성 독소의 처리 효율이 떨어질 뿐만 아니라 담즙산이 처리해 주지 못한 장내 유해균이 증가되어 겨우겨우 처리해서 버린 지용성 독소 쓰레기가 재흡수되는 황당한 일을 겪게 된다. 때문에 장 치료 시에는 반드시 담즙산의 생성 증가를 위한 조치가 필요한데, 우루사(Ursodeoxycholic acid, UDCA, 우루소데옥시콜산) 같은 담즙산을 직접적으로 보충해 주는 방법도 좋고, 가레오(Dihydroxydibutyl ether, DDE, 디히드록시디

부틸에텔) 같은 담즙산의 생성과 배출을 증가시켜 주는 이담제를 사용해도 좋다. 이렇게 담즙 분비가 잘 되지 않는 경우에는 결국 위·장관 소화 장애를 일으킬 수 있고 장기간 이어지면 탈모에도 영향을 끼치게 된다.

담즙산은 지방 대사에 관여하고, 콜레스테롤 약을 쓰지 않아도 지방 대사를 조절함으로써 이상 지질 혈증을 개선시킬 수 있다. 뿐만 아니라, 세포의 에너지 대사에도 관여하여 고혈압, 고지혈증, 대사 증후군, 제2형 당뇨병, 심혈관 질환 등을 발생시킬 위험이 높은 비만과 인슐린 저항성의 개선에도 중요한 역할을 한다. 특이한 기능이 더 있다. GLP-1 수용체 효능제(Agonist)로써 비만 주사로 알려진 '삭센다 주사'의 효과와 유사하게 담즙은 식욕을 관장하는 뇌 부위를 활성화시켜서 배고픔을 덜 느끼게 하여 칼로리 섭취 감소를 유도할 수 있다.

점차 명확하게 규명되고 있는 담즙산의 여러 기능들은 여성의 유방 건강에 매우 중요한데, 유방이 에스트로겐 호르몬의 영향을 받기 때문이다. 대부분의 에스트로겐은 난소에서 만들어지지만 지방 세포의 아로마타제 효소(Aromatase)에 의해 남성 호르몬인 테스토스테론이 에스트로겐으로 전환되므로 체지방률이 높은 여성의 유방 질환 발생 위험도가 높아진다. 유방을 건강하게 지키고 싶다면 대사 이상과 비만의 문제가 생기지 않도록 장 건강을 빨리 회복시키는 실천력이 중요하다.

요즘은 수술 기법과 장비가 빠른 속도로 개선되어 수술 시간도 짧아지고 합병증도 많이 줄어들고 있다. 그 혜택을 보는 수술 중 하나가 담낭 절제술이다 보니, 요즘은 '쓸개 빠진 사람'이 매우 많다. 담낭은 물주머니 모양으로 담즙을 농축시키는 기능을 한다. 과거의 담낭 절제술은 오른쪽 갈비뼈 아래를 길게 개복해서 수술했고 통증도 심했을 뿐만 아니라 회복하는 데도 시간이 오래 걸렸다. 그러나 요즘은 복강경으로 수술해 담낭염이 심해진 경우가 아니라면 간단한 수술이다. 자랑할 거리는 아니지만, 필자가 17~18년 전 간담췌외과를 전공하던 시절, 복강경 담낭 절제 수술에서 피부를 열고 수술을 시작해서 담낭을 떼고 피부를 다시 봉합하는 수술 종료까지 15분밖에 걸리지 않았을 정도로 익숙했었다. 요즘은 기술력과 노하우가 쌓여 대부분의 외과 의사들이 쉽게 할 수 있는 수술이다. 수술한 환자의 입장에서는 담즙을 농축해서 소화에 도움을 주는 담낭이 없으니 지방이 포함된 음식을 제대로 소화해 내지 못할까 걱정을 많이 한다. 하지만 전혀 걱정할 필요가 없다. 담낭을 절제한 후 6~12개월 정도 지나면 점차 담즙의 기능이 회복하기 시작한다. 그 이후에도 소화가 안 된다면 그건 오로지 장 문제다. 즉, 담낭의 수술 여부와 상관없이 장 건강에 신경을 쓰고 식습관을 조절한다면, 담낭을 절제하고 6~12개월 정도 지난 후에는 소화와 관련하여 약점이 될 수 없고 담낭 제거 특별 식단을 하지 않아도 별 무리가 없다.

이런 과정을 거쳐 장 문제가 해결되고, 지속적으로 복구해 간다면 유방에 문제를 일으키는 여러 환경 호르몬, 중금속, 외부 호르몬 등의 해로움을 최소화시킬 수 있을 뿐만 아니라 최근에 부각되고 있는 '글루텐(Gluten)'이나 '렉틴(Lectin)' 분자의 피해도 피해 갈 수 있다. 글루텐은 불용성 단백질 성분으로 밀, 보리, 호밀, 귀리 등에 들어 있는 글루테닌(Glutenin)과 글리아딘(Gliadin)이 물을 만나 반죽되는 과정에서 서로 엉켜

지며 새롭게 만들어진다. 이산화탄소를 잘 포집하는 글루텐은 밀가루 반죽을 잘 부풀게 하고 잘 끊어지지 않고 쫄깃쫄깃한 식감을 내는 핵심 성분으로 쌀가루 반죽으로 만든 음식보다 훨씬 잘 부풀어 오르게 하고 폭신한 느낌을 낸다.

음식물에 대한 거부 반응 즉, 음식물 알레르기는 단백질에 의해서 발생되는데, 대표적인 음식물 알레르기 또는 민감성 반응을 글루텐이 발생시키며 '셀리악병(Celiac disease)'을 일으킨다. 셀리악병은 글루텐이 위장관에서 면역 반응을 일으켜 소화 기관 점막 세포에 염증을 유발시키고 악화되면 장 세포의 미세 융모(Microvilli)까지 손상시켜 영양분을 흡수하는 장의 고유한 기능을 잃게 한다.

글루텐과 비슷한 성질의 단백질 복합체 중 대표적인 '렉틴'은 식물의 씨앗, 낱알, 껍질, 잎 등에 들어 있다. 렉틴은 렉틴이 포함된 식물을 섭취한 표유류의 세포와 세포 주변 그리고 점막을 구성하는 탄수화물 즉, 당질 복합체로서의 다당류인 당사슬(Glycan)과 결합하여 세포들 간의 소통(Cell communication)을 방해하고 독성이나 염증성 반응을 유발한다. 그런데 글루텐과 렉틴이 유해하다고 모두 피할 수 있을까? 피하겠다고 결심하는 자체가 과욕이고 무리이다. 당사슬(당질 복합체)로 구성된 장 점막이 건강해지면 가끔씩 노출되어도 피해가 없으므로 피할 생각만 하지 말고 우선 장 건강 회복에 더욱 노력해야 한다. 역시 '기-승-전-장!'이다.

(2) 세균총 이상(Dysbiosis)과 소장 세균 과증식(SIBO)

대부분의 장내 세균은 대장에서 기생하는데, 인체에 있는 미생물 중 70% 정도가 대장에서 살고 있다. 일부는 거의 무균 상태에 가까운 소장에도 살고 있다. 십이지장과 공장(Jejunum)이 시작되는 부위는 거의 무균 상태에 가깝고 총세균 수가 $10^3{\sim}10^4$CFU/mL 이하로 대부분은 그람 양성 호기균(Gram(+) aerobe)이다. 회장(Ileum)이 시작되는 부위까지는 거의 장내 세균이 없고 아래로 내려갈수록 세균의 종류와 총세균 수가 증가하여 $10^5{\sim}10^8$CFU/mL 정도로 분포하다가 대장으로 넘어가기 전 회장의 끝 부분에는 10^9CFU/mL 정도로 세균의 수가 증가한다.

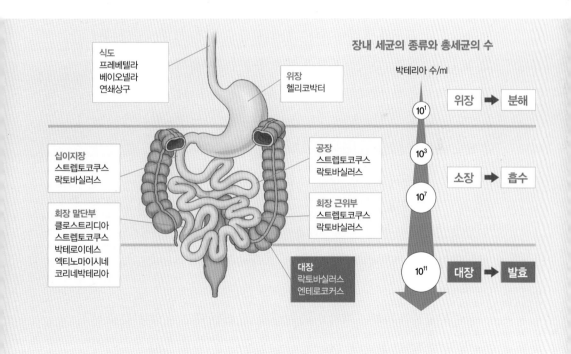

맹장에는 $10^{10} \sim 10^{12} CFU/mL$ 정도의 장내 세균이 측정되고, 대장에는 훨씬 많은 수의 장내 세균이 증식하게 되어 대변 1g당 $10^{11} \sim 10^{12} CFU/mL$ 정도의 세균이 배출된다. 수분을 제외하면 대변 무게의 40%는 미생물이 차지하고 있다.

장내 미생물은 신체 건강을 위해 중요하지만, 아무데나 있어서는 안 되고 있어야 할 곳에서 인체와 적절한 공생 관계를 유지해야 한다. 장내 미생물은 인체의 소화 효소로는 소화해 낼 수 없는 음식 성분을 소화 및 발효시키는 중요한 역할을 한다. 또한 음식물과 함께 섭취된 위험한 화학 물질을 해독하고, 면역 체계를 조절하고 교육시키며, 위험한 병원체의 침입과 성장을 예방한다. 이보다 더 중요한 역할은 장 세포의 점막과 증식하는 미생물에 필요한 당사슬(Glycan, Glycocalyx)의 재료를 제공하여 건강한 장 세포와 충분히 두꺼운 장 점막을 유지시키고 유익균의 세력을 넓히는 일이다. 장내 미생물의 양과 종류가 변하면서 유해균이 늘어나는 장내 세균 불균형이 되면 여러 종류의 기능성 위장관 장애(Functional gastrointestinal disorder)를 유발할 수 있다. 내시경 검사상 특이한 이상이 없음에도 소화기의 기능이 떨어져 소화 불량, 복통, 복부 팽만감, 설사, 변비 등이 나타나는 난치성 질환들은 소장 세균 과증식과 관련이 많다. 지난 10여 년간 '장내 미생물군(Microbiome)'은 의학계 전반에서 의미 있는 연구 과제로 주목받았고, 소화기 내과와는 확연히 다른 분야인 정신건강의학과나 신경과, 내분비내과, 종양학과, 외과에서까지도 주목받고 있다.

장내 미생물의 변화는 저위산증, 항생제, 알코올, 장기적 약물 복용 등의 이유로 생기는데, 어떤 이유에서든 대장에 있어야 할 장내 미생물이 소장 전반에 10만 마리(10^5CFU/mL) 이상으로 과도하게 증식된 상태를 소장 세균 과증식(SIBO)이라고 한다.

SIBO는 대략 전체 인구의 2.5~22%로 보고되는데, 메스꺼움, 변비, 설사, 복부 팽만감, 복통, 소화 불량, 그리고 과민성 장 증후군 등의 증세를 일으키고, 면역 기능 장애로 자가 면역 질환뿐만 아니라 면역 저하에 의한 각종 감염 질환이나 암과 같은 질병에 노출될 가능성을 높인다.

면역은 T세포와 B세포가 주로 책임지는데, 제대로 작동하는 면역계를 유지하려면 장이 건강해야 하고, 건강한 장은 장내 유익균과 유해균의 균형이 잘 유지되어야 한다. 면역 세포가 골수에서 만들어지면 흉선(Thymus, 가슴샘), 림프절, 장 점막의 바로 아래에 위치한 림프 조직(Gut associated lymphoid tissue, GALT)으로 이동하여 훈련을 받고 성장한다. 장 점막 가까이에 있는 장내 유익균은 세균 집합체(Flora)를 형성해서 면역 세포들이 제대로 발달하도록 돕는다. 장에서 감염원이나 세균과 같은 외부 물질과 신체 고유의 조직을 구분할 수 있도록 교육받은 면역 세포가 전체의 70~80%라니 건강한 장이 면역에 중요함은 두말할 필요가 없다. 이런 일반적인 설명을 참고하면 T세포와 B세포만이 면역의 주요 임무를 한다 생각할 수 있겠지만, 사실은 신체 모든 세포 하나하나가 '영양, 복구, 자멸, 보호, 조절' 기능이 완전할 때 비로소 면역은 강화되고 유지된다. 이렇게 세포와 신체에서 전반적인 면역이 원활하게 유지되기 위한 첫 번째 조건이 바로 '장 건강'이다.

SIBO를 유발하며 비정상적으로 증식한 세균들은 소장의 흡수 기능뿐만 아니라 점막이나 세포의 형태 구조를 변형시키므로 가능한 빨리 치

소장에 존재하는 소량 세균의 역할

1. 장 점막의 발달을 돕는다.

무균 동물에서 장 미세 융모는 길이가 짧고 선와(Crypt)가 비정상적으로 얕으며 장 세포의 발달이 미숙하다. 하지만 미생물을 장내에 투여하면 선와 부위에 있는 장 줄기세포가 활성화되면서 장 점막의 형태와 생리적 기능이 빠르게 회복된다.

2. 유해한 미생물을 방어하고 인체 면역 체계를 치유한다.

페이어스 패치(Peyer's patch)는 점막 고유층(Laminar propria)에 평면상으로 모여 있는 림프 조직인 장 면역을 담당한다. 장이 나쁜 상태가 되면, 페이어스 패치의 크기와 수가 감소되고 점막 고유층의 백혈구 숫자와 점막 재생률도 감소된다.

3. 장 세포에 에너지를 공급한다.

장 점막의 프로테오글리칸(Proteoglycan, 단백당) 대사 및 엽산을 포함한 비타민B군 및 비타민K 등을 생산하고, 장이 소화하지 못하는 식이 섬유를 소화해서 탄소 5개 내외의 단쇄 지방산(Short chain fatty acid, SCFA)과 같은 영양소를 일부분 생성하여 장 세포에 필요한 에너지의 약 10%를 제공한다.

4. 장의 감각 및 운동 기능에 영향을 준다.

SCFA는 대부분 대장에서 만들어지고 대장 세포의 중요한 영양분인 동시에 물과 미네랄을 흡수해서 설사를 막고 대장 운동을 원활하게 한다. 하지만 소장 내에 세균이 많아져서 단쇄 지방산의 생성이 너무 증가하면 상부 위장관의 운동 기능이 저하되면서 SIBO가 악화된다. 그 결과로 담즙산을 탈결합 (Deconjugate)시켜 오히려 설사를 일으킨다. 또 다른 기전으로 발생된 메탄은 변비를 유발한다.

료해야 한다. 따라서 건강 상태가 좋지 못한 사람이나 암 환자는 반드시 SIBO 여부를 확인해야 하는데, 특히 유방암 환자에서 SIBO가 있을 경우 (사실 대부분 있다)에는 '에스트로겐 우세증'을 유발하기 때문이다. SIBO는 유방암과 관련된 에스트로겐 대사산물 중 유방 세포가 정상적으로 증식되도록 하는 2-hydroxylation(수산화) 과정을 억제하고, 세포 손상을 일으켜 돌연변이나 심지어 암을 유발할 수 있는 16-hydroxylation 과정을 활성화시켜 유방암 발생이나 재발 가능성을 높인다.

장이 나빠지면, 간에서의 에스트로겐 분해 능력이 저하되고, 에스트로겐 대사가 순조롭지 않은 상태에서 좋지 않은 장을 통해 혈중으로 나쁜 에스트로겐 대사물이 다시 역류되어 쌓이면서 에스트로겐 우세증으로 전환된다. 또한 체내로 유입된 환경 호르몬(Xenoestrogen)이 간에서 처리되어 장으로 버려지고 대변을 통해 제거되어야 할 과정이 지연되거나 변질되어 정상적인 에스트로겐 호르몬의 작용과 대사 과정을 방해하게 된다. 그 결과 생리 전 증후군(PMS), 생리 불순, 생리통, 자궁·난소·유방 관련 질환, 과도한 갱년기 증상 등과 같은 가벼운 문제부터 유방암, 자궁 내막암 등과 같은 악성 질환까지 생기게 되는 기초를 마련한다.

SIBO의 검사와 진단 방법

SIBO를 정확히 진단할 확립된 기준은 없다. 하지만, 그나마 공인된 방법으로는 소장이 본격적으로 시작되는 공장에서 장액을 뽑아 세균의 종류와 수를 측정하는 방법을 추천하지만, 소장 내시경과 같은 침습적 방법을 사용해야 하고 수시로 변화하는 장내 환경에 대한 측정이 단발성 검사만으로는 정확하지 않은 단점이 있다.

그래서 오차가 있을 수 있지만 간편한 호기 검사법을 이용한다. '호기 검사법'은 세균이 글루코스(Glucose), 락툴로스(Lactulose), 자일로스(D-xylose)를 소화하는 대사 과정에서 사람의 소화 능력으로는 만들 수 없는 수소와 메탄을 생성해 내는 양을 측정하여 장내 세균의 증식량을 측정하는 방법이다.

약을 먹은 후 불어내는 입김(호기)을 이용하는 방법은 헬리코박터균을 확인할 때에도 쓰인다. 이때에는 '13C-요소 호기 검사법'을 사용하는데, 민감도 및 특이도가 95% 이상이고, 내시경 조직 검사로 하는 CLO test(급속 요소 분해 효소 검사)에 버금가는 높은 정확도이면서 비침습적인 검사법이다. 특히 제균 요법 후에 가장 많이 추천되고 있다.

SMART 상식) SIBO 확인을 위한 수소 및 메탄 호기 검사

수소 및 메탄 호기 검사는 검사 기질에 따라 용량 및 농도가 다르고, 호기 채취의 시간 간격과 기본값 및 최고값의 기준이 모호하고 통일되지 않아서 오류가 많다. 그래서 별로 권장하지 않는 방법이기는 하지만, 비용이 싸다는 장점이 있다. 호기 검사는 세균이 탄수화물을 발효하며 발생하는 수소와 메탄가스를 이용하고 함께 만들어지는 이산화탄소 농도에 따라 보정을 한다. 수소와 메탄가스는 약 80%가 방귀로 배출되면서 버려지고, 장관에서 혈관으로 확산 유입된 20%가 폐를 통하여 배출될 때 채집하여 가스 크로마토그래피로 측정한다.

수소 호기가 메탄 호기보다 더 정확하다고 하지만 사용된 탄수화물 기질에 따라 정확도의 차이가 나는데, 글루코스를 이용하면 민감도 62.5%, 특이도 82%(진단 정확도 72%)이고, 락툴로스를 이용하면 민감도 52%, 특이도 86%(진단 정확도 55%)이다.

호기 검사에 사용되는 기질로 소장에서 소화 및 흡수가 거의 되지 않는 락툴로스를 이용하면 시간 간격에 따른 수소의 증가량을 측정하여 이상 유무를 예측하기에는 다른 기질들보다 그나마 오차를 줄일 수 있다. 이 방법은 기질을 섭취 후 맹장까지 도달하는 시간이 약 90분 이상 소요된다는 가정 하에서 진행되는데, 정상인의 경우 구강부터 맹장까지 통과 시간은 25~118분(평균 72분)으로 그 측정 범위가 매우 넓기 때문에 오차가 발생할 수밖에 없는 한계를 가지고 있다. 오차를 발생시키는 다른 원인들로는 탄수화물 흡수의 장애, 구강 내 세균의 존재, 고식이 섬유 등은 거짓 양성(False positive)으로 반응할 수 있고, 검사 전 가까운 시일 내에 항생제 치료를 받았거나 소장에서 증식된 미생물들 중에서 수소 생성 세균이 적을 경우에 거짓 음성(False negative)을 보일 수 있다.

이를 보완하기 위해 수소와 메탄 두 가지 가스를 모두 측정하고, 기질의 이용 방법으로 락툴로스뿐만 아니라 D-자일로즈(D-xylose)도 병행 사용하여 민감도를 올려보려 하지만 그래도 SIBO를 정확히 측정할 수 없는 단점이 있다. 이 때문에 기존 현대의학에서는 확립된 검사 방법으로 인정하지 않고 사용하지도 않는다. 그럼에도 불구하고 가격이 싸다는 장점을 부각하여 일부에서는 검사 결과를 신봉해 치료에 이용하고 있다.

기능의학에서도 현대의학의 검사 방법을 이용하고 기준치를 도입하여 치료에 적용하고 있다는 점을 감안하면, 오차가 많은 검사 방법을 믿고 치료 방침을 세우기보다는 비슷하거나 더 높은 확률로 SIBO를 예측할 수 있으면서 동시에 다른 검사 결과를 보완해 줄 수 있는 유용한 검사를 해야 한다. 이런 측면에서 유기산 검사와 만성 음식물 알레르기 검사는 해 볼 필요가 있다.

SIBO의 가장 흔한 증상이 복부 팽만감인데, 반복적인 검사를 해서 치료 성적을 확인하기보다는 증상의 완화 또는 소실 여부로 치료의 성공을 판단할 수 있다. 한 연구에 의하면, 건강 대조군에 비해 과민성 장 증후군 환자의 경우 락툴로즈 투여 후 4배 정도의 가스 배출률 증가(0.6:2.4mL/min 중앙값)가 있었고, 2배 정도의 총 수소 가스 생성량 증가(162:332mL/min 중앙값)가 확인되었다. 24시간 총량 수소 가스 측정에서도 약 6배(33.7:203.1mL/24hr 중앙값) 가량 증가된 유의미한 결과가 확인되었다.

이런 상황을 개선시키려면 위장관에서만 작용하는 선택적 항생제의 치료가 필수이며, 영양 장애 또는 영양 결핍 등에 영양 보충도 필요하다. 무엇보다 단당류 섭취를 감소시키고, 에너지원을 지방에서 얻도록 하는 게 특히 중요한데 이 식단이 바로 '저탄고지'이다. 다이어트 목적의 과격한 탄수화물 섭취 제한으로 유행하는 저탄수화물 식단이나 소화시키기 어려운 단백질 중심의 고기를 많이 먹는 고단백고지방 식단이 아니라, 지방이 대사되어 에너지원으로 사용되는 '케톤(Ketone)이 생성될 수 있는' 식단이 필요하다. 많은 사람들이 지방을 많이 먹는 식단으로 '저탄고지'를 오해하고 있지만, 사실은 간식거리로 먹는 음식들만 줄여도 60% 정도는 저탄고지 식단이 된다는 사실을 이해해야 한다. 유행을 만들기 위해 효과와 효능이 과도하게 포장된 방탄커피를 한 끼로 먹는다거나 버터를 요리에 쓰지 않고 생으로 그냥 먹는 저탄고지 식단법을 따라 하기에는 당장의 달콤한 이득보다 뒤따라오는 부작용의 위험이 더 크다.

SIBO의 항생제 치료는, 진단을 위한 검사 방법에서부터 혼돈이 있어 아직 정확한 방법이 확립되어 있지 않다. 공장에서 장액을 채취하여 배양한 균주가 너무 다양하다면 정확한 치료를 위한 항생제를 선택하기도 쉽지 않다. 최근 수많은 연구에서 효과적이라고 제시한 항생제는 리팍시민(Rifaximine)인데 7~10일간 경험적으로 사용해 보기를 권유하고 있다. 그 외에도 메트로니다졸(Metronidazol), 네오마이신(Neomycin), 노르플록사신(Norfloxacin), 아목시실린(Amoxicillin) 테트라사이클린(Tetracycline) 등이 효과 있는 항생제로 선택되고 있다. 하지만, 광범위 항생제를 장기간 사용하면 항생제 내성, 장내 세균 불균형, 설사, 클로스트리디움 디피실리균(Clostridium difficile) 감염(CDI)에 의한 위막성 장염(Pseudomembranous colitis), 항생제 저항균 출현 등의 문제가 생길 수 있으므로 동시에 여러 항생제를 투여하는 방식은 피해야 한다.

그런 면에서 리팍시민은 SIBO 치료에 중요한 역할을 하는 약제인데, 위장간 흡수가 매우 적으면서 항균 효과가 뛰어나고, 그람 양성 및 음성 세균, 호기 및 혐기성 세균 모두에게 작용한다. 또한 다른 항생제보다 증상의 호전율이 높고 과증식된 세균을 약 80%까지 제균할 수 있는 장점이 있다. 일반적으로는 7~10일 이상 리팍시민을 사용해야 하고, 물론 상태에 따라 그 이상 기간 동안 사용해야 할 수도 있지만, 그럼에도 불구하고 장을 통해서 흡수되지 않아 간 손상의 위험도를 낮출 수 있다. 즉, 짧은 기간 안에 증상을 빠르게 완화하고 항생제를 단기간 사용 후 끊을 수 있도록 하는 전략이 최선이다.

SIBO에도 자율신경계의 기능이 작동한다

그런데 어째서 소장에 이런 세균이 생길까?

물론, 아직까지 명쾌한 해답을 내린 학자나 전문가는 없다. 하지만 이렇게 추정해 볼 수 있을 듯하다. 대장의 균이 소장으로 쉽게 올라갈 수 있는 사건이 뭐가 있을까? 대장과 소장은 '회맹판(Ileocecal valve, ICV)'이라는 괄약근에 의해 문이 굳게 닫혀 있다. 이 문이 열린 경우라면 설명은 매우 쉽고 명쾌해진다. 마치 하부식도괄약근(Esophagogastric junctio, EGJ)이 느슨해서 역류성 식도염이 생기는 이유와 비슷한 이론이 적용될 수 있다. 내장 기관에 관여되는 신경은 1:1 대응이 아니고 신경다발총(Neural network)을 이루며 연결되어 있기 때문에 명확하게 밝힐 수는 없지만 최종적으로는 척추에서부터 시작되는 자율신경계와 관여되어 있음이 틀림없다. 만약 척추에 문제가 생겨 척수 신경의 신호 전달에 이상이 생긴다면 근골격계 근육과 마찬가지로 내장 기관의 어떤 근육도 제 기능을 하기 어렵다.

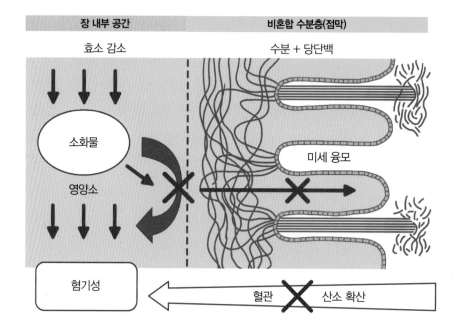

장세포 혈관으로부터의 산소 확산이 장내 환경 변화에 미치는 영향

뿐만 아니라 자율신경계는 장의 혈액 순환을 조절하여 장내로 산소를 보내는 기능이 있다. 장 세포에 공급되는 혈액 내의 산소는 장관 내로 확산되면서 유해균 증식을 억제하기 때문에 최종적으로는 SIBO와 장 점막 손상을 예방하는 효과가 있다.

이런 방식으로 자율신경계는 신체 구석구석에 작용하기 때문에 신체의 어떤 부분이더라도 자율신경계에서 독립적으로 작동되는 장기는 절대 있을 수 없다. 이처럼 자율신경계의 중요성이 여기에서도 확인되고, 유방암 환자의 경우에는 손상된 자율신경의 이상 신호가 이중, 삼중으로 영향을 끼치고 있다고 단정할 수 있다.

(3) 장 누수 증후군(Leaky gut syndrome)

'누수'는 말 그대로 '물이 들어오지 말아야 할 곳으로 샌다.'는 뜻이다. 즉, '장 누수'는 방수 역할을 하는 장 점막이 잘못된 식습관, 지속적인 스트레스, 장내 미생물 불균형 등으로 망가지면서 장 세포에까지 영향을 미쳐 점막 세포의 간격이 느슨해지거나 약간의 손상이 생겨 장관 내의 고분자 물질이나 유해균의 조각(Lipopolysaccharide, LPS)이 직접 혈액으로 들어가거나 혈액 내의 고분자 물질이 장관 내로 흘러나가는 현상이다. 이와 관련된 여러 증상이 있을 경우에 '장 누수 증후군' 또는 '새는 장 증후군'이라고 한다. 장이 누수되면 가장 큰 문제는 '똥물이 혈액으로 흘러들어간다.'는 사실이다.

장 누수 시 각종 증상을 유발하는 핵심적인 기전은 장의 국소적인 각종 염증 반응 및 과도한 면역 반응이 전신 면역 반응에 영향을 주어 만성 염증을 유발시키면서 반복되고 점차 더 심해지는 악순환의 늪에 빠지게 되는 것이다. 면역 체계가 이상 작동을 하는 이유는 염증(Inflammation) 때문인데, 염증은 단발로 끝나지 않고 오랫동안 진행되면서 '만성 염증'이 된다. 즉, 면역계가 너무 피곤해져 아무 방어도 할 수 없는 상태가 장 누수의 기본 핵심이다. 결국은 염증과 면역의 문제인데, 염증은 장 벽으로 통과되면 안 되는 물질이 장 점막의 손상으로 혈류로 유입되면서 생기는 현상이다. 이런 염증을 일으키는 요인은 장내 세균이나 곰팡이 그 자체와 그것들이 만들어 내는 내독소와 외독소, 그리고 음식 등이다.

생물학에서 정의하는 독소(Toxin)는 생물체(식물이나 동물)가 만들어 내는 독성이 있는 물질을 의미하고, 인공적으로 합성한 독성 물질이나 섭취하는 음식은 독소에 포함하지 않는다. 그래서 학문적으로는 균체 내독소(Endotoxin)와 균체 외독소(Exotoxin)로만 구분하고 이들을 통칭 생물 독소(Biotoxin)라고 한다. 하지만, 일반적으로는 인체의 정상적인 생리 기능을 방해하고 세포 기능에 부정적인 영향을 주는 모든 물질을 '독소'라고 표현한다.

내독소는 그람 음성균(Gram(-)) 하고만 관련되는데, 장내 세균은 거의 대부분 그람 음성균이다. 이런 이유로 장내에는 내독소가 늘상 넘쳐나지만 점막층이 두껍고 튼튼할 때는 아무 지장이 없다. 그람 음성균의 세포벽 지질 다당체(Lipopolysaccharide, LPS)가 떨어져 나오면서 LPS의 lipid-A 부분이 독성을 나타내는 조각이 내독소이다. 즉, 세균이 죽으면서 부서져 만들어진 세포벽의 조각이 바로 내독소이다.

외독소는 생물체 내에서 직접 합성되어 분비되는 독성 물질이고, 그람 음성균(Gram(-))과 그람 양성균(Gram(+)) 모두에서 만들어진다. 외독소는 거의 대부분이 단백질이기 때문에 열에 쉽게 불활성화되지만 체온보다 훨씬 높은 온도에서나 가능한 현상이기 때문에 장 내에서 불활성화되기란 불가능하다. 반면에 물에 잘 녹는 수용성이기 때문에 면역 체계를 급격히 과활성화시킬 수 있다. 예를 들면 콜레라독소(Cholera toxin), 황색포도상구균 장독소(S. aureus eterotoxin), 보툴리눔 신경독소(C. botulinum neurotoxin) 등이 있는데 이런 심각한 외독소는 흔하게 접할 수 없으며, 내독소와 비교한다면 아주 드물게 발생한다.

SMART 상식) 장 누수 증후군을 일으키는 원인

- 진통제로 흔히 쓰이는 비스테로이드성 항염증제(NSAID, Non-steroid anti-inflammatory drugs)나 항생제와 스테로이드, 장기적인 약물 복용
- 정상 장내 세균총의 비정상적 변화
- 장내에서 효모나 곰팡이의 비정상적인 번식
- 부패한 음식, 중금속 또는 독성 물질을 섭취
- 과도한 자극성 음식, 특히 매운 음식의 잦은 섭취
- 과음이나 잦은 음주
- 다발성 외상, 급·만성적인 정신적 스트레스 노출
- 만성적인 장내 세균, 기생충, 이스트 등의 감염
- 증상이 표현될 수도 되지 않을 수도 있는 음식물 과민 반응
- 암 환자가 항암 주사 치료나 방사선 치료를 받은 경우

장 누수의 진단 방법

장 누수를 진단하는 방법으로 만니톨/락툴로즈, 폴리에틸렌글리콜 (Polyehyleneglycol, PEG)로 만든 PEG400/PEG3350, 동위원소 51Cr-EDTA 등으로 장관 투과성 검사를 하게 되는데, 장관 투과율이 증가되었을 경우에는 추가적인 정밀 검사가 필요한 단점이 있다. 또, 정밀 검사의 종류로는 종합적인 대변 분석(Comprehensive digestive stool analysis)을 통해 곰팡이 검사, 기생충 검사, 세균의 균형 비율 및 종류, 소화 기능 분석 등이 있는데, 국내에서는 하지 않아 해외에 의뢰하게 되는데 비용이 비싸고 번거로운 단점이 있다.

이런 문제점 때문에 미생물이나 음식 항원이 혈액 내로 이동하는 기전을 방어하거나 바이러스를 중화할 수 있는 점막 면역 기능 유지에 중요한 sIgA(Secretory IgA)를 타액에서 측정하여 장관 점막 면역 상태를 간접적으로 예측한다. 이런 복잡하고 어려운 정밀 검사나 작은 실마리라도 잡기 위한 예측 검사를 하면서까지 장 누수를 치료하려는 이유는 장 점막의 건강이 그만큼 중요해서이다. 하지만, 이런저런 방법으로 장 누수를 정확하게 측정했다고 해도 원인을 일으키는 인자를 찾지 못하면 증상 호전을 위한 치료가 난항을 겪을 수밖에 없다. 이러한 이유들로 장 누수를 정확하게 진단하기에는 부족하지만, 원인을 알아 내어 장관 점막의 복구에 폭넓게 도움을 받을 수 있는 유기산 대사 균형 검사(Organic acid profile, OAP)와 음식물에 대한 과민성 검사(IgG food allergy test)를 추천한다.

장 점막 손상 후 각종 독성 물질이나 유해 세균의 장 투과성 증가의 개념에 대한 가설은 오래 전부터 있었지만 약 50년 전에 제이콥 파인(Jacob

Fine)의 실험에 의해 처음으로 증명되었다. 그 후 분자생물학과 면역학의 발전으로 질병과 내재 면역(Innate immunity)과의 상관관계가 빠른 속도로 밝혀지고 있다.

장 누수는 장내 세균 및 곰팡이 등의 유해균과 주로 관련되어 있는데, 특히 덜 소화된 음식물 찌꺼기가 장내 유해균을 증식하는 효과가 있기 때문이다. 이렇게 만들어진 국소 면역 반응에 의한 염증이 확산되면 전신적인 염증 반응을 초래하여 각종 만성 염증 질환을 일으킨다. 이는 장 점막 아래에서 장관 면역을 담당하고 있는 페이어스 패치(Peyer's patches)의 과활성화가 면역 세포를 장 혈관을 통해서 염증이 생긴 장 세포로 과도하게 불러들여서 전체적인 면역 밸런스가 깨지면서 생긴다.

신체의 모든 세포는 혈액을 공급받아야 살아갈 수 있다. 특히 장 점막을 만들어 내는 장 세포에의 원활한 혈액 공급은 장 누수 치료 종결을 위해 매우 중요하다. 그런데 혈액의 화학적 구성 성분뿐만 아니라 산소 포화도를 항상 일정하게 유지하고 혈액이 지나가는 혈관의 긴장도를 적절히 조절하는 기관은 신경계이다. 그리고 모든 신경계 중 핵심이 바로 자율신경계이다. 다시 한 번 더 강조하지만, 자율신경계를 포함하는 중추신경계는 두개골과 척추에 둘러싸여 보호받고는 있지만, 한 덩어리처럼 되어 버린 두개골에서보다는 분절 구조로 만들어진 척추에서 신경학적 오류가 흔하게 그리고 쉽게 발생하게 된다. 결국 척추의 틀어짐과 휘어짐은 척수 신경의 자율신경계 이상을 초래하여 장 누수를 유발할 뿐만 아니라 장 면역계의 불균형에도 관여하게 된다. 이 모든 문제가 세포 대사의 문제를 만들고 누적되면서 질병으로 이어지게 된다.

점막(Mucosa, Mucous membrane)과 점액(Mucous = Mucus)

점막은 동물의 피부(상피 조직)와는 달리 점액선을 가진 체내 상피인데, '외부와 직접 맞닿아 있는 신체 기관들의 내벽을 덮고 있는 부드러운 조직'이 정확한 정의이다. 좀 더 쉽게 얘기하자면, 점막은 피부와 함께 외부와 경계를 이루는 일차 방어선이고, 미끌미끌하고 축축한 부위가 모두 점막이다. 제일 넓은 장 점막, 두 번째 넓은 폐 점막, 그 외 눈, 코, 입, 질, 요도, 방광 등이 기타 등등 점막에 해당한다.

유즙이 나오는 유방의 유관도 점막으로 덮여 있다. 점막은 상피 세포(Mucous epithelium)의 바깥쪽에 펼쳐져 있으며, 점액(Mucus)은 상피 세포의 점액선(Mucous gland)에서 분비되고, 점막을 형성하기 위해 만들어지는 끈끈하고 미끄러운 수분 분비물이다. 흔히 이 둘을 혼용하곤 하는데, 의미와 정의를 잘 알아야 다른 내용을 보더라도 헷갈리지 않는다.

점액의 구성 성분은 95% 정도 차지하는 대부분이 물이고, 나머지는 단백질과 탄수화물이다. 그중에 단백당(Proteoglycan)으로 구성된 뮤신(Mucin)이 물을 잡고 있으면서 외부 물질에 대한 1차 면역 점액 방어막(Mucus barrier)을 형성하고 있다. 점액에 포함된 뮤신이라는 점성 물질은 단당류 복합체를 함유한 단백질 혼합물(Glycoprotein/Proteoglycan, 단당백)로서 세포 보호와 윤활 기능을 한다. 형태는 작은 솔기 같은 솜털처럼 보이는데, 우리 몸과 세포 표면에서 가장 많은 비율로 분포한다. 일반 성인은 평균 하루에 1리터 정도 점액을 만들어 내며, 유동성은 낮고 점도는 높아서 점막에 밀접하여 내면의 경계를 이루는 점액층(Mucus layer)을 형성한다. 점액층은 새로운 점액을 공급받아서 항상 습윤한 상태를 유지하고

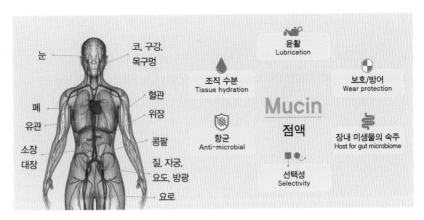

신체에 분포하는 점막과 기능

소화관에서는 음식물의 통과를 용이하게 하는 윤활유 역할과 위산이나 소화 효소 또는 외부 독소 등에 대한 방어를 하는 기본적인 생리 기능이 있다. 그리고 무엇보다도 장내 세균총에 작용하여 면역뿐만 아니라 특히 뇌와 관련된 신경에도 영향을 미친다는 연구 결과들이 지속적으로 발표되면서 점액의 장-뇌 연결(Gut-brain connection) 작용이 새로운 연구 분야로 부상하고 있다.

점액의 기능을 정확히는 아직 모르지만 인체에 있는 미생물 모양을 살펴보면 미생물과 점액이 서로 상호 작용을 하며 상호 보완하는 기능이 있음을 알 수 있다. 포유류의 세포막과 점액을 구성하는 단당류는 그람 양성균의 펩티드 다당체(Peptidoglycan)와 그람 음성균의 지질 다당류(Lipopolysacchride, LPS)로 구성된 미생물 외벽과 상호 작용하여 포유류 세포의 면역을 조절하고 미생물을 친절한 주민으로 길들여 주는 기능을 한다.

위장관이나 담즙관, 유관 등과 같이 관 형태를 가진 특수 기관들의 상피 세포는 외부 환경과 각종 형태의 자극에 고스란히 노출되어 있는 최전방에 위치한 세포층이다. 각종 자극의 손상 기전으로부터 상피 세포를 보호하는 물리적 방어막은 고밀도로 당화(Glycosylation)된 단백질이 점액으로 분비되면서 만들어진다. 장의 대부분을 차지하는 소장과 대장의 장 세포에서 분비된 MUC2 점액의 구성이 느슨해지면 염증과 암 발생에 커다란 영향이 있음이 밝혀지고 있다. 이와는 반대로, 세포막에 위치한 MUC1 점액은 만성 염증에 반응해서 생성이 촉진된다.

세포 표면의 막관통 뮤신 MUC1의 밀도가 과도해지는 경우에도 다양한 암을 유발하는데 특히 혈액암과 관련된다. 암세포들은 성장과 생존을 위해 점액 형태의 변형에 따른 기형적인 기능을 과도하게 사용하는 경향이 있다. 세포 표면 점액의 이상 형태 과발현은 종양 발생에도 기여한다. 그 기전으로는 수용체 티로신 키나제(Tyrosine kinase) 신호 전달 증폭, 상피 세포 극성 소실, 성장과 생존 방식(Wnt-β-catenin and nuclear factor(NF)-кB)의 기전 구조 활성화, 그리고 스트레스 유도 사망 기전의 하향 조절 등이 있다.

유전자 발현 자료 및 단백질 수준을 분석해 보면, 막횡단 뮤신의 이상 변형 과발현과 밀도의 변화가 여러 유형의 암에서 불량한 예후와 관련이 있음이 입증되었다. 막 관통 뮤신 MUC1 및 MUC16의 순환 정도는 각각 유방암 및 난소암 환자의 임상 경과를 추적 관찰하는 데 이용하고 있다.

암 종양에서 암세포 막의 뮤신 점액의 이상 형태 과다 발현은 백신, 항체, 약물 억제제 개발 분야의 관심 부분이다. 최근 연구에서는 MUC1 세포질 영역은 약물로 직접 영향을 줄 수 있는 대상이고, MUC1 기능의 억제는 실험실 세포 연구 단계에서 유방 및 전립선암의 생존과 종양 유전성을 차단한다는 결과가 밝혀졌다.

 장관 면역계의 최전방은 상피 세포에서 만들어진 점액이 형성하는 '내점막층(Inner mucus layer)'과 장내 미생물이나 소화된 음식물 등의 장 내용물과 직접 맞닿는 '외점막층(Outer mucus layer)'으로 나뉘어진다. 두 점액층의 특징으로는 외점액층은 밀도가 높은 겔상(Gel phase)이고 내점액층은 밀도가 낮고 유동적인 액상(Sol phase)이다. 하지만, 통상적으로는 세세히 구분하지 않고 '점막층'이라고 한다. 이러한 점막층을 형성하고 복구하는 데 필수적인 성분이 '알로에면역다당체(Acemannan, 에이스만난)'인데, 그 효능을 밝히고 있는 논문들이 최근 늘어나고 있다. 알로에의 껍질을 깎아내면 겔(Aloe vera gel) 형태의 과육이 있는데, 요리를 하거나 생으로 섭취하면 면역력 증진, 소화 기능 개선 및 배변 촉진 등과 관련된 장 기능 개선, 기미·주근깨 등 색소 침착과 관련된 피부 건강 개선에 도움이 된다는 연구 결과들도 많다. 특히 면역력 증진과 관련하여 알로에면역다당체는 병원균을 잡아먹는 대식 세포 생산을 촉진하고, 면역 세포인 T세포에 활성화 신호를 보내는 수지상 세포를 활발하게 만든다. 대식 세포를 자극하는 사이토카인 분비도 증가시킨다.
 점막층을 형성하는 점액과 점막 세포 표면의 핵심 성분이 단순당과 단백질의 결합체인 당단백인데, 여러 종류의 단순당이 필요하기는 하지만 에이스만난의 핵심 분자인 만노스(Mannose)가 많이 필요하며 아주 중요한 위치에 배치되어야 한다. 알로에면역다당체에 관한 수많은 논문들은 한결같이 창상 치유 효과(Wound healing), 면역 조절(Immunomodulatory), 항암(Anti-cancer), 항염증(Anti-inflammatory), 항세균(Anti-bacterial), 항바이러스(Anti-viral), 항당뇨(Anti-diabetic), 항건선(Anti-psoriasis) 등에 효과가 있는데, 좋은 점막의 형성 여부가 신체 건강 및 면역에 중요하다는 사실을 입증하고 있다. 이런 연구 결과를 기반으로 영양제나 건강 기능 식품들이 많이 출시되고 있지만 선별을 매우 잘해야 한다. 에이스만난은 살아 있는 알로에일 때 효과가 가장 좋지만, 현실에 적용하기는 어렵기 때문에 어쩔 수 없이 가공 제품으로 제공될 수밖에 없다. 에이스만난은 제품으로 추출 가공되는 과정에서 변질될 위험성이 높으므로 유효 성분이 오래 지속되도록 가공·제조된 고품질 제품으로 잘 골라야 한다.

당단백(Proteoglycan/Glycoprotein)과 당화(Glycosylation)

점막층의 핵심인 점액과 사람을 포함한 진핵 생물의 세포막 표면, 세포와 세포 사이의 세포외 기질(Extracellular matrix, ECM)은 단백질과 탄수화물로 구성되어 있는데, 대부분은 당단백과 콜라겐 형태로 존재한다. 세포막에는 수용체를 형성하는 단백질과 안·밖의 경계를 형성하는 세포막의 지질에 붙어 있는 탄수화물이 세포 구조를 이루는 주요 성분이다. 이런 구조 탄수화물(Glycocalyx, 글리코칼릭스)이 세포 내의 효소 작용으로 만들어지고 효소 작용에 의해 세포 외부의 단백질이나 지질에 붙는 과정을 통틀어 '당화'라고 한다. 당단백의 기반을 만들어 주는 핵심 아미노산으로는 시스테인(Cystein), 세린(Serine), 트레오닌(Threonine) 등이며 세린-트레오닌 다중 반복(Ser-thr pro repeats)으로 형성된 중앙 부분은 O-연결 올리고당(O-linked oligosaccharide)이 옆 가지로 가득 채우게 된다.

탄수화물과 단백질의 결합으로 구성된 세포외 기질은 신체 모든 세포의 구조적 및 생화학적 기능을 원활히 할 수 있도록 세포 내에서 만들어져 분비된다. 신체와 외부가 서로 경계를 형성하도록 세포에서 만들어내는 탄수화물-단백질 결합체와 물이 혼합된 끈끈한 액체를 '점액'이라고 하고, 층을 형성한 상태를 '점액층 또는 점막층'이라고 한다. 이 기질은 다양한 생물학적 분자와 섬유의 복잡하고 복합적인 구조인데, 글리코아미노글리칸(Glycoaminoglycan), 프로테오글리칸(Proteoglycan, 단백당), 당단백(Glycoprotein)으로 나눌 수 있다. 구조도 다르고, 기능도 다르고, 있어야할 위치도 서로 다른 이 세 가지는 위치에 따라 서로 다른 구조의 탄수화물-단백질 복합체로 존재한다.

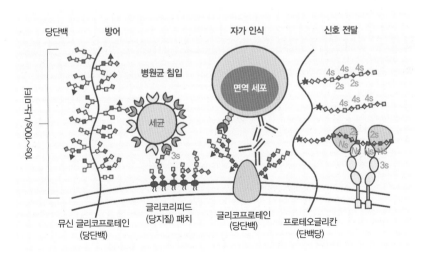

세포막 당사슬(탄수화물-단백질 복합체)의 기능

글리코아미노글리칸은 핵심 단백질(Protein core) 주위에서 다중 반복되며 프로테오글리칸 분자를 구성하기 때문에 크게는 당단백과 프로테오글리칸 두 가지로 나눌 수 있다. 세포 바깥에 위치하며 세포막에 붙어 있다면 '당단백 또는 당지질(Glycolipid)'이 되고, 세포 근처에 위치하며 세포와는 떨어져 있다면 '프로테오글리칸'이 된다.

여기에서 '탄수화물은 무조건 나쁘다.'라는 생각을 버리라고 강하게 충고하고 싶다. 탄수화물이 나쁘다고 알려진 이유는 에너지를 만들어 낸 후에는 내 몸에서 없어지는 소모성 영양소일 뿐만 아니라, 과잉이 될 경우에는 지방으로 변해서 비만의 원인이 되기도 하고 만성 염증을 일으키도록 유도하는 영양분으로 알려져 있기 때문이다. 뿐만 아니라, 단백질이 가장 중요하고 지방은 쳐다보지도 말라는 예전부터 알려진 상식도 깨끗하게 버리라고 충고하고 싶다. 일부 식단을 강조하는 학자나 단체들을 보면 온갖 영양 분자들을 들먹이며 탄수화물을 나쁘게 몰아가고, 그 영향으로 사람들은 본인이 가장 많이 먹었던 탄수화물인 '밥(쌀)'부터 밥상에서 치우기 시작한다. 그 생각이 점차 증폭되어 모든 탄수화물들이 몸을 해치는 영양분이라고 생각한다. 차차 설명하겠지만, 무조건 좋거나 무조건 나쁜 건 세상에 없다.

탄수화물 중 일부는 신체에 나쁘게 작용하지만, 일부는 소모성 영양소가 아니라 신체, 그리고 세포의 구조를 만드는 아주 핵심적인 영양소이다. 약 200여 종의 탄수화물이 있는데, 세포 구조나 세포 주변 환경을 만드는 데 꼭 필요한 단당류는 약 15개 정도이며, 어느 세포에서나 신체 어느 곳에서나 필요한 핵심 단당류는 8개이다. 개별 단당류가 레고 블록 조각이라고 가정한다면, 이 조각을 어떻게 서로 붙이느냐에 따라 자동차, 건물, 나무, 비행기, 우주선 등 다양한 모양으로 만들 수 있듯이, 개별 단당류 8가지를 핵심으로 다양한 기능의 탄수화물 - 단백질 또는 탄수화물 - 지방 복합체를 만들 수 있다.

단, 세포막의 인지질이나 세포막의 수용체(Receptor)의 단백질에 붙여야 하는 탄수화물 복합체 생성을 위해 효소가 작용하는 '당화 과정'이 필요하다. 이 과정에 필요한 효소의 재료가 되는 아미노산이 충분해야 효소가 쉽게 만들어지며, 효소의 기능은 적절한 체온일 때 가장 활성화된다. 단백질은 소화하기 어려운 영양소이고 소화가 되어야만 아미노산으로 분해되어 흡수되는데, 장이 좋지 않으면 단백질 소화 장애로 아미노산이 부족하게 되어 결국은 세포막의 탄수화물 복합체 글리코칼릭스와 세포외 기질인 단백당(Proteoglycan)을 만들어 내지 못해 세포가 망가지고 변성이 가속화된다.

단백질에 단순당이 첨가되는 현상을 '당화'라고 하는데, 2가지 종류의 과정이 있다. 한글로는 똑같이 '당화'로 번역되기 때문에 혼돈될 수 있지만 영어로는 Glycosylation과 Glycation으로 구별되는 전혀 다른 2가지이다. 여러 차이점이 있지만 대표적인 차이점은 단백질에 효소 작용 없이 단순당이 달라붙어 단백질 기능을 떨어뜨리는 당화를 나쁜 당화(Glycation)라고 하고, 효소 작용으로 단순당이 붙어 단백질의 안정성과 기능을 더욱 향상시키는 당화를 좋은 당화(Glycosylation)라고 한다. 예를 들면, 당뇨 환자의 혈당 조절 상태를 파악하기 위해 중요한 혈액 결과 수치가 당화 혈색소인데 영어로 'Glycated hemoglobin'이라고 하면 잘 모르겠지만, HbA1c라고 하면 많은 사람들이 알고 있는 의학 용어이다. 적혈구 세포막 단백질에 포도당(glucose)이 달라붙어 적혈구의 수명 기간인 120여 일 정도의 기간 동안 절대 분리되지 않는 영구적으로 비가역적인 결합을 하게 된다. 이런 원리를 응용해서 당뇨 환자는 6~12주 간격으로 당화 혈색소를 측정하게 되고, 만약 혈액 검사에서 6.5% 이상이면 당뇨 환자로 진단을 하게 된다. 암 환자의 경우는 당화 혈색소의 목표를 5.0% 이하로 잡고 식습관과 생활 습관의 변화를 위해 노력해야 한다.

나쁜 당화는 혈액 속에서 저절로 일어나지만, 좋은 당화는 기능성 단백질이 형성된 후에 세포 내의 세포 기관 즉, 세포핵 근처의 소포체와 골지체에서 완전한 효소 조절 과정을 거치는 차이가 있다. 또한 나쁜 당화에는 포도당, 과당(Fructose), 갈락토스(Galactose)가 첨가되는 반면에 좋은 당화에는 포도당과 갈락토스도 사용되고 과당을 제외한 다른 단당류들도 사용된다. 과학적인 측면에서 확인할 수 있는 확실한 자료로는 의과 대학에서 생화학 교과서로 사용되는 '하퍼 생화학(Harper's biochemistry)'인데 1996년판에 처음 소개되어 있고, 공동 저자 중에 한 명이며 토론토 대학에서 강의 및 연구 활동을 했던 로버트 머레이(Robert Murray) 박사가 단당류 복합체(Glycocalyx)를 구성하는 8가지 핵심 당단류를 소개했다. 생화학 교과서에 글리코칼릭스 내용이 실린지 벌써 약 25년이나 지났지만, 최근에서야 여러 분야에서 깊이 연구되고 있는 중이다.

점액의 당단백에 사용되는 단량체로서의 당사슬(Glycan, 글리칸)은 5~15개를 기본으로 해서 올리고당(Oligosaccharide) 사슬로 엮이게 되지만 핵심 단당류 8종이 당사슬의 80% 정도를 구성하게 되고, 그 종류로는 포도당, 유당(Galactose), 자일로스(Xylose), 푸코즈(Fucose), 만노스(Mannose), N-아세틸글루코사민(N-acetylglocosamine(GlcNAc)), N-아세틸칼락토사민(N-acetylgalactosamine(GalNAc)), 그리고 시알산 또는 시알릭산(Sialic acid)이라고도 불리는 N-아세틸뉴라민산(N-acetylneuramic acid, NANA)이다. 이 기본 단량체는 장벽을 형성하는 장 점막 유지에 중요한 기능을 하는 점액을 만드는 기본 재료일 뿐만 아니라, 각각의 세포막의 외부와 세포 바깥 기질에 분포하여 상당한 수분 보유 능력을 제공하며 단백질 분해 내성을 가지도록 탄수화물 피복(Sugar coating, sugar는 탄수화물의 대표 성분이라는 의미로 사용됨)을 만든다. 이 탄수화물 피복을 만드는 섬유 하나를 글리칸(Glycan, 당사슬)이라고 하고, 옷감 원단처럼 형성되어 세포를 덮고 있는 모양을 글리코칼릭스(Glycocalyx)라고 하며 한글로는 '당의(糖衣)'라고 한다. '탄수화물 피복', '글리코칼릭스', '당사슬' 그리고 '당의'는 모두 같은 의미이다.

메트포르민(metformin)은 바이구나이드계(Biguanides) 경구용 당뇨병 치료제로서 간에서 AMP-activated protein kinase(AMPK)를 활성화함으로써 포도당 신생 합성을 막고 세포의 포도당 흡수력을 촉진시켜 혈당 개선 효과를 나타내기 때문에 2형 당뇨병 치료의 1차 선택 약물이다. 하지만, 최근에는 대사 증후군을 억제하는 효과가 있어 정상 신장(콩팥) 기능을 가지는 과체중 혹은 비만 환자에게 사용하기도 하고, 다낭성 난소 증후군 치료에도 효과가 밝혀지고 있으며, 심지어는 암 환자에게 적용하여 암의 대사 치료제로도 사용하고 있다. 이러한 배경에는 미국 당뇨병 협회(American diabetes association, ADA)와 유럽 당뇨 연구 협회(European association for the study of diabetes, EASD)의 지침이 있다.

대사 증후군은 인슐린 저항성(Insulin resistance)과 매우 밀접한 관련이 있는데, 비만과 관련된 유전 인자나 환경 인자뿐만 아니라 미토콘드리아의 기능 이상(Mitochondrial dysfunction)의 문제까지 얽혀 있는 복잡한 기전을 가진다. 대사 질환으로는 고혈압이나 당뇨, 그리고 고지혈증(Dyslipidemia) 등이 알려져 있지만 근본 원인은 혈관 내피 세포 기능 이상(Endothelial dysfuction)에 문제가 생겼기 때문이다.

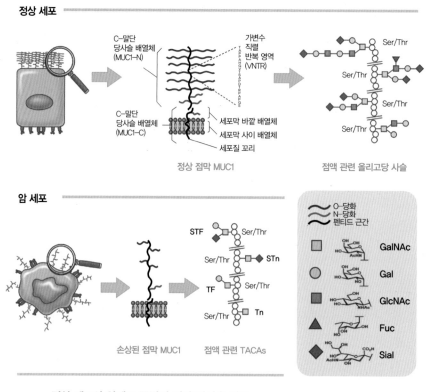

정상 세포와 암세포 주변의 점막 당사슬 변화

인슐린이 혈당과 관련이 있으니 메트포르민이 당연히 인슐린 저항성과 관련이 있다고 생각할 수 있지만, 혈당 개선 효과를 만들어 내는 좀 더 심오한 기전에는 내피 의존성 혈관 확장(Endothelium-dependent vasodilatation)을 증가시키는 데 있다. 또한 메트포르민은 고혈당으로 인한 미토콘드리아의 활성 산소(Reactive oxygen species, ROS)의 생성을 감소시키는 동시에 미토콘드리아 재생력(Mitochondrial biogenesis)을 증가시킴으로서 대사 증후군의 호전과 치료에 효과가 있음을 밝힌 연구 논문들이 있다.

하지만, 학문적으로 좀 더 깊은 연구의 논문들을 살펴보면 단순히 혈당이 줄어서 혈관의 기능이 향상되거나 활성 산소가 줄어서 혈관 내피 세포의 손상을 줄이는 메트포르민 작용 기전 때문이 아니라, 혈관 내의 당사슬의 구조를 개선하기 때문에 대사 증후군이 좋아진다고 설명한다.

정상 상태에서의 혈관 내피 세포는 두꺼운 당사슬을 가지고 있지만, 질병이 생기는 경우에는 당사슬의 구조가 변하고 허술해지면서 당사슬 층이 얇아지고, 활성 산소나 각종 장내 이물질에 대해 혈관 내피 세포가 쉽게 노출되어 손상된다. 메트포르민은 얇은 당사슬 층을 두껍게 만드는 효과는 없지만, 남아 있는 당사슬 층을 좀 더 탄탄하게 만드는 효과가 있음이 밝혀졌다. 혈관 외에도 이런 당사슬을 가진 기관이나 세포에는 모두 동일한 효과가 생길 수 있는데, 이 기전은 장 점막 세포가 가진 당사슬 층뿐만 아니라 세포막의 당사슬 층, 그리고 세포외 기질(Extra-cellular matrix)도 탄탄하게 만들 수 있다는 의미이다.

세균부터 포유류에 이르기까지의 모든 세포는 당사슬 층을 가지고 있는데 당사슬의 기본 기능이 물을 잡고 있는 '함수 능력'이다. 메트포르민이 이런 기본적인 기능을 일부라도 회복시키기 때문에 대사 질환을 향상시킬 수 있는데, 당사슬 층을 더 두껍게 만들면서 탄탄하게 만들 수 있는 영양 요법을 병행한다면 금상첨화이다.

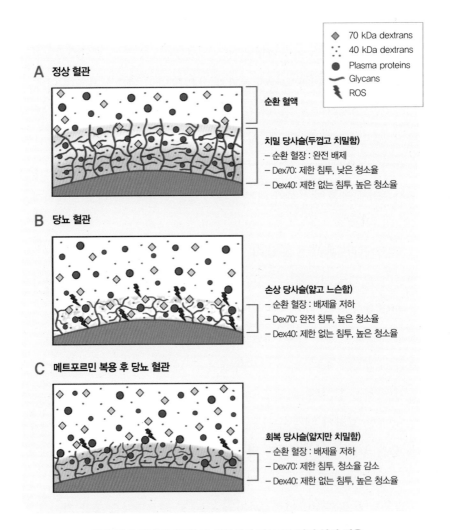

혈관 내피 세포의 당사슬을 회복시킨 메트포르민의 약리 작용

이렇게 대단한 효과 때문에 대사 질환이 있을 경우에는 메트포르민을 반드시 복용해야 한다는 의미는 아니다. 메트포르민을 사용하지 않더라도 안전하면서 더 나은 효과를 충분히 만들어 낼 수 있는 방법으로는 바로 '저탄수화물 식단'이 있다. 이 식단에는 메트포르민에는 없는 나쁜 당화가 생기지 않도록 하는 효과도 있다.

나쁜 당화는 탄수화물이 단백질이나 지질에 결합(Covalent attachment)되는 과정을 의미하는 단어이지만, 앞서 설명한 대로 효소의 작용 없이 그냥 붙어 버리는 상황을 말한다. 나쁜 당화라고 하는 이유는 포도당이나 과당 등의 단당류가 세포막의 단백질 또는 지질 성분에 붙어 기능 저하를 초래하고 최종적으로는 세포나 조직의 정상적인 기능을 못하도록 만들기 때문이다.

나쁜 당화의 결과로 생기는 모든 부산물을 '최종 당화 산물(Advanced glycation end-products, AGEs)'이라고 하는데, 간단하게는 '당독소'라고도 한다. AGEs는 노화와 관련해 산화 손상된 분자들을 수용하는 단백질을 총칭하는 단어로 당뇨, 동맥 경화, 만성 신부전, 알츠하이머병, 백내장, 심장병 등의 대사성 문제나 관절, 기미, 주름, 피부 처짐 등의 퇴행성 상황(노화) 등과 관련된 각종 질병을 진행, 악화시킨다. AGEs는 신체 곳곳의 단백질이나 지질 성분에 이상한 형태로 탄수화물이 붙는 현상이기 때문에, 우선 혈당을 쉽게 올리는 단당류(설탕, 밀가루, 과일, 음료수)를 자주 섭취하는 식습관부터 바꾸어야 한다. 뿐만 아니라 열 처리에 의해 당화된 음식에도 AGEs는 생성되고, 약 7%는 체내에 흡수되기 때문에 굽거나 튀긴 음식의 경우나 특히 탄 음식을 조심해야 한다. AGEs는 섭취된 즉시 몸에 영향을 주거나 증상을 일으키지 않고, 기간을 두고 서서히 축적되면서 노화를 촉진하고 질병을 유발하거나 악화시키게 된다. 이 과정에서 스트레스 호르몬이 지속적으로 분비되는 상황이 반복된다면 노화와 질병 악화는 가속도가 붙게 된다.

렉틴과 시알릭산, NK 세포

음식물에 대한 거부 반응 즉, 음식물 알레르기는 단백질에 의해서 발생된다. 음식물 알레르기 또는 민감성 반응을 일으키는 대표적인 단백질인 글루텐에 의해 발생되며 '셀리악병(Celiac disease)'이라고 한다. 셀리악병은 글루텐이 위장관에서 면역 반응을 일으켜 소화 기관 점막 세포에 염증을 유발시키고 점막이 얇아지고 망가지면서 악화되면 장 세포의 미세융모(Microvilli)까지 손상시켜 영양분을 흡수하는 장의 고유한 기능을 잃게 한다. 셀리악병은 혈액에서 특정 항체(Gliadin, Endomysial, Trasglutaminase 등)에 대한 검사를 해서 진단하거나 위·십이지장 내시경 시술을 이용해 소화 기관 점막의 일부를 떼어 현미경으로 관찰 후 정상인에 비해 점막이 평평해진 상태를 확인하여 진단한다. 하지만, 혈액에서 특정 항체가 발견되지 않았다고 해도 셀리악병과 거의 유사한 장 증상을 가지고 있는 일반인들이 너무나 많고 다양한 종류의 자가 면역 질환이나 소장의 비호지킨성 림프종과 같은 악성 종양이 동반되기도 한다. 이 모두가 비정상적인 면역 활동을 유발하는 단백질 성분 때문인데, 글루텐과 비슷한 성질의 여러 단백질 복합체 중 '렉틴'이 대표적이다.

렉틴은 1884년 혈액형을 조사하다가 발견한 성분으로 역사는 오래되었지만 그동안 대중적으로 조명되지 않아서 일부 과학자들만 알고 있던 단백질이다. 렉틴은 식물의 씨앗, 낱알, 껍질, 잎에 들어 있는데, 렉틴이 포함된 식물을 섭취한 포유류의 장 점막 구성 탄수화물 즉, 다당류 당질 복합체인 당사슬(Glycan, 글리칸)과 결합하여 세포들 간의 소통(Cell communication)을 방해하고 독성이나 염증성 반응을 유발한다. 이 기전에 가장 중요한 세포의 구조물이 세포 표면 당사슬의 말단에 있는 시알릭산이다. 시알릭산은 모든 생물의 혈관 내피 세포뿐만 아니라, 장 점막 세포, 대뇌, 신경 말단 사이, 관절, 적혈구, 정자, 난자 등 모든 세포에 존재한다. 코로나바이러스도 팬데믹 감염을 유발하려면 세포로 침투하여 개체 수를 급속도로 증폭시켜야 하는데, 이 때 바이러스 표면의 침투 수용체와 결합되는 부위가 세포 표면 당사슬의 시알릭산이다. 이런 공통된 기전이 있기 때문에 당단백 밀도가 느슨해져 렉틴에 민감한 사람들은 바이러스와 박테리아 감염에도 훨씬 취약하다.

시알릭산은 차세대 암 치료로 사용되는 면역 항암 치료와도 관련이 있다. 유방암에서는 HER-2(Human epidermal growth factor receptor 2, 사람 상피 세포 성장 인자 수용체-2) 양성이어서 악성도가 높은 경우에 '허셉틴(Herceptin)' 주사로 치료한다. 표적 항암제인 허셉틴은 정상 세포가 무작위로 손상받는 항암 정맥 주사의 부작용을 피하면서 암 치료 성적을 올리는 데 많은 기여를 했다. 이와 비슷한 성과를 올리리라 기대하는 치료제가 면역 항암 치료제인데, 유방암의 약 20% 정도에 해당하는 삼중 음성 유방암의 치료 성적을 개선하리라는 기대로 유방암 환자들에게 희망을 주고 있다. 이 면역 항암제로 암세포만 치료되는 기전에는 자연 살해 세포(Natural killer cell, NK cell)가 핵심으로, 자연 면역을 더 활성화시켜 암 치료에 적용하는 장점이 있지만 한편으로는 가장 치명적인 단점이 있다. 바로 NK 세포의 활성도가 낮거나 세포 수가 적을 경우이다. 거기에 더 큰 단점은 암세포 표면의 당사슬 글리칸에 비정상적으로 많이 분포된 시알릭산을 인식하여 NK 세포가 암세포를 정상 세포로 오해하도록 하는 '면역 회피(Immune evasion) 작용'이다.

다시 렉틴으로 돌아가서, 렉틴 때문에 곡물류를 조심해야 한다는 주장이 얼마나 얼토당토않은지 이야기해 보자. 렉틴은 일차적으로 점막층을 공격하여 장 상피 방어막을 무력화시키고, 이차적으로는 장 세포벽에서 바로 옆 세포와 단단한 결합을 유지하도록 하는 치밀 이음부(Tight junction)를 파고들어 두 세포를 분리해 틈새를 만들어 낸다. 정상적인 장 세포는 당, 아미노산, 지방, 비타민, 미네랄 등 영양 성분은 흡수하지만 소화되지 않은 덩어리 큰 단백질, 장내 노폐물이나 장내 세균 등은 흡수하지 않는다. 렉틴은 비교적 분자량이 크고 거대한 단백질 복합체이다. 이런 렉틴이 특정 세포의 수용체와 결합해서 조눌린(Zonulin)이라는 화합물을 생산함으로써 장 세포 사이의 치밀 이음부를 끊을 수 있다. 이 때 렉틴이나 장내 독소, 장내 세균 등이 림프액, 분비샘, 혈관에 쉽게 접근이 기능해지고 또 전신으로 퍼져 나갈 수 있는 초석이 만들어진다. 이런 상태가 위·장관에 동시다발적으로 많아진 상태가 '장 누수(Leaky gut) 또는 새는 장'인데, 신체 상태를 해칠 수 있는 외부 물질들이 들어와서 온몸으로 퍼지는 상황을 면역 체계가 적극적으로 방어하던 중에 벌어지는 여러 부작용 중 하나가 '자가 면역 질환(Auto-immune disease)'이다. 이런 상황이 오랫동안 지속되어 면역 체계에 위협이 있음을 신체 구석구석에 알리는 신호가 염증성 사이토카인(Cytokine)이며, 활성 산소 등 여러 다른 염증성 물질들이 일으키는 현상을 통틀어 '만성 염증(Chronic inflammation)'이라고 한다.

그런데 이런 일련의 과정들이 순식간에 일어날 거라고 생각하면 안 된다. 아주 오랜 시간에 걸쳐 조금씩 조금씩 침식되어 가는 과정을 거치게 된다. 그러나 장 점막 세포는 3일이면 새로운 세포로 교체된다. 새로운 세포로 교체가 잘 되었다면 뮤신 점액을 만들어 내는 기능도 전혀 문제가 없다. 건강한 장 상태라면 렉틴이 가득한 음식을 다량 먹는다고 해도 3일이면 장 점막의 손상은 감쪽같이 복구된다. 하지만, 새로운 장 세포가 약간 부실한 상태로 대체된다면 어떨까? 조상보다 조금 모자란 자손들이 몇 세대를 거치게 된다면 그 집안은 어떻게 될까? 장 문제는 이렇게 만들어지는데, 렉틴을 신경 써야 할 정도로 장 상태가 좋지 않다면 다른 장 문제 즉, 위산 저하, 역류성 식도염, 장내 유해균, 나쁜 배변 습관, 소화 장애 등 수없이 많은 장과 관련된 증상 중 몇 개는 틀림없이 같이 있다. 그러므로 장 상태를 복구할 수 있는 가장 기본적인 대처는 대충하면서 렉틴만 피하고자 한다면 헛된 수고임을 명심해야 한다. 반면 온전한 장 상피 세포와 장 점막을 만들고 유지할 수 있는 방법을 익힌다면 렉틴, 조눌린, 음식물 알레르기, 포드맵(FODMAP) 식단, 히스타민 불내증 등은 당신이 평생 신경 쓰지 않아도 된다는 사실도 명심해야 한다.

짧은 사슬 지방산(Short chain fatty acid, SCFA, 단쇄 지방산)

지방산(Fatty acid)을 생화학적으로 설명하자면 탄소가 수소로 가득찬 '포화' 또는 이가 빠진 듯이 수소가 듬성듬성 빠져 '불포화'된 상태의 긴 지방족 사슬이며 맨 마지막에는 병마개처럼 생긴 지질 분자이다. 사람은 포화 지방을 주로 가지고 있지만, 세포막을 형성하고 유동성을 갖도록 하려면 생선이나 식물성 기름에 흔히 있는 불포화 지방산이 필요하다. 포화 지방산은 인체를 포함한 동물에서는 탄수화물을 이용하여 주로 간이나 지방 조직에서 쉽게 만들어 낼 수 있고, 수유 중에는 젖샘에서도 생성하여 긴 막대기 형태의 지방산을 굽히고 꼬아가며 콜레스테롤까지 만든다. 인체에서는 카르복실기(Carboxyl group, -COOH)를 말단부터 번호를 매겨 9번째와 10번째 탄소 사이에 이중 결합을 만들어 낼 능력이 없기 때문에 이중 결합을 여러 개 만드는 다가불포화 과정을 할 수 없다.

이런 이유로 다가불포화 지방산인 오메가3 지방산과 오메가6 지방산은 음식물을 통해서만 얻을 수 있기 때문에 필수 지방산이라고 한다. 즉, 오메가3의 최종 단계인 EPA, DHA로 구성된 오메가3 영양제 그리고 달맞이꽃종자유와 같은 오메가6는 몸에서 만들 수 없고 섭취를 해야만 보충된다는 의미이다.

자연적으로 생성되는 대부분의 지방산은 탄소 원자가 4~28개 정도까지의 짝수 개수로 구성된 사슬을 가지고 있고, 탄소 개수가 결정하는 지방산의 길이에 따라 5개 이하는 짧은 사슬, 6~12개는 중간 사슬(Medium chain), 13~21개는 긴 사슬(Long chain)이라고 하며, 22개 이상의 탄소로 구성된 지방족을 매우 긴 사슬(Very long chain) 지방산이라고 한다. 중간 사슬 이상의 긴 지방산은 주로 에너지 발생에 사용되는데, 특히 중간 사슬 지방산인 MCT(Medium chain triglyceride)는 탄수화물 섭취가 적고 혈중 포도당이 부족할 경우에 간에서 케톤체를 대량으로 생산할 수 있는 특징이 있다. 이 케톤체는 암세포의 증식을 억제하는 작용이 있다. 이렇듯 지방산은 일반적으로 섭취하는 식이 지방과 관련이 있지만, 뷰티르산(Butyric acid, Butyrate)이나 아세트산(Acetic acid, Acetate) 또는 프로피오닉산(Propionic acid, Propionate)와 같은 짧은 사슬 지방산의 경우에는 생성 기원과 흡수 과정이 좀 다르다.

아세트산(아세테이트)　　　프로피오닉산(프로피오네이트)　　　뷰티르산(뷰티레이트)

짧은 사슬 지방산

긴 사슬 지방산은 담즙산과 함께 뭉쳐진 후 미셀화(Micellization)되어 흡수되는 소장 점막 세포에서 중성 지방으로 재합성되어 림프관으로 이동을 하게 되고, 중간 사슬 지방산은 담즙에 의해 미셀화도 필요 없이 소장 세포에서 쉽게 흡수되어 혈액을 통해 간으로 바로 이동한다. 이 둘은 주로 식이 지방을 통해 공급되어 흡수된다. 하지만 짧은 사슬 지방산은 식이 지방을 섭취해서 소화, 분해되는 과정에서 생성되지 않고 지방과는 전혀 상관없는, 특히 고기와는 정반대의 야채나 곡물, 과일 등에서 생성된다. 그리고 짧은 사슬 지방산은 소장이 아닌 대장에서 만들어지고 대장을 지나는 동안 대장 세포를 통해 흡수된다. 흡수 후 중간 사슬 지방산처럼 혈액을 통해 간으로 이동하지만, 뷰티르산의 60~70%는 대장 세포가 흡수하여 자체 에너지원으로 사용하고 아세트산과 프로피오닉산은 대부분 간으로 이동한다. 아세트산은 초산이라고도 하며 식초의 성분인데, 짧은 사슬 지방산을 보충하기 위해 식초를 먹으면 도움이 되겠다는 생각은 틀렸다. 식초의 초산은 소장에서 거의 다 분해되어 흡수가 되기 때문에 혈중 아세트산의 농도를 올리는 데는 소용이 없다.

장 주변 모세 혈관을 통해 혈관으로 흡수된 짧은 사슬 지방산은 장 조직 내의 조절 T세포(Regulatory T cell)를 증가시키고, 장 면역 자체를 향상시켜 장내 환경이나 장내 세균 등이 유발하는 장 점막 세포 간의 긴장감에 잘 대처할 수 있도록 한다. 장관 내 pH를 낮춰 산성 환경을 유지하여 유해균의 정착을 막고 영양분 흡수를 돕는다. 이렇게 간접적으로 장내 건강과 면역 유지에 이바지하는 바가 커서 속이 편한 환경을 만들어 주는 기능 때문에 최근에는 여러 방면으로 관심을 받고 있는 영양소가 바로 짧은 사슬 지방산이다.

이렇듯 최근 들어 짧은 사슬 지방산에 대한 관심이 더욱 높아진 이유는 장내 미생물에 대한 관심이 높아졌기 때문이다. 인체의 소화 효소로는 소화하기 힘든 식이 섬유를 발효시켜 짧은 사슬 지방산을 만들어 내기 때문인데, 대장까지 넘어간 식이 섬유를 분해하여 짧은 사슬 지방산을 만들어 내는 장내 세균은 주로 박테로이데테스(Bacteroidetes) 문에 속하는 박테로이데스(Bacteroides) 균종과 프리보텔라(Prevotella) 균종이다.

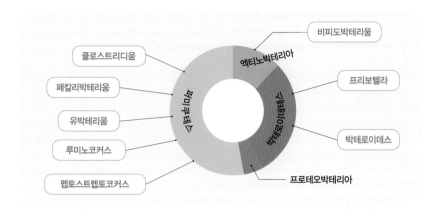

장내 세균 분류

이들은 '날씬균'이라 불리는 균종들인데, 이 균들 덕분에 최근에는 날씬해지는 이유도 기전이 밝혀지고 있다. 지방 세포는 혈중의 고농도 짧은 사슬 지방산을 감지하면 더 이상의 지방을 받아들이지 않아 지방의 축적을 방지하고 교감 신경을 항진시켜 심박수를 증가시키고 체온을 올려서 영양분을 태워 소비하게 한다. 따라서 짧은 사슬 지방산을 잘 만들어 낼 수 있는 음식을 먹어서 대장까지 잘 보내기만 하면, 비만도 방지하고 장 건강도 유지하고 체온도 올릴 수 있다는 1석 3조의 이득이 있다.

하지만 안타깝게도 비만인 사람의 대장 내에는 박테로이데테스가 줄어들어 있는데, 이는 유방에도 치명적인 약점이 된다. 유방은 에스트로겐 호르몬의 영향을 많이 받는데, 지방 세포가 많아지면 필요 이상으로 에스트로겐 호르몬이 많이 생성되도록 세포 대사가 이루어지기 때문이다. 박테로이데테스가 부족한 대장에는 '뚱보균'으로 알려진 퍼미쿠테스 (Firmicutes) 문이 증가하는데, 다행히 식습관을 바꾸면 뚱보균이 줄고 날씬균이 늘어나면서 유방 건강에 도움이 된다. 즉, 짧은 사슬 지방산의 생성을 유도하는 식이 섬유를 꾸준히 섭취하면 박테로이데테스의 세력이 커진다는 의미이다. 하지만, 식습관을 바꿔서 꾸준히 유지하기는 쉽지 않다. 최근에는 뚱뚱한 무균 실험 쥐에게 날씬균을 주입한 실험이 성공하면서 뚱뚱한 사람도 간단한 방법으로 날씬해질 수 있다는 희망적인 소식이 전해지기는 한다. 하지만, 인체의 장 내로 세균을 직접 넣어 주는 적극적인 방법을 비만 치료에 이용할 만큼의 연구 결과가 아직은 없는 만큼 지금까지는 식습관의 변화가 훨씬 더 중요하다. 게다가, 수십 년을 살아온 사람의 장내 세균은 매우 복잡하게 얽혀 있기 때문에 단순한 방법은 통하지 않으리라 추측된다. 난치병이나 불치병을 치료하려고 개발된 수많은 약물들이 실험 쥐에는 성공했지만 인체에 적용되지 않아서 버려진 연구 결과들이 넘쳐난다는 사실을 고려하면, 세균 이식의 성공을 기다리기보다는 식습관 교정 노력을 먼저 시도하라고 강조하고 싶다. 식습관의 변화가 어렵다고는 하지만 확실한 개념과 정확한 방법만 안다면 절대 어렵지 않다.

식습관을 바꿔야겠다고 결심하고 샐러드에 드레싱을 뿌려 식사 대용식으로 준비하거나 흰쌀밥을 현미밥이나 잡곡밥으로 바꾸려는 생각이 당장은 들겠지만 그 전에 우선 자신의 식습관 상태를 잘 파악해야 한다. 식사 시간이 비교적 짧은 편이라면 가능한 생야채의 섭취를 피해야 한다. 식이 섬유를 식단에서 늘려야 한다고 했다가 또 하지 말라 하니 이상하다는 의문이 들 수 있다. 하지만 건강을 위해서 초식 동물처럼 오래 우물우물 씹어서 삼키겠다고 한 숟가락 먹고 100번을 씹는 소수의 사람들을 따라 하기는 매우 어렵다. 가만히 생각해 보자. 팀원들과 같이 식사하면서 100번 아니라 30번이라도 꼭꼭 씹어 가며 먹을 수 있을까? 식사는 빨리하는 편이지만 샐러드 같은 생야채를 천천히 씹어 먹을 수 있다는 작심은 아예 처음부터 시작하지 않는 게 낫다. 왜냐하면 그렇게 대충 씹어서 삼키는 식이 섬유는 별로 효용 가치가 없고 오히려 장 상태를 나쁘게 만들기 때문이다. 특히, 식물 세포벽의 기본 구조 성분이며 지구상에서 가장 흔한 유기 화합물인 셀룰로스(Cellulose)는 장내 세균들이 사용할 수 없는 분자 구조의 식이 섬유이다. 그렇기 때문에 식물 세포벽의 구성 성분 중 전혀 소화가 되지 않는 펙틴질을 제외한 헤미-셀룰로스(Hemi-cellulose) 즉, 인체의 소화 능력으로는 불가능하지만 장내 세균이 짧은 지방산으로 소화시킬 수 있는 유용한 다당류 식이 섬유를 잘 섭취해야 한다고 다시 한 번 더 강조한다.

프리바이오틱스

프로바이오틱스(Probiotics)는 '장내 마이크로바이옴(Microbiome)의 균형을 유지시키며 장내 기능을 향상시키는 살아 있는 미생물'을 의미하며, 프리바이오틱스(Prebiotics)는 '장내 마이크로바이옴의 조성과 기능을 변화시키는 기능성 식품'을 의미한다. 일반적인 상식으로 프로바이오틱스는 장내 유익균의 보충을 위해 섭취하는 유산균 제품을 의미하며, 프리바이오틱스는 유익균 먹이의 역할을 하는 복합 탄수화물인 식이 섬유라고 할 수 있다. 이 두 가지를 합친 개념의 신조어는 신바이오틱스(Synbiotics)이다. 뿐만 아니라, 최근에는 장내 마이크로바이옴 중 유익균이 생산해 내는 성분으로 구성한 포스트바이오틱스(Postbiotics)도 제품으로 만들어지고 있다.

사람이 밥을 먹고 에너지를 만들며 저절로 성장하듯이, 장내 유익균도 살아갈 먹이만 잘 섭취해도 저절로 번식하고 장을 건강한 상태로 회복시키며 유지되도록 한다. 따라서 일상 속에서 프리바이오틱스를 공급해 줄 수 있는 식습관이야말로 유산균 제품을 꼬박꼬박 챙겨 먹는 습관보다 훨씬 중요하다. 이렇게 얘기하면 대부분 샐러드와 같은 야채나 나물 반찬에 들어 있는 식이 섬유(Dietary fiber)를 많이 먹어야겠다고 생각하겠지만, 그렇지 않다고 이미 앞에서 설명을 했다.

학문적으로 식이 섬유 또는 식이 섬유소는 인체에서 생성되는 소화 효소를 이용해서 분해할 수 없는 고분자 화합물로, 가용성 또는 수용성(Soluble) 섬유소와 난용성 또는 불수용성(Insoluble) 섬유소로 구분된다. 장내 미생물의 먹이가 된다는 프리바이오틱스는 사람은 소화할 수 없지만 장내 미생물만 소화하고 이용해 발효되는 수용성 섬유소를 의미한다. 불수용성 섬유소는 인체 소화 효소뿐만 아니라 장내 미생물조차도 분해하지 못하기 때문에 난소화성 고분자 탄수화물(Indigestible carbohydrate polymers)이라고 하며, 수분을 흡수하고 변의 부피를 늘려 배변량을 증가시키고 장운동을 촉진하는 역할을 하는 섬유질(Cellulose)을 의미한다.

식이 섬유는 9대 영양소 중에 7번째이지만 큰 영역으로는 탄수화물에 포함될 수 있다. 몇몇 학자나 의사들이 주장하는 탄수화물 극혐 논리에 휩쓸려 가공 탄수화물 섭취량을 제한하면서 동시에 쌀밥을 포함한 각종 탄수화물을 다 같이 줄인다면, 그나마 음식으로 섭취한 후 이용할 수 있었던 식이 섬유의 양이 턱없이 부족해질 수 있다.

분류	명칭	음식	유용
불수용성 식이 섬유	셀룰로스(Cellose)	콩, 현미, 밀가루, 견과류, 야채	대변 팽창, SCFA 생산, 면역 기능 강화
	헤미셀룰로스 (Hemicellulose)		
	프룩탄스(Fructans)		
수용성 식이 섬유	펙틴(Pectin)	과일, 야채	느린 포도당 흡수 및 담즙산 결합, 미생물 조성 조절
	베타-글루칸(β-glucan)	조류, 곡물(예: 보리 또는 귀리), 버섯, 기타 해양 식물	프리바이오틱 기능, SCFA 생산, 느린 포도당 흡수 및 담즙산 결합, 미생물 조성 조절
	올리고프룩토스 (Oligofructose)	엔도글리코시다제 효소로 화학적 분해한 상품 생산 가능; 바나나, 아스파라거스, 치커리 뿌리, 민들레 채소, 마늘, 아티초크, 부추, 양파, 밀, 보리, 호밀에 자연적으로 존재	프리바이오틱스 기능, 당뇨병 환자의 혈장 LPS 감소
	이눌린(Inulin)	부추, 아스파라거스, 양파, 밀, 마늘, 치커리, 귀리, 콩, 바나나, 아가베, 예루살렘 아티초크	SCFA 생산, 체중/혈중 콜레스테롤/혈당 감소, 당뇨병 환자의 혈장 LPS 감소
	프룩토올리고사카라이드 (Fructooligosaccharide)	수크로스의 트랜스프럭토실화; 아티초크, 아스파라거스, 바나나, 치커리, 마늘, 양파에서 자연 발생	프리바이오틱(prebiotic) 기능, 위장관 미생물 구성 및/또는 활성도 변화와 발효 기능으로 위장관 건강 증진
	갈락토올리고사카라이드 (Galactooligosaccharides)	유당의 당화(Glycosylation)에 의해 합성되며, 음료(과일 주스 및 기타 산성 음료), 과자 제품, 발효 및 향미 우유, 유아용 조제 분유, 식사 대체제에 사용됨.	
	저항성 전분 (Resistance starches)	바나나, 콩, 렌틸콩, 피스, 홀 알갱이	
	말토덱스트린 (Maltodextrin)	고도로 가공된 옥수수, 감자, 쌀 또는 밀로부터 합성됨. 버터 및 마가린, 유제품에 지방 대체제로 잠재적으로 적용됨. 저지방 샐러드 드레싱, 마요네즈, 스프레드 및 비알레르기 유아용 조제 분유, 수분 보충/회복/에너지 음료에 사용됨.	
	구아 검(Guar gum)	시아모시스 테트라고놀로부스(Cyamopsis tetragonolobus) 식물의 내분자 (Endosperm)로 제조되며, 베이커리, 시리얼, 유제품, 육류 제품에 사용됨.	
	아라비노올리고사카라이드 (Arabinooligosaccharides)	바, 시리얼, 유제품, 아이소토닉 음료, 스포츠 음료	
	자일로올리고사카라이드 (Xylooligosaccharides)	죽순, 바, 시리얼, 유제품, 과일, 꿀, 동위 원소 음료, 스포츠 음료, 야채,	프리바이오틱 기능, SCFA 생산

SCFA: 단쇄 지방산

또 반대로 샐러드나 쌈을 싸 먹는 등의 생야채 섭취를 너무 늘리거나 소화가 안 되고 속이 불편한데도 현미밥이나 생식이 건강에 도움이 된다고 억지로 섭취하는 식습관 변화 때문에, 인체도 장내 세균들도 이용할 수 없는 식이 섬유의 양이 너무 갑자기 늘어나 오히려 장 문제를 일으키는 경우가 있다. 이는 프리바이오틱스를 소화해 낼 수 있는 장내 미생물의 부족, 유해균과의 비율 이상, 그리고 자신의 몸 상태를 모르고 빨리 건강해지고 싶어서 시도한 무리한 욕심 때문이다.

또한 초식 동물이 가지고 있는 섬유질 분해 효소나 미생물을 인간은 가지고 있지 않고, 되새김질과 같이 섬유질을 아주 곱게 갈아낼 능력이 없으며, 좁은 구강 구조와 불충분한 저작 습관일 경우에 문제가 생긴다. 특히, 태생적으로 구강 공간이 작거나, 발치를 한 후 치아 교정 치료를 한 경우, 그리고 부정교합이 심한 경우에는 더 꼭꼭 씹어서 천천히 삼키지 않으면 고생하게 된다. 뿐만 아니라, 유행을 따르는 저탄고지 식단, 과식이 동반되는 간헐적 단식, 미용을 강조한 치아 교정 등이 오히려 건강을 망칠 수도 있음을 명심해야 한다.

식품 1g을 섭취하면 약 100만 개 정도의 미생물을 삼키게 되는데, 위장 내용물에는 1g당 10^3~10^4개 정도로 있고, 대장 내용물에서는 1g당 10^{11}개 정도로 장내 미생물의 개체수가 폭발적으로 증가해 있다. 장내 미생물의 생존 기간은 평균 30분 정도이기 때문에 지속적이고 빠른 속도로 개체 분열을 통한 증식을 해, 대변 1g에 약 1조 개의 미생물이 섞여서 나가게 된다.

이 정도 되면 여러 가지 의문이 생긴다.

- 만약, 좋은 미생물이 없어서 장이 나빠졌다면 유산균만 먹으면 해결이 될까?
- 좋은 음식만 잘 골라먹으면 장이 좋아진다는데 유산균 제품을 꼭 먹어야 할까?
- 처음에는 신체의 이상 증상이 발생하여 회복을 위해 유산균을 복용한다고 치더라도, 어째서 오랜 기간 매일 먹어야 할까?
- 유산균 제품의 좋은 균들은 대장에서 증식하지 않는 걸까?
- 혹시 증식을 못하는 이유가 섭취한 유산균 제품의 미생물들이 위산에 죽기 때문일까?
- 유산균 제품을 꼭 먹어야 하고 계속 먹어야만 한다면 그 이유가 뭘까?

이 질문들에 대해 한번쯤 곰곰이 생각해 봐야 한다. 정답은 단 한 가지인데, 그게 바로 '상술'이다. 마치, 우유는 탄·단·지 비율이 완벽하고 단백질 보충과 칼슘 보충에 필수적이라는 상술이나, 충분한 양의 단백질 섭취를 위해 아침 식사에는 바삭바삭하면서 맛도 있는 베이컨을 항상 다른 음식과 같이 먹으면 좋다는 잘못된 영양 교육이 만든 고정 관념에는 늘 상술이 존재한다는 사실을 알아야 한다.

진정으로 장내 미생물을 회복시키고 싶다면 외부에서 유산균 제품으로 보충할 일이 아니라, 이미 장에 존재하고 있는 장내 미생물의 증식을 위해 미생물 먹이를 넣어 주는 노력이 훨씬 더 중요하다. 미생물의 먹이로는 '식이 섬유'가 가장 우선적이지만, 불수용성(난소화성) 식이 섬유 중에서도 장내 세균이 선택적으로 발효에도 이용할 수 있고 SCFA를 만드는 재료로도 쓰이는 '헤미-셀룰로스'가 가장 필수이며 가격 대비 효용성이 가장 높다.

식물이 외부로부터 자신들을 보호하기 위해 스스로 만들어 내는 세포벽과 식물 조
직의 대부분을 이루고 있는 섬유질은 탄수화물 복합체로 다당류(Polysaccharide)
에 해당한다. 포도당의 1번 탄소와 4번 탄소의 수산화기(-OH)가 만나 글리코사
이드 결합(Glycosidic bond)으로 길게 연결된 가지가 없는 나선형 구조이다. 1번
탄소 아래로 -OH가 붙어 있으면 알파-포도당(α-glucose)이라고 하고, 1번 탄소
위로 -OH가 붙어 있으면 베타-포도당(β-glucose)이라고 한다. 알파-포도당끼리
이어져서 나선형(α[1→4])으로 붙으면 '녹말(Starch/Amylum)'이 되고, 베타-포도
당끼리 결합하여 직선 구조(β[1→4])를 만들면 '셀룰로스(Cellulose)'가 된다.

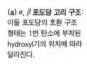
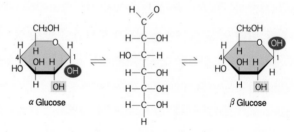

(a) α, β 포도당 고리 구조:
이들 포도당의 호환 구조
형태는 1번 탄소에 부착된
hydroxyl기의 위치에 따라
달라진다.

α Glucose   β Glucose

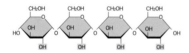
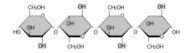

(b) 전분: 포도당 단위체의 1-4 결합. 모든 단체들은 동일
방향성을 가지고 있다. 아래쪽의 OH의 위치와 그림(c) 셀
룰로오즈의 OH 위치들과 비교해 보자.

(c) 셀룰로스 : β 포도당 단위체들의 1-4결합. 셀룰로스에
서는 각 베타 포도당 단위체들이 각 이웃한 개체들과 위 아
래 반대 방향으로 위치해 있다.(OH의 위치)

식물이 광합성을 통해 포도당을 만들어서 에너지를 보관하는 형태가 녹말이고,
자신을 조립하고 구조를 만드는 데 사용하는 형태가 셀룰로스다. 인간을 포함

한 척추 동물은 베타-글리코사이드 결합을 분해할 수 있는 소화 효소를 만들어 낼 수 없기 때문에 기본적으로는 셀룰로스를 분해하고 소화해 낼 수 없다. 단지, 장내 미생물이 일부 셀룰로스를 분해할 수 있을 뿐이다.

만약 효율을 높이기 위해 초식 동물이 가지고 있는 섬유질 분해 미생물을 인위적으로 넣어 주면 어떻게 될까? 그렇게 투입된 미생물은 섬유소를 분해하는 일을 하지 않고 낯선 환경에서 기생하면서 유해균으로 작용한다고 한다. 그렇다면 샐러드를 챙겨 먹고, 유산균 제품으로 미생물을 밖에서 보충해 주는 노력이 항상 이득이 될 수 있을까? 이처럼, 지금 먹고 있는 건강 식품이 건강을 위해 필수적인지는 꼭 고민해 보아야 한다.

최근 여러 연구들을 통하여 알려진 프리바이오틱스로는 이눌린(Inulin), 올리고프룩토스(Oligofructose), 갈락토올리고사카라이드(Galactooligosaccharide) 등이 대표적이지만 가장 추천하는 프리바이오틱스는 라이스 브랜(Rice bran)이다. 벼의 겉껍질 왕겨를 벗겨 낸 후 쌀알이 나올 때까지 도정하는 과정에서 얻은 고운 속겨(속껍질)로, 보통 쌀겨나 미강이라고 부르는 벼의 속껍질인 헤미셀룰로스(Hemi-cellulose)이다. 미국 자연의학(Natural medicine) 책에서도 라이스 브랜의 다양한 효과를 언급하고 있는데, 대사 증후군과 다이어트 효과뿐만 아니라 항암 및 에이즈와 같은 바이러스에 대한 치료 효과도 있음을 밝히고 있다. 또한 면역력을 증가시키고 에너지를 향상시켜 운동 능력을 높여 주고, 간 기능 개선 및 심혈관 질환을 예방하며 항산화제로써의 효과가 탁월하다고 한다. 그리고 비정상적인 피부염에도 유용하다고 소개하고 있다. 하지만, 중금속이나 농약 등의 오염이 되지 않은 현미의 미강을 찾기가 현실적으로 점점 더 어려워지고 있다.

우리나라에서 가장 넓은 호남 평야 한 가운데에서 생산한 볍씨에서도 농약과 중금속이 국제 기준의 한계치 이상으로 검출된다고 하니, 국산 라이스브랜(미강)은 지속적인 섭취를 권장하기 어렵다. 그러나, 국내에도 완전 청정 미강이 있다. 바로 강원도 철원의 민통선 지역에서 생산되는 미강(현미 껍질) '기-승-전-장!'이다. 이 지역은 강물(국내 대부분의 강물은 중금속 오염이 있는 3급수)을 사용하지 않고, 민통선 내 별도의 저수지 물로 농사를 짓는데 이 물은 수질 검사상 중금속이 전혀 없는 완벽한 수질을 자랑한다. 즉, '기-승-전-장!'은 국내 최고의 미강을 선별해서 특허받은 특수 제조 공법으로 생산되어, 장내 유익균들이 훨씬 더 쉽게 이용할 수 있다. 신체의 모든 장기 중 무엇보다 장이 중요하다는 의미를 담은 '기-승-전-장!'을 유산균 섭취보다 더 우선적으로 선택하여 장 건강을 유지하고 회복하기를 바란다.

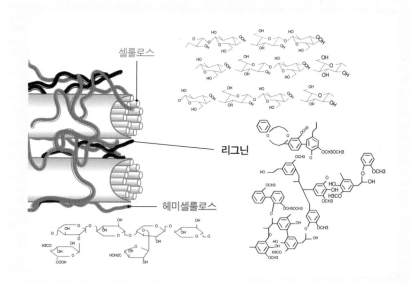

간 기능과 호르몬

간은 우측 상복부에 위치하며, 몸에서 가장 크고 복잡한 장기이다. 인체에서 중요한 장기 중 하나이고, 소화 작용, 해독 작용, 살균 작용 등을 수행하며, 호르몬 대사에 중요한 기관이다. 특히 스테로이드 계열의 호르몬들은 반드시 간에서만 해독될 수 있다. 인체의 다른 많은 장기들과는 달리 간은 수많은 기능을 하면서 세포 손상을 많이 받지만 재생력이 뛰어 나서 금방 회복할 수 있는 능력도 있다. 간 이식을 위해 공여자가 부분적으로 잘라 내어 수여자에게 이식했을 때도 일정 기간이 지나면 각각 필요한 만큼 간세포가 증식을 하고 간의 크기가 커진다. 이런 회복력을 가진 장기가 혈액 검사에서 간수치가 낮아 기능이 약해졌거나, 또는 간수치가 증가했다면 얼마나 많은 세포 손상이 반복되었을지는 상상하기도 어렵다.

간의 가장 중요한 기능은 혈액 여과 기능이다. 1분당 전체 혈액의 30%인 1.5L가 간을 통과하고, 3~4분이면 전체 혈액 5L가 모두 간을 지나가게 된다. 장에서 올라오는 혈액은 100% 모두 간을 거쳐서 지나가게 되고, 장에서 흡수된 영양소뿐만 아니라 장내 세균, 세균의 내독소(Endotoxin), 외독소(Exotoxin), 항원-항체 복합체(Ag-Ab complex) 그리고 독성 물질 등을 정제하고 처리하므로 인체 영양 공급과 방어에 있어 매우 중요한 기능을 한다.

간의 해독 기능은 2단계로 나뉘어져 있다. 중요한 부분은 2차 해독 과정이지만, 1차 해독이 제대로 되지 않는다면 독소는 간 해독 과정으로 진

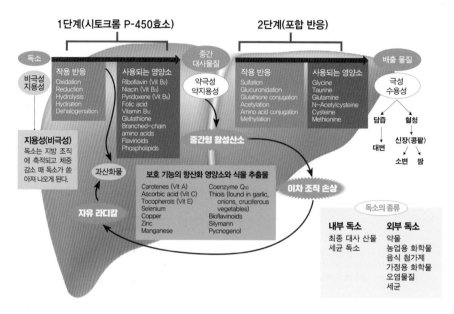

간에서의 해독 경로와 필요한 영양소

행되지 못하고 계속 혈액 속을 떠돌면서 세포 손상을 만들어 낸다. 특히 세포 손상을 많이 받는 기관은 피부, 간장, 신장, 심장, 뇌, 폐, 내분비계 이다. 세포 손상이 일정량 이상 되면 증상이 유발되기 때문에, 신체는 독 소가 계속 떠돌면서 세포 손상을 끊임없이 만들게 내버려 두지 않고 지 방 세포에 쌓아 놓으면서 피해를 최소화하려고 노력한다. 증상이 생길 정도로 독소 양이 많아지면, 해독이 늦어지면서 지방은 더 축적되고 체 중 증가로 이어진다. 결국 대사 질환을 일으키고 심지어는 암으로까지 발전할 수 있다.

만약, 다이어트를 심하게 하여 포도당(탄수화물) 대사에서 케톤(지방) 대 사로 바뀐다면, 체내 지방이 분해되면서 지방에 함유되어 있던 독소가 유출됨으로써 두통, 기억력 감소, 위통, 오심, 피로, 현기증, 빈맥 등의 증상이 생길 수 있는데, 그 뒷 배경으로는 1, 2차 간해독 과정의 오작동이 숨겨져 있다.

이런 상태에서는 에스트로겐 대사 물질도 이상한 놈 4-OHE 또는 나쁜 놈 16-OHE로 만들어질 가능성이 높으며, 이들 에스트로겐 대사 물질이 유방 세포를 자극한다면 유방암 세포로 바뀔 가능성 또한 높아진다. 따라서, 유방암을 포함한 유방 질환의 발생 가능성을 낮추려면 간 해독 기능이 정상 작동해야 한다. 해독 작용에는 많은 영양제가 필요하지만 1차 해독에서 2차 해독으로 빨리 진행되지 못해서 정체되면 활성 산소가 더 많이 만들어질 뿐만 아니라, 활성 산소보다 독성이 60배나 강한 매우 위험한 독소인 에폭시드(Epoxide) 등과 같은 중간 독소 대사물이 만들어져 훨씬 더 급속도로 세포 손상이 진행된다. 이런 이유로 2차 해독에 필요한 영양소들이 훨씬 더 중요하다.

그렇다면, 그림에서 표시한 대로 영양제를 잘 챙겨 먹으면 될까? 대답은 예상하고 있는 대로 '아니다!'이다. 혈액을 떠도는 세포에서 만들어진 독소도 많이 있겠지만, 장에서 얼마나 많은 독소가 올라오는지 모르는 상태에서는 영양제의 용량을 계속 올려가면서 해독 정도를 확인할 수밖에 없다. 하지만, 영양제를 고용량으로 계속 복용하면 그 자체로 또 다른 새로운 독소를 만들어 내기 때문에 근본적인 해결책은 될 수 없다.

그러면 어떻게 해야 할까? 장에서 올라오는 독소를 줄이면서 세포 손상을 일으키는 혈액 내 독소를 제거하는 방법이 최선이다. 즉, 간 해독을 원활하게 하려면 장 문제부터 해결해야 한다는 의미이다. 예를 들면, 지방간이 있어서 간 해독 기능이 떨어진다면 장 문제부터 해결해야 하고, 장 문제는 음식에서 시작되므로 식단 조절은 완벽한 해독을 위해 필수이다.

유산균 과학의 아버지로 알려진 러시아 동물학자 메치니코프(Ilya Mechnikov) 박사가 100년 전에 '죽음은 장에서 시작된다.(Death begins in the colon)'고 말했다. 이 말은 장내 마이크로바이옴의 중요성에 대해 한 말이 겠지만, 장은 간과 아주 밀접하기 때문에 각각 서로 떼어 설명하기 어렵다. 여기까지 설명하면, 장이든 간이든 유산균을 포함해서 영양제를 잘 챙겨 먹으면 유방 질환을 예방하고 해결하는 데 도움이 되겠다고 싶겠지만, 그 정도로는 충분한 예방 효과를 만들기에 많이 부족하다.

장과 간은 신체 장기를 통틀어서 모세 혈관과 림프관을 단위 면적당 가장 많이 보유하고 있는 장기이기도 하다. 모세 혈관의 혈액 순환은 무엇이 조절할까? 무엇보다 충분한 혈액량이 우선이고 탈수와 관련된다. 현대인들이 대부분 탈수 상태라서 혈액량이 부족해지고 혈액 순환이 나쁘지만, 모세 혈관 통과 혈액량이 어느 정도까지는 유지될 수 있도록 모세 혈관 통과 혈액량은 자율신경이 조절한다. 모세 혈관으로 빠져나갈 수 없는 독소는 림프관을 통해서 배출할 수 있는데, 혈액 순환이 나빠지면 세포 주변의 세포 간질액이 정체되고 독소가 쌓이면서 부종이 생기고 결국에는 림프로 빠져나가는 독소 양이 줄어들게 된다. 결국, 착한 에스트로겐이 잘 쓰이고 잘 배출되어 유방 질환을 예방하고 유방암 환자의 항호르몬 치료 후에 부작용을 피하기 위해서는 영양제보다는 탈수 교정과 장 기능 회복 및 척추 균형을 맞출 수 있는 자율신경기능의학적 치료가 우선되어야 한다.

장과 뇌는 연결되어 있다

최근에 밝혀지고 있는 장에 대한 놀라운 사실은 장과 뇌가 연결되어 있으며, 서로 영향을 주고 받는다는 사실이다. 매우 힘들거나 속상할 때 맛있는 음식을 먹으면 마음이 편안해지고, 불안하거나 불편한 마음으로 식사를 하면 쉽게 체하는 경우가 허다하다. 스트레스가 많을 때에는 위가 아프거나 장에 탈이 나는 경우도 많다. 이렇게 마음이나 생각의 문제가 장과 관련이 깊은 이유가 있다.

세로토닌 호르몬은 뇌에서 기분을 조절하는 일을 한다. 보통 행복 호르몬이라고 하는데 이 호르몬이 부족하면 우울증이 생길 수 있다. 또 세로토닌은 밤이 되면 숙면에 빠져들게 하는 멜라토닌으로 변한다. 그런데 이 세로토닌은 사람의 장내에 1% 정도 분포하는 특정 내분비 세포인 EC 세포에서 90% 가량 만들어진다. 이 세로토닌이 장과 뇌의 소통을 이어 주는 매개이며 장내 미생물은 세로토닌 분비량에 영향을 준다.

2015년, 미국 칼텍 연구진의 실험에 따르면 '무균' 쥐에서는 세로토닌 생산이 확연히 줄어들었고, 특정 미생물을 무균 쥐의 장에 넣었더니 세로토닌 분비가 다시 늘어났다고 한다. 또, 보통 쥐에서 장내 미생물을 모두 없앴더니 세로토닌 분비량이 줄어들었다고 한다. 이 실험을 통해 우리는 장내 미생물이 세로토닌 분비에 영향을 주고, 세로토닌에 의해 뇌에까지 영향을 준다는 사실을 알게 되었다. 장이 건강하지 않으면 우울증이 발생할 확률이 훨씬 높아진다. 면역 세포를 자극해 뇌에 영향을 주는 신호 분자인 사이토카인이 만들어지는 데에도 장내 미생물이 관여한다는 연구 결과도 있다.

이렇게 뇌와 장이 연결되어 있다는 사실이 점점 과학적으로 입증되고 있고, 이 현상을 이론으로 설명하기 위해 '장-뇌 연결축(Gut-brain axis)'이라는 새로운 전문 용어도 생겨났다.

서로 아무 관계가 없다고 생각했던 뇌와 장이 서로 긴밀히 연결되어 있다는 사실은 새로운 깨달음을 준다. 스트레스는 위산을 과다하게 분비시킬 수 있고, 불안감은 위장 운동을 둔하게 할 수 있다. 반대로, 배변 활동을 제시간에 할 수 없는 직업을 가진 분들은 우울증에 걸릴 확률이 높다. 이렇듯, 장에 문제가 생기면 뇌를 통해 몸 전체에 영향이 미친다. 그래서 우리는 장을 '두 번째 뇌'라고 부른다.

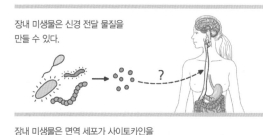

장내 미생물은 신경 전달 물질을 만들 수 있다.

이런 신경 전달 물질들은 미주 신경을 통해 뇌에 신호를 보내게 된다.

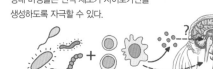

장내 미생물은 면역 세포가 사이토카인을 생성하도록 자극할 수 있다.

이런 사이토카인들은 순환계의 혈관을 통해 뇌까지 전달될 수 있다.

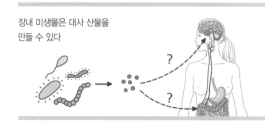

장내 미생물은 대사 산물을 만들 수 있다

이런 대사 산물들은 미주 신경을 자극시키는 신경 전달 물질을 생성하도록 장상피 세포를 자극하거나 혈관을 통해 뇌로 전달될 수 있다.

장내 환경이 뇌의 기능에 영향을 끼치는 기전

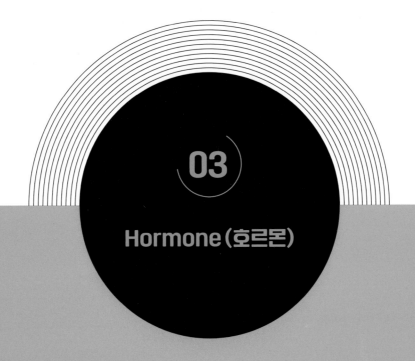

03

Hormone (호르몬)

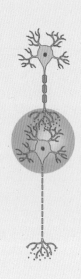

유방암과 호르몬

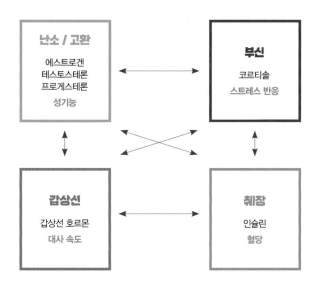

호르몬 밸런스

　우리나라 유방암 발병률은 과히 세계적이며, 2012년에는 동아시아 국가 중에서 제일 높았다. 또한 새로운 유방암 환자 발생률도 높은 편인데, 1999년 5,703명이던 여성 유방암 환자는 2019년 24,933명으로 4배 이상 급증하였다. 그런데 유방암의 약 90%는 여성 호르몬의 불균형으로 생겨나며, 국내 전체 유방암 환자의 70%는 호르몬 수용체를 가지고 있을 정도로 호르몬과 유방암의 관계가 밀접하다. 유방암 치료의 희망은 호르몬을 잘 조절하고 관리하면 된다는 의미이다. 그런데 도대체 모든 여성에게 꼭 필요해서 저절로 만들어지는 여성 호르몬이 어째서 유방암 발생의 가장 큰 원인이 되는 걸까?

우리 몸에서 세포들이 기능을 하려면 정보를 전달해 주는 매개체가 있어야 하는데 그 역할을 하는 것이 호르몬과 신경이다. 호르몬은 뇌에 있는 시상하부, 뇌하수체, 갑상선, 부신, 이자, 생식 기관에서 만들어져 이 중에서 가장 핵심적인 호르몬 전달 체계가 시상하부(Hypothalamus)-뇌하수체(Pituitary)-부신(Adrenal) 축이며, H-P-A axis라고 한다.

만들어진 호르몬은 바로 옆 세포에 전달되거나 혈관 안으로 분비되어 멀리 있는 세포까지 이동하며, 신경의 기능과 마찬가지로 해당 세포에 정보를 전달하는 기능을 한다. 그런데 호르몬이 신경과 다른 점은 정보 전달 속도는 느리지만 지속적으로 영향을 줄 수 있고, 나이와 성별에 따라 기능과 세포에 대한 영향력이 조금씩 달라진다는 특성이다.

성장 호르몬은 아이들에게는 뼈와 근육을 성장시키는 기능이 있고, 어른들에게는 지방을 분해하고 노화를 방지해 주며 결정적으로 세포를 회복시키는 기능이 있다. 성호르몬은 여성 호르몬과 남성 호르몬으로 나뉘는데, 대표적인 여성 호르몬은 '에스트로겐', 남성 호르몬은 '테스토스테론'이다. 두 호르몬은 남자와 여자 모두에게서 분비되며 성별에 따라 호르몬의 양만 차이가 난다. 성호르몬은 생식기의 성장과 조절에 작용하고, 사춘기 때는 2차 성징을 유도해서 소년을 남성답게 소녀를 여성답게 만든다.

도파민은 기분을 즐겁게 해 주는 호르몬으로 '신의 선물'이라고 한다. 하지만 도파민의 화학 구조는 마약 물질과 비슷해 너무 과하게 분비되면 정신 분열을 일으키기도 한다. 그 외에 모성애의 비밀인 옥시토신, 집중력을 향상시켜 주는 노르아드레날린, 행복하게 만들어 주는 호르몬이지만 부족할 경우 우울감과 불안감을 주는 세로토닌, 진통 작용을 하는 엔도르핀, 기억력을 높여 주는 아세틸콜린 등의 호르몬이 있다.

체내 내분비계에서 분비되는 호르몬은 기능을 제대로 파악하지 못한 호르몬까지 포함하면 3,000~4,000여 가지 정도로 추측하지만, 전문가들에게 작용 기전이 자세히 알려진 호르몬은 겨우 100여 종 정도이다. 이들은 각기 다른 역할을 하지만 공통적으로는 신체 기능을 안정화시키는 항상성 유지에 중요하다. 또한 각각이 필수적인 역할을 하는데, 하나의 호르몬이라도 균형이 흔들리면 신체 항상성이 깨지면서 두통, 급격한 기분 변화, 갑작스런 발한 또는 체중 증가와 같은 문제가 끊임없이 생긴다.

남자와 여자 모두에게서 공통적으로 쉽게 문제를 일으킬 수 있는 호르몬은 5가지로, 코르티솔, 에스트로겐, 인슐린(Insulin), 프로게스테론, 테스토스테론이다. 이들은 유방뿐만 아니라 자궁과 난소에도 중요하며 남성에게는 전립선암과도 관련이 많은 호르몬이다. 이 호르몬 때문에 유방에서 문제가 생겼다면 이미 장에서 만성 염증이 빈발하고 자율신경계와 관련된 척추에 문제가 있는 상태이며, 더욱 심해지고 장기화되면 갑상선 호르몬에까지 영향을 미치게 된다. 물론, 척추의 구조적인 문제없이 심리적인 스트레스만으로도 자율신경계를 위협할 수 있고, 만성 염증이 반드시 장에서 시작된다고 할 수는 없다. 하지만, 5가지의 호르몬을 안정화시키려면 반드시 장 기능이 회복되어야 하고, 척추의 배열을 안정적으로 만들어야 하며, 동시에 갑상선의 기능이 탄탄하게 버틸 수 있도록 해주어야 한다.

내분비샘	시상하부 -뇌하수체	시상하부	GnRH·TRH·도파민·CRH·GHRH/소마토스타틴·멜라닌 농축 호르몬
		뇌하수체 후엽	바소프레신·옥시토신
		뇌하수체 전엽	α(FSH·FSHB·LH·LHB·TSH·TSHB·CGA)·프로락틴 ·POMC(CLIP·ACTH·MSH·엔돌핀·리포트로핀)·GH
	부신축	부신 피질	알도스테론·코르티솔·코르티손, DHEA
		부신 수질	에피네프린·노르에피네프린
	갑상샘축	갑상샘	갑상샘 호르몬(T^3, T^4)·칼시토닌
		부갑상샘	PTH
	생식샘축	정소	테스토스테론·AMH·인히빈
		난소	에스트라디올·프로게스테론·액티빈과 인히빈·릴랙신(임신 중)
		태반	hCG·HPL·에스트로겐·프로게스테론
	섬 샘꽈리 축	이자	글루카곤·인슐린·아밀린·소마토스타틴·이자 폴리펩타이드
	솔방울샘		멜라토닌
기타 샘	흉선		타이모신(타이모신 알파1·타이모신 베타)·타이모포이에틴·타이뮬린
	소화계	위	가스트린·그렐린
		십이지장	CCK·인크레틴(GIP·GLP-1)·세크레틴·모틸린·VIP
		회장	창자글루카곤·YY펩타이드
		간/기타	인슐린 유사 성장 인자(IGF-1·IGF-2)
	지방 조직		렙틴·아디포넥틴·fl지스틴
	골격		오스테오칼신
	콩팥		JGA(레닌)·세뇨관 주변 세포(EPO)·칼시트리올·프로스타글란딘
	심장		나트륨이뇨펩타이드(ANP·BNP)

인체에서 주로 사용되는 호르몬이 분비되는 신체 장기

호르몬 집중 탐구

유방에 관련된 호르몬이라고 하면 가장 먼저 '성호르몬'을 떠올린다. 에스트로겐은 여성의 상징인 유방과 자궁의 발육을 촉진시키는 호르몬이지만 남성에게도 있고, 테스토스테론은 남성의 상징인 근육, 고환 그리고 전립선의 발육을 촉진시키는 호르몬이지만 여성에게도 있다. 다만, 성별

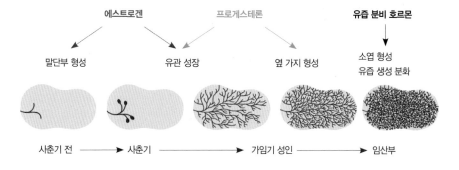

에스트로겐   프로게스테론   유즙 분비 호르몬

말단부 형성   유관 성장   옆 가지 형성   소엽 형성
유즙 생성 분화

사춘기 전 ──→ 사춘기 ──→ 가임기 성인 ──→ 임산부

유방 발육에 관여하는 호르몬들의 작용

에 따라 두 호르몬의 비율이 다를 뿐이다. 성호르몬의 비율 이상 때문에 생기는 질병의 대표적인 예를 든다면, 여성에게서 테스토스테론의 비율이 높아진 '다낭성난소증후군(Poly ovarian cystic dieas, POCD)'과, 남성에게서 에스트로겐의 비율이 높아진 '여성형 유방(Gynecomastia)'이 있다.

에스트로겐은 여성의 생리, 배란, 임신 등에 필수적인 호르몬으로, 이상이 생길 경우 유방을 포함하여 난소와 자궁에까지 멍울(혹)이나 통증을 유발한다. 이런 이상 증상을 진정시키는 호르몬은 테스토스테론이 아니라 황체 호르몬인 프로게스테론이다. 즉, 임신을 가능하게 하는 호르몬이 에스트로겐이라면 임신을 유지시키는 호르몬은 프로게스테론이다. 여성 호르몬이 여성 질환을 일으키는 위험도를 낮출 수 있는 보조 기능 역시 황체 호르몬이 담당하고 있다. 다시 말해 에스트로겐이 발생시키는 호르몬이라면 프로게스테론은 진정시키는 호르몬이다. 두 호르몬의 비율이 적당하면 문제가 없지만 균형이 깨지면 여성의 몸에 이상이 온다. 이를 '에스트로겐 우세증(Estrogen dominance)'이라고 한다.

생리 주기와 호르몬

유방, 자궁, 난소의 문제는 서로 뗄 수 없는 관계이기 때문에 유방 질환에 대해 제대로 이해하려면 여성의 생리 주기에 따른 호르몬 변화를 잘 알고 있어야 한다. 출혈이 시작되는 날이 생리 주기의 첫째 날이고, 배란일이 지난 후 생리혈이 다시 비치는 바로 전날이 생리 주기의 마지막 날이다. 생리 주기는 보통 25~36일 정도인데, 교과서에 나오는 28일 주기의 규칙적인 생리를 하는 여성은 10~15% 정도밖에 되지 않는다. 일반적으로는 '28일 주기±3일'로 25일~31일 정도를 정상 주기 범위에 있다고 보며, 생리 주기 마지막 날을 28일+7일 정도까지는 허용 범위이다. 20% 정도의 여성은 생리 주기가 불규칙한데 예정일보다 3일 이상 빠르거나 7일 이상 늦어질 때를 얘기하지만, 늦거나 빨라도 매번 규칙적일 경우에는 생리가 잦아서 생기는 철분 결핍이거나, 자궁 근종 또는 자궁 내막증 등 다른 문제와 관련된 경우이다. 악성 생리통이 아니거나, 생리혈에서 덩어리지거나 찌꺼기가 없다면 주기를 확인하면서 그냥 안심하고 지내 볼만하다.

진료를 하다 보면, 언니나 친구 등 주변 지인들의 생리 주기도 불규칙하니 본인도 별로 걱정하지 않는다는 과도할 정도로 긍정적인 여성을 만나기도 한다. 여성에게서 생리 주기가 틀어지거나 생리 양이 달라지는 변화는 신체를 항상 일정한 상태로 유지해 주는 호르몬에 문제가 생겼다는 신호이고, 신체 항상성이 깨진 상태가 오래 지속되면 다양한 질병에 노출될 위험에 대한 대한 경고로 볼 수 있다. 여성은 남성보다 근육량이 적은 대신에 상대적으로 지방이 많아 체내 수분 보유 능력 자체가 떨어지기 때문에 항상성이 조금만 흔들려도 건강에 이상을 느끼게 된다. 수분을 충분히 보유하지 못한 경우에는 세포의 화학적 반응 대사가 원활하지 못하고, 만성 탈수가 있는 경우에는 호르몬에 의한 세포의 적절한 화학적 항상성 유지나 조절이 어려워진다. 만성 탈수 상태에서 몸이 평소 같지 않아 병원에 가야겠다는 생각이 들 때는 한참 늦은 경우가 많으므로 생리 주기나 생리 양 변화 같은 이상 신호를 잘 파악하고 있어야 한다. 매달 하는 생리가 귀찮을 수도 있겠지만, 겉으로 봐서는 별로 표시나지 않고 이상 신호를 파악하기 힘든 남성에 비하면 신이 여성에게만 준 혜택이라고 생각하면 더 나을 듯하다. 누구도 예외 없이 생리 주기가 규칙적이고 일정해야 하지만 초경 직후와 폐경 전 수개월에서 몇 년 동안은 생리 주기가 불규칙할 수도 있다.

생리 주기는 3기간으로 분류하며 각각 배란 전 '난포기', '배란기', 배란 후 '황체기'이다. 생리 주기는 오로지 호르몬으로 조절되며, 배란기부터 생리 전까지는 호르몬의 변화가 많은 시기이다. 뇌하수체에서 분비되는 황체 형성 호르몬과 난포 자극 호르몬, 그리고 난소에서 분비되는 에스트로겐과 프로게스테론이 서로 복잡하게 상호 작용을 하며 생리 주기를 형성한다.

난포기에는 모든 호르몬의 수치가 낮게 유지되다가 에스트로겐이 배란기 2~3일 전부터 생성이 많아지면서 최대치가 되었을 때 배란기가 시작된다. 호르몬의 변화가 난포기가 끝나갈 즈음부터 생기기는 하지만, 배란기나 황체기에 비해서는 호르몬의 변화가 비교적 잠잠한 시기이다.

배란기에는 뇌하수체에서 분비하는 황체 형성 호르몬(Lutenizing

hormone, LH)과 난포 자극 호르몬(Follicle stimulating hormone, FSH) 수치가 급증하는데, 난소의 난포에서 배란이 되는 시기이다. LH와 FSH는 배란을 촉진하는 동시에 에스트로겐과 프로게스테론을 분비하도록 난소를 자극한다. 에스트로겐과 프로게스테론은 수정이 된 난자가 잘 착상하도록 자궁을 준비시키고 임신이 되었을 때를 대비하여 유방을 자극하여 젖이 잘 만들어지도록 준비시킨다. 동시에 에스트로겐 수치는 감소하고 난포에서 난자가 배출되면 남아 있는 황체에서 만들어지는 프로게스테론 수치가 서서히 증가한다. 생리 주기 내에서 호르몬의 변화가 가장 복잡하게 변화하기 때문에 유방에서도 많은 변화가 생길 수 있다. 배란기부터 생리 전까지의 유방은 쉽게 부을 수도 있고 찌릿한 느낌이 불규칙적으로 생길 수 있는데, 이런 증상들은 몸이 안정적인 상태가 아니기 때문에 발생하게 된다.

황체기가 되면 비로소 에스트로겐과 프로게스테론의 무대가 시작된다. 에스트로겐 수치가 배란기 직전보다는 감소되지만 여전히 높은 수치를 유지하고 있고, 착상이 잘 될 수 있게 자궁 내막을 두껍고 푹신하게 만들어 주는 프로게스테론은 배란되고 남은 난포가 황체로 변하면서 생성된다. 황체가 점점 더 두텁게 되는 만큼 프로게스테론은 많이 만들어지고, 자궁 내막은 점점 더 두꺼워진다. 그 후에는 정자와 난자가 수정이 되느냐 아니냐에 따라 전혀 다른 두 가지 형태의 호르몬 변화가 생긴다. 만약, 수정된 난자가 자궁 내막에 착상이 된다면, 임신 초기에는 난자의 황체가 프로게스테론을 만들어서 임신을 유지시키게 된다. 착상된 후 태반이 만들어지면서 프로게스테론 생성의 역할은 난소의 황체에서 자궁의 태반으로 넘어간다.

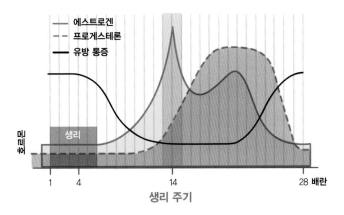

생리 주기

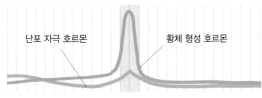

뇌하수체 호르몬 주기

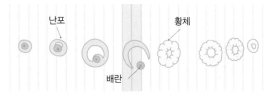

난소 주기

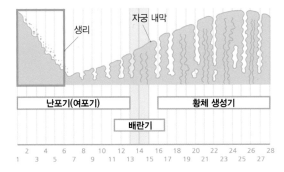

자궁 내막 주기

프로게스테론은 에스트로겐과 협조하여 임신을 위한 자궁 내막을 준비시키고 임신을 유지시키는 데 매우 중요한 호르몬이다. 그러므로 '에스트로겐 우세증'을 판단할 때 생리 주기를 만드는 다른 호르몬보다 프로게스테론이 중요한 비중을 차지하게 된다.

만약, 정자와 난자가 수정되지 않으면, 황체는 소멸되어 더 이상 프로게스테론을 만들어 내지 않게 되고 동시에 난소에서의 에스트로겐 생성도 줄어들게 된다. 황체기 동안 두터워졌던 자궁 내막이 떨어져 나가게 되면서 생기는 출혈이 '생리혈'이다. 이 생리혈은 피와 같이 붉고 선명해야 하는데, 만약 검붉으면서 탁하거나 덩어리 또는 찌꺼기가 있다면 호르몬의 이상과 함께 점막(자궁 내막)의 문제를 의심해야 한다. 자궁 내막도 점막의 일종이며, 기타 등등 점막에 해당하는 자궁 내막의 문제는 가장 넓은 장 점막의 손상에서부터 시작된다. 그렇기 때문에, 생리 주기가 이상하거나 생리혈이 지저분하다면 반드시 음식을 조심해서 더 이상의 장 점막 손상을 막고, 장 점막이 복구될 수 있도록 노력해야 한다. 뿐만 아니라, 점막의 복구 중에 가장 중요한 부분은 혈액 순환인데, 탈수와 자율신경 이상을 개선해야만 비로소 혈액 순환이 좋아진다. 결국, 혈액 순환을 개선시키지는 못하고 단순한 효과밖에 없는 약물은 단기적 증상 완화 이상의 효과가 있을 수 없다.

스테로이드(Steroid)

스테로이드의 기본 화학 분자식은 육각형 3개, 오각형 1개로 구성된 4개의 고리형 구조이며 지용성 유기 화합물이다. 이런 구조를 기본으로 콜레스테롤을 만들어 손상된 세포막을 회복시키는 데 이용할 뿐만 아니

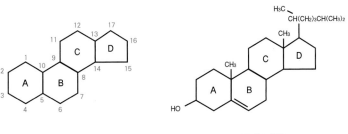

스테로이드 기본 구조   콜레스테롤

라 부신 피질 호르몬, 담즙산, 비타민D, 코큐텐 등을 체내에서 생산하는 재료로 쓴다. 즉, 유방과 관련하여 콜레스테롤에서 여성 호르몬 에스트로겐과 남성 호르몬 테스토스테론 같은 성호르몬이 만들어지고, 이미 많이 들어 봐서 익숙할 만한 스트레스 호르몬 '코르티솔' 역시 콜레스테롤에서 만들어진다.

탄소 분자 26개인 콜레스테롤을 이용하여 3겹의 부신 피질에서 만들어지는 스테로이드 계열 호르몬의 유형은 크게 3가지인데, 각각의 겹마다 다른 호르몬을 만들어 낸다. 이 3가지 호르몬을 다시 2종류, 프로게스타겐(Progestagens)과 안드로겐(Androgens)으로 분류할 수 있다. 탄소 분자 21개의 프로게스타겐에 해당하는 코르티코스테로이드(Corticosteroid)는 무기질 코르티코이드와 당질 코르티코이드가 있고, 탄소 분자 19개를 가지고 있으며 성호르몬으로 대사되는 안드로겐 전구체(Androgen precursor)가 있다.

가장 겉껍질에서는 비교적 변화가 별로 없고 안정적인 무기질(염류) 코르티코이드(Mineralocorticoid, 미네랄로코르티코이드)가 만들어지며 '알도스테론(Aldosterone)'이 대표적이다. 체액 및 혈압을 조절하는 데 관여하는 무기질 코르티코이드는 혈중 농도의 변화가 별로 없고 안정적이기 때문에 문제가 생길 가능성이 매우 적지만 저염식, 편식 또는 패스트푸드 섭취를 지속적으로 하면 체액 량의 조절에 문제가 생긴다. 대다수 현대인들이 만성 탈수인 상태를 고려하면 무기질 코르티코이드 기능이 저하되어 있음을 추측해 볼 수 있는데, 종양이 생기거나 사고로 다치는 경우를 제외하고 부신 피질의 전반적인 기능 저하가 생겨 장기화되었을 때에 비로소 무기질 코르티코이드에 문제가 생기게 된다. 즉, 혈액 검사에서 최적의 미네랄 수치가 아니라면 부신 피질 호르몬들 모두 동시에 생산과 분비가 저하되어 있을 가능성이 높다는 의미이다.

부신 피질의 중간 겉껍질에서 생성되는 당질(당류) 코르티코이드 (Glucocorticoid, 글루코코르티코이드)는 스트레스 호르몬 '코르티솔'이 대표적이며, 피부 질환이나 자가 면역 질환 등으로 병원에서 처방하는 '스테로이드 약물'의 기본 형태이다. 부신 피질 중 가장 안쪽 겉껍질에서는 성호르몬으로 변화하는 안드로겐 전구체가 생성된다. 당질 코르티코이드와 안드로겐 전구체는 혈중 농도의 변화가 자주 있는 데다 변화에 따라 신체와 세포에 끼치는 영향이 크기 때문에 이들 호르몬의 특징에 대해서 특히 잘 알아야 한다.

유방과 관련된 스테로이드 계열의 호르몬들도 부신 피질과 매우 관련이 많다. 프로게스테론은 부신 피질에서 만들어지지만, 엄밀히 말해 에스트로겐과 테스토스테론은 부신 피질에서 만들어지지 않고, 부신 피질에서는 안드로겐 전구체까지만 만들어진다. 남성 호르몬인 테스토스테

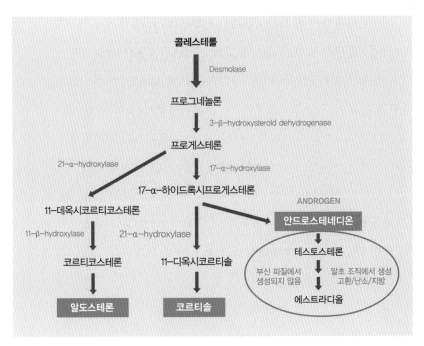

부신에서 합성되는 스테로이드 호르몬

론은 남성의 고환과 여성의 난소에서 만들어진다. 남성은 테스토스테론을 그냥 사용하지만, 여성은 난소에서 에스트로겐으로 변환시켜 사용한다. 뿐만 아니라, 지방 세포는 남성과 여성의 구별 없이 테스토스테론을 에스트로겐으로 변환시킬 수 있다.

현대인들에게 있어 성호르몬의 문제가 많이 발생하는 이유는 식습관과 관련된 '인슐린 저항성' 또는 체내 지방량 증가에 따른 '비만'과 관련이 많다. 아주 간략하게 요약하자면, 남성의 호르몬 이상은 지방이 많아지면서 에스트로겐이 많이 생기고, 여성의 호르몬 이상은 인슐린 저항성으로 테스토스테론이 에스트로겐으로 전환되지 못해서 생기게 된다. 이는 남성과 여성에게서 호르몬의 문제를 발생시키는 원인이 정확하게 나뉜다는 의미가 아니고, 대체적인 경향이라고 이해해야 하며 비만도 엄밀히 따지면 인슐린 저항성에서부터 시작되기 때문에 음식과 관련된 '식생활 습관'은 건강을 지키는 데 매우 중요하다. 그러나, 식생활 습관을 완벽히 하려고 너무 노력하거나, 계획한 만큼 지키지 못했다고 실망하거나 실패했다고 낙인 찍을 필요는 없다. 식생활 습관을 교정하는 이유는 내가 먹는 음식에서 자유로워지기 위해서이지 스스로를 규제하고 옥죄려는 시도가 아니기 때문이다. 식생활 습관을 위해 인간관계가 어려워질 정도로 가족이나 사회와 동떨어지거나 맛있는 별미를 그림의 떡처럼 취급하는 특이하고 철저한 식이 요법을 한다면 스스로를 범죄자 취급하며 감옥에 들어가는 형상과 같다.

콜레스테롤(Cholesterol)

불과 몇 년 전만 하더라도 콜레스테롤을 낮추려면 달걀노른자나 새우를 먹으면 안 된다고 믿으며 철저하게 피했던 웃기지만 슬픈 시절도 있었다. 잘못된 상식을 바꾸기 위해 기획된 2016년 MBC 스페셜 다큐 '지방의 누명'이 방영된 지 벌써 6년이 훌쩍 지났다. 지방을 먹으면 혈관이 막혀서 건강에 심각한 문제가 생긴다는 것이 상식이었던 시절, 케톤이 뭔지 모르고 왜 탄수화물을 줄이고 지방을 먹어야 하는지에 대한 개념도 없던 의사들을 교육해 방송에 출연하게 되었다. 방영된 후 5개의 의사학회가 연합으로 저탄고지 식단을 규탄하였고, 대한민국 국민들의 건강을 심각하게 위협하는 돌팔이 의사들 주장이라고 하였다. 그럼에도 불구하고, 그때 방송에 출연했던 의사들이 '저탄고지 협회'를 만들었고, 저탄고지 네이버 카페를 만들어 홍보하면서 '저탄고지'는 유행의 급물살을 타게 되었다. 이제는 당시의 의료진들이 각 지역에서 진료하며 알리고 있을 뿐만 아니라 반대했던 대학교수와 의사들 그리고 한의사, 운동 관리사까지도 저탄고지의 중요성을 알리고 있다.

정보가 이렇게 널리 알려진 요즘도 '지방은 건강에 해롭다.'는 잘못된 상식을 철저히 지키고 있는 현실을 자주 본다. 또한 잘못된 상식임을 깨닫고 제대로 실천하다가도 유방암과 같은 큰 문제에 부딪히면 쉽게 잘못된 상식으로 돌아가 버린다. 가장 큰 문제는 전문가들조차 잘못된 영양학 정보들을 방송 등에서 언급하고 있고, 사람들은 그런 내용들을 친한 지인들과 공유하며 상식으로 철썩같이 믿는 데에 있다.

문제는 또 있다. 잘못된 상식을 바꾸기 위해 지방의 중요성과 필요성을 강조하면서, '버터나 고기 지방이 만병통치 식재료'로 설명되는 오류도 있다. 빠른 시간에 건강을 회복하고 싶은 욕심으로 버터를 다른 식재료와 함께 요리해서 섭취하기보다는 많은 양을 쉽게 먹기 위해 그냥 생으로 씹어 먹거나, 한 끼 대용 방탄커피로 건강해지고 살이 빠진다는 잘못된 정보를 믿고 실천한 많은 사람들이 '저탄고지를 철저하게 하는데도 오히려 건강에 문제가 생겼다.'는 불평을 하게 된다.

저탄고지는 '탄수화물을 줄이고(저탄), 지방 섭취를 늘려라(고지).'는 의미이다. 좋은 지방은 건강을 해치지 않으니 지금보다는 섭취량을 늘려도 된다는 뜻으로 받아들여야지 지방을 만병통치 약처럼 무작정 섭취량을 늘려야 한다는 의미가 아니다.

콜레스테롤은 1784년 담석에서 처음 발견되었으며, 담즙(Chole), 고체(Stereos), 그리고 알코올(-ol)을 의미하는 그리스어의 합성어이다. 콜레스테롤은 스테롤 성분의 하나로, 스테로이드와 알코올의 조합을 의미하는데, 동물 세포의 세포막에서 발견되는 지질이며, 스테로이드 계열의 호르몬을 만드는 기초 재료이기도 하다. 이렇게 중요한 성분이다 보니 세포의 생리적, 생화학적 반응에 중요한 역할을 한다. 뿐만 아니라 간, 척수, 뇌, 근육 등과 같이 세포막이 많은 장기에서 고농도로 발견된다. 그런데 콜레스테롤이 혈전의 주요 구성 성분으로 심혈관이나 뇌혈관 질환과 밀접한 관련이 있다는 주장이 나타나면서 콜레스테롤은 죽상 동맥 경화를 형성하여 혈관을 망가뜨리거나 막아서 협심증, 심장마비, 뇌출혈, 뇌경색 등을 일으키는 주범이라고 오해를 받고 있다. 하지만, 콜레스테롤은 세포가 가장 필요로 하는 필수 성분 중의 하나이고, 스테로이드 계열의 호르몬을 만들거나 세포막을 탄탄한 모양으로 유지하는 데에도 필요하다. 또한 소화를 하는 데 필수적이면서 체내의 각종 독소 처리에 필요한 담즙산을 만드는 데 이용되며, 뼈를 튼튼하게 만들면서 각종 문제를 예방하는 데 이용되는 비타민 D 생성에도 사용되므로, 세포와 인체에는 반드시 필요하다는 강조를 넘어 어쩌면 필수 성분 중의 필수라고 해야 한다. 이 주장을 뒷받침하는 조사가 있는데, 1980년대 고지혈증약의 대표인 스타틴 처방이 범세계적으로 늘어나면서 치매의 발병률이 거의 동시에 치솟았다는 결과이다. 이렇게 필수 성분인 콜레스테롤이 위험하다고 고지혈증 약을 먹을 일이 아니라 오해 받도록 만드는 식습관 즉, 설탕, 밀가루, 과일, 음료수 섭취를 확 줄여야 한다.

· 뇌의 90%는 콜레스테롤로 이루어져 있다.
· 세포를 감싸고 있는 세포막(특히 근육)에는 콜레스테롤이 필수 성분이다.
· 신경을 감싸고 있는 신경막의 주성분이 콜레스테롤이다.
· 성호르몬, 특히 남성 호르몬인 테스토스테론의 주성분이 콜레스테롤이다.

요즘은 남녀노소 관계없이 고지혈증 약 처방이 급속도로 늘어나고 있다. 그만큼 콜레스테롤과 관련된 문제가 많다는 의미이며, 고지혈증은 대표적인 '대사성 질환'으로 산소, 혈액 순환, 식습관과 관련이 있다. 세포 대사의 균형을 맞추지 않고 약으로 혈중 콜레스테롤 수치만 낮추면 건강상의 문제가 생기지 않을 거라는 막연한 희망은 로또 복권 당첨을 기대하면서 복권을 사는 데 월급을 다 써 버리는 꼴이나 마찬가지이다.

혈중 콜레스테롤은 20~30%가 음식 섭취로 흡수되고 나머지 70~80%는 간에서 필요에 따라 만들어 낸다. 즉, 어떤 음식을 먹느냐에 따라 혈중 콜레스테롤에 끼치는 영향은 미미하므로 콜레스테롤 성분이 많은 식재료라고 해서 피할 이유가 없다. 하지만, 음식에 전혀 영향을 받지 않는다고 할 수는 없다. 혈중 콜레스테롤 수치는 포화 지방 섭취량에 영향을 받게 되는데, 그보다도 설탕, 밀가루, 과일, 음료수 등과 같은 단당류 성질의 음식이나 튀김 또는 술과 같이 세포를 강력하게 산화시키는 음식들의 영향을 더 받는다. 이러한 음식들을 먹고 세포가 손상되고 탈수가 유발되면, 망가진 세포막을 복구하려고 간에서 콜레스테롤을 더 많이 만들어 내게 되고 결국 혈중 콜레스테롤 수치를 높일 수 있기 때문이다. 즉, 콜레스테롤이 걱정된다면 장 건강을 해치는 음식들을 피해야 한다는 의미이다.

고지혈증의 기전이 이런데도 불구하고, 음식은 별로 가려먹지 않으면서 고지혈증 약만 복용하면 모든 문제가 해결되리라 생각하거나, 고지혈증 약을 먹어야 한다는 사실에 깜짝 놀라 음식을 너무 철저히 가려 먹으려고 노력하다 스스로 감옥살이하듯 지내는 양극단의 사람들이 많이 생기고 있다. 이는 어떻게 관리해야 올바른지 알지 못하기 때문이다. 젊은 나이에도 고지혈증 약을 복용하는 여성들이 점차 늘어나는데, 혈중 지질의 조절은 나이가 들수록 어려워지는 데다 에스트로겐 수치가 급작스럽게 떨어지는 갱년기를 지나면서 혈중 콜레스테롤의 조절 능력 또한 급격하게 저하된다. 갱년기 이후에는 여성으로서 각종 위험에 노출되는 시기인 만큼 고지혈증 약을 복용하게 되더라도 부작용과 위험성을 잘 알아야 한다. 또한 어떤 약이든지 건강상의 모든 문제를 해결하는 게 아니라 잘못된 습관을 제대로 교정하기 전까지 건강상의 문제가 생기지 않도록 시간을 벌어 줄 뿐이라고 강조하고 싶다. 즉, 약을 먹고 증상이 없어지고 수치가 안정되었다고 해서 잘못된 생활 습관을 그대로 유지하면 언젠가는 감당할 수 없는 폭탄을 만나게 된다.

뿐만 아니라, 혈중 콜레스테롤은 지방 섭취로 20~30% 정도 상승되기 때문에 공복에 검사한 혈중 총콜레스테롤 수치가 270mg/dl를 넘는 경우에는 지방 섭취를 줄일 필요가 있다. 그렇다고 지방을 식단에서 완전히 제한하라는 의미가 아니라, 커피나 차에 넣어서 섞어(방탄커피 또는 방탄녹차 등) 먹거나 치즈나 과자를 먹듯이 버터를 그냥 그대로 섭취하는 경우를 제한하라는 의미이다. 고지혈증 약을 복용하거나 식이 요법을 철저히 한다고 해도, 총콜레스테롤 혈중 수치는 150~240mg/dl 정도 유지해야 하고 최소 150mg/dl보다 더 낮추면 안 된다. '혈중 콜레스테롤 수치는 낮으면 낮을수록 좋다.'라는 잘못된 상식을 믿고 150mg/dl보다 낮출 경우에는 오히려 건강에 더 해롭다. 후진국형 사망률을 증가시키는 영양실조와 유사한 상황이 되며, 지나치게 콜레스테롤 수치를 낮출 경우에는 우울증, 폭력, 자살 등과의 관련성도 매우 높아진다.

이렇듯 콜레스테롤은 필수 영양분으로 체내 모든 세포로 공급되어야 하고 세포막을 튼튼하게 만들기 위해 이중 인지질 사이사이에 잘 위치하고 있어야 한다. 콜레스테롤이 부신, 난소, 고환에 충분히 공급되어 스테로이드 계열의 호르몬을 만드는 재료로 사용되고, 세포가 튼튼해져야 이미 망가진 장 기능이 빠른 속도로 회복되기 때문이다.

 그렇다면, 콜레스테롤은 어째서 나쁜 혈액 성분이라는 누명을 쓰게 되었을까? 콜레스테롤은 지질 성분이기 때문에 물 성분이 많은 혈액에 저절로 녹지 않고 지단백(Lipoprotein)에 둘러싸여서 물에 녹는 수용성 성질을 갖게 된다. 간에서 만들어진 콜레스테롤과 중성 지방이 지단백에 싸여 혈액을 통해 각각의 세포로 이동되고, 말초 세포에서 이미 쓰였거나 또는 망가진 세포막 조각들이 또 다른 지단백에 싸여 혈액을 통해 간으로 이동하게 된다. 콜레스테롤의 종류에 따라 사용되는 지단백은 다양하고 서로 다른데, HDL에는 ApoA-1 지단백이 사용되고, VLDL, IDL, LDL에는 ApoB-100 지단백이 사용되며, 카일로마이크론(Chylomicron)에는 ApoB-48 지단백이 대표적으로 사용된다.
 이렇게 지용성 성분을 혈액에 녹을 수 있도록 수용성으로 변환시켜 혈액으로 구석구석 이동시키는 지단백은 밀도와 크기에 따라 종류가 나누어진다. 지질 성분이 많아 덩치는 크지만 밀도가 낮은 저밀도 지단백(Low-density lipoprotein, LDL)과 지질 성분보다 단백질 성분이 상대적으로 많아 크기는 작지만 밀도가 높은 고밀도 지단백(High-density lipoprotein, HDL)으로 분류할 수 있다. 혈중 총콜레스테롤 중 70% 내외는 LDL과 함께 이동하는데, LDL은 콜레스테롤과 중성 지방을 많이 싣는 장점이 있지만, 세포막의 망가진 산화 지질 조각들을 가득 싣고 다닐 뿐만 아니라 그 자체가 산화에 민감하다. 그리하여 LDL은 혈관을 손상시켜 결과적으로 심·뇌혈관 질환을 유발하기 쉽기 때문에 나쁜 혈액 성분임은 맞다. 그러나 모든 LDL이 다 나쁘지는 않다. 망가진 산화 지질을 많이 포함하고 있고 산화가 쉽게 되는 저밀도 LDL(Small-dense LDL, sd-LDL)이 바로 진짜 나쁜 LDL이다. 혈액 검사에서 콜레스테롤 수치가 높다고 바로 고지혈증약을 복용하지 말고, 전체 LDL 중에서 sd-LDL 수치가 어느 정도 되는지 확인해 보기를 권한다.

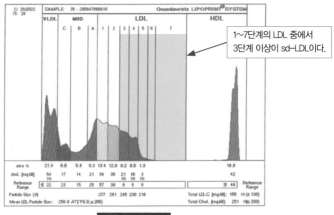

1~7단계의 LDL 중에서 3단계 이상이 sd-LDL이다.

나쁜상태 B type

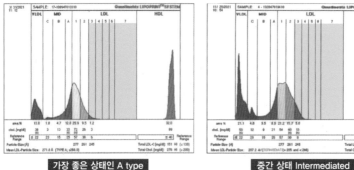

가장 좋은 상태인 A type

중간 상태 Intermediated

저밀도 LDL(small-dense LDL) 검사 결과지

반면 고밀도 콜레스테롤 HDL은 세포에서 사용하고 남은 혈중 지질과 LDL을 수거해서 간으로 되돌리는 기능을 할 뿐만 아니라 LDL의 산화를 막는 강력한 항산화 작용을 한다. 또한 바이러스와 세균의 감염을 막고 염증을 억제하며 혈전 생성도 억제하는 능력이 있다. 하지만 HDL이 높으면 높을수록 건강에 좋다는 상식은 틀렸다. 좋은 성분이라도 혈중에 너무 고농도로 존재하면 또 다른 문제로 이어지며 오히려 건강에 해롭다. 혈중 HDL 수치가 90mg/dl 이상이면 탈수로 인해 혈중 수치가 높아졌거나 혈액에 물이 더 많이 필요하고 희석이 필요하다는 의미이다. 게다가 술을 자주 마셔도 혈중 HDL이 올라가는데, 이를 거짓 HDL이라고 부른다. 그런데 HDL이 너무 고농도이면 몸에 나쁘다고 발표한 최초의 논문에서는 그 기준 수치가 80mg/dl 이상이었다.

콜레스테롤 혈중 목표치 (mg/dL)	기능의학적 기준		일반적 기준 범위
	1차 목표	최종 목표	
총 콜레스테롤 (Total)	250 이하	200 이하 150 이상	적합 < 200(0-199) 중등도 위험 200-239 고위험 ≥ 240
HDL	60 이상	90 이하	저농도 < 40(심혈관 질환 중요 위험 인자) 고농도 ≥ 60(심혈관 질환 위험도 저하)
TG(중성 지방)	150 이하	100 이하	적합 < 150 중등도 위험 150-199 고위험 200-499 매우 위험 ≥ 500
LDL	150 이하	100 이하	적합 < 100 허용 100-129 중등도 위험 130-159 고위험 160-189 매우 위험 ≥ 190

콜레스테롤 혈중 목표치

수많은 실험과 연구 결과를 간단히 요약하면, 좋은 콜레스테롤로 알려진 HDL이나 나쁜 콜레스테롤로 알려진 LDL도 사실은 '좋다/나쁘다' 식의 이분법으로 규정하기는 어렵다.

유방에 관련된 주요 호르몬

에스트로겐(Estrogen)

에스트로겐은 대표적인 여성 호르몬이며 '발정'의 뜻을 가진 에스트로(Estro)와 '생산하다'라는 의미를 가진 어근인 겐(Gen)의 합성어이다. 이 호르몬이 처음 발견되었을 당시에는 '성욕을 일으키는(Estrus) 호르몬'으로 이해되었지만, 차츰 연구가 진행되면서 여성에게서 분비되는 에스트로겐은 에스트론(estrONE, E1), 에스트라디올(estraDIol, E2), 에스트리올(esTRIol, E3) 세 종류가 있으며, 각각의 호르몬들이 고유의 개별적인 기능이 있다는 사실도 밝혀졌다.

임신하지 않은 가임기 여성에게서는 E1과 E2가 난소에서 하루 100~200mcg 정도가 분비되지만 E3는 E1의 대사 과정에서 아주 극소량 발생하는 부산물에 불과하다. 하지만, 임신이 되면 대부분의 에스트로겐은 태반에서 생성되어 분비되는데 E3는 mcg(마이크로그램)의 수천 배 이상 수치인 mg(밀리그램) 단위로 생성되는 반면에 E1과 E2는 수 mcg 정도밖에 분비되지 않고, E2는 가장 적게 분비된다. 폐경기 여성에게서는 근육에서 일부 만들어지기도 하지만 주로 체지방에서 에스트로겐이 만들어지는데, 남성 호르몬 계통인 안드로스테네디올(Androstenediol)에서 전환되어 E1이 생성되고, 체지방이 많으면 많을수록 더 많은 E1이 생성된다. E2는 유방에 가장 큰 자극을 주지만, E3는 유방에 가장 최소한의 자극을 주면서 자궁 경부와 외부 성기에 가장 큰 도움을 준다. 또한 E3는 폐경기 전·후에 자주 나타나는 질염 및 방광염, 질건조증 등에도 도움이 되는 호르몬으로 에스트로겐 중에서 가장 안전한 형태다.

그래서, 만약 E3의 호르몬 효과 강도를 1이라고 한다면, 같은 농도에서 E1은 4배, E2는 10배 강도로 세포에 작용한다.(268페이지 표 참조)

에스트로겐을 보충해야 하는 갱년기 증상이나 피임 등의 이유로 호르몬을 조절해야 할 경우 에티닐에스트라디올(Ethinylestradiol)이라는 합성 호르몬제로 치료하는데, 천연 에스트로겐과는 다르기 때문에 부작용이 많을 수밖에 없다. 에스트로겐이 대중적으로 사용되기 시작한 계기는 '폐경기 여성 호르몬 대체 요법(Hormone replacement therapy, HRT)'이 노화를 방지하고 여성스러움을 더해 주며 각종 질환을 예방하는 '젊음의 묘약'이라고 알려지면서부터이다.

폐경 즈음이 되면 모든 호르몬 생성률이 떨어지게 된다. 그런데 유독 에스트로겐은 폐경을 유발해 더 이상 임신할 수 없이 늙었음을 실감나게 하니 학자들은 다양한 폐경기 증상, 골다공증, 심장 문제와 같은 폐경 관련 질환들이 에스트로겐의 결핍과 관련이 있다는 주장을 펼치게 되었다. 대표적인 인물이 캐나다 벤쿠버에 있는 브리티시 컬럼비아대학의 내분비학 교수인 제릴린 프라이어(Jerilynn C. Prior, MD) 박사이다. 하지만, 최근에 HRT가 여성 건강과 질병 예방에 관련이 별로 없다는 연구 결과가 많아지면서 프라이어 박사의 주장은 신빙성을 잃어가고 있다.

폐경기 여성에게서 에스트로겐 혈중 수치가 분명 떨어지기는 하지만 '결핍'이라고 하지 않는 이유는, 생식에 필요한 수치보다는 적어도 신체 세포 조직을 유지할 정도의 수치는 유지되기 때문이다. 즉, 노화된 여성의 몸에서 생식의 기능을 없애 출산의 위험을 줄임으로써 여성들을 자연스럽게 보호하기 위한 지극히 '정상적인 생리학적 현상'이라고 할 수 있다.

그렇다면, 갱년기 증상과 관련된 문제가 '에스트로겐 결핍'이 아니라면 그 원인은 무엇일까? 그건 바로 '에스트로겐 우세증'이다. 이는 에스트로겐과 프로게스테론 두 호르몬 간의 균형이 깨짐으로써 생기는 건강상의 위험 신호이다. 에스트로겐 우세증은 여성의 호르몬 체계에서 매우 중요하다. 물론 인슐린 저항성과 코르티솔 분비량의 변화도 중요하지만, 여성이 질환을 앓게 되는 직접적인 연관성은 에스트로겐 우세증이 대부분이기 때문이다. 에스트로겐 우세증은 유방뿐만 아니라 자궁과 난소에도 영향을 주며, 기간이 길어지거나 우세증의 정도가 심하다면 갑상선 질환을 유발하기도 한다.

에스트로겐 수용체는 α와 β가 있고 여러 장기에 골고루 퍼져 있다. α 수용체는 세포의 증식과 염증에 관련이 있어 자극을 많이 받을 경우 암세포로 변화할 가능성을 높이는 역할을 하고, β 수용체는 항염증과 증식 억제 작용을 해서 암 예방의 역할을 한다. 에스트로겐의 양이 많아지는 경우, α 수용체가 많은 유방에서는 나쁘게 작용하겠지만 β 수용체가 많은 폐, 부신, 콩팥, 대장 등에는 기능을 향상시키도록 작용한다.

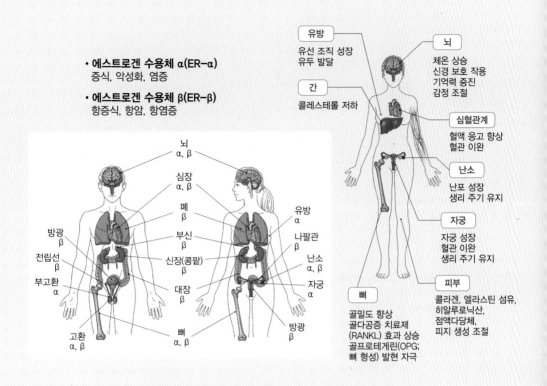

- **에스트로겐 수용체 α(ER–α)**
  증식, 악성화, 염증

- **에스트로겐 수용체 β(ER–β)**
  항증식, 항암, 항염증

유방
유선 조직 성장
유두 발달

간
콜레스테롤 저하

뇌
체온 상승
신경 보호 작용
기억력 증진
감정 조절

심혈관계
혈액 응고 향상
혈관 이완

난소
난포 성장
생리 주기 유지

자궁
자궁 성장
혈관 이완
생리 주기 유지

피부
콜라겐, 엘라스틴 섬유,
히알루로닉산,
점액다당체,
피지 생성 조절

뼈
골밀도 향상
골다공증 치료제
(RANKL) 효과 상승
골프로테게린(OPG;
뼈 형성) 발현 자극

뇌
α, β

심장
α, β

폐
β

부신
β

신장(콩팥)
β

대장

뼈
α, β

방광
β

전립선
β

부고환
α

고환
α, β

유방
α

나팔관
β

난소
α, β

자궁
α

방광
β

에스트로겐이 신체 장기에 미치는 영향 몇 관련 수용체

프로게스테론(Progesterone)

1900년대 초반에는 유전학 분야뿐만 아니라 생식에 관한 호르몬의 생화학적 분야도 급속히 발전했다. 1900년에는 난소에서 생성된 호르몬이 여성의 생식 계통을 조절한다는 사실을 밝혀냈고, 1926년에는 에스트로겐이 생리 중인 여성의 소변에서 발견되었다. 이 사실이 밝혀지면서 임신 중인 암말의 소변에서 에스트로겐을 추출해 합성 호르몬제를 만들었다. 이 성분이 요즘 피임약이나 갱년기 호르몬제로 사용되고 있는 에스

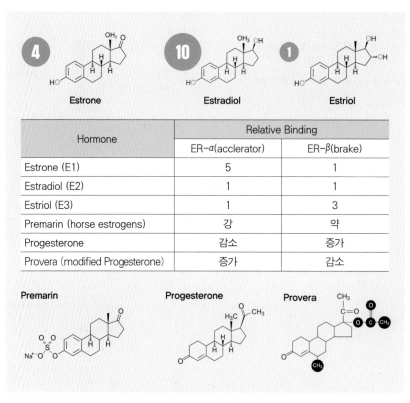

Hormone	Relative Binding	
	ER-α(acclerator)	ER-β(brake)
Estrone (E1)	5	1
Estradiol (E2)	1	1
Estriol (E3)	1	3
Premarin (horse estrogens)	강	약
Progesterone	감소	증가
Provera (modified Progesterone)	증가	감소

에스트로겐 호르몬 종류에 따른 약리적 효과와 수용체에 미치는 강도

트로겐 약물의 기본 재료이며, 최초로 개발된 '프레마린(Premarin)'이라는 결합형 에스트로겐(Conjugated estrogen) 호르몬 약이다.

이와 마찬가지로, 프로게스테론도 새로운 합성 약물을 만들었다. 이 약품들은 프로게스틴(Progestins), 프로게스토겐(Progestogens), 게스타겐(Gestagens) 등으로 다양하게 불리지만, 모든 제품이 '인간의 황체기 자궁내막(Secretory endometrium)을 두껍게 유지'하는 기능이 있는 합성 호르몬 화합물이다.

에스트로겐이 임신한 암말의 소변에서 추출하여 연구했듯이, 프로게스테론도 암돼지의 난소에서 추출하여 연구했다. 그런데 1930년대 후반에는 출산 후 버려지는 태반에서 추출한 프로게스테론 비용이 1g당 80달러였지만, 거듭된 연구 끝에 천연 프로게스테론을 식물에서 얻게 되면서 1g당 50센트로 감소했다. 이런 획기적인 생산법을 고안해 낸 연구자가 펜실베니아 주립대학의 러셀 E. 마커(Russell E. marker) 박사이다. 1939년에는 사르사 사포제닌(사르사라는 식물에서 나오는 사포제닌)을 발견했고, 곧이어 야생 고구마(Wild yam, dioscorea villosa)에서 얻은 디오스게닌의 약 40% 정도를 프로게스테론으로 변환시키는데 성공하였으며 황체 호르몬을 주성분으로 하는 경구 피임약의 원조를 만들어 냈다.

디오스게닌으로 만든 프로게스테론은 매우 저렴하게 화학적 제조가 가능하지만, 인체에서 생성되는 프로게스테론과 분자 구조식이 똑같은 합성 호르몬제이다. 화학적 합성을 하였지만 최종 형태가 천연 프로게스테론 호르몬과 똑같아서 천연물질은 특허를 낼 수 없다는 특허법 조항 때문에 경제적 이윤을 얻을 수 없었다. 이런 단점을 피하기 위해 디오스게닌을 추출하여 인공 호르몬제를 만들어야만 했다.

결국 천연 프로게스테론과는 화학적 구조가 다른 인공 합성 호르몬을 만들어 냈고, 체내에서 더 오래 지속될 뿐만 아니라 경구 복용했을 때 효과가 더 좋아지도록 성능을 향상시켰다. 또한 피임 효과도 뛰어났고 에스트로겐 단독 사용 시 나타나는 부작용인 자궁 내막암 발생을 낮출 수 있다는 장점 때문에 널리 쓰이게 되었다.

그러나 세상 모든 이치는 동전의 양면처럼 장점과 단점이 동시에 존재한다. 합성 프로게스테론은 인체 내에서 생성되는 천연 프로게스테론과 같이 넓은 범위에서 작용하지도 않고, 안전성 또한 확실하게 보장할 수 없다. 때문에 인체가 원하지 않을 수도, 위험할 수도 있지만, 효과는 뛰어나고 부작용을 줄였다는 연구 결과가 지속적으로 발표되면서 사용량은 점차 증가하고 있다.

단지, 부작용을 줄였다는 말이 용량 범위 내에서 사용하면 심각한 약물 부작용은 없다는 의미에 불과했지만, 어느덧 '합성'이라는 단어가 점차 사라지면서 천연과 합성에 대한 개념 없이 사용하게 되었다. 이로써 피임을 쉽게 할 수 있게 되었고 갱년기 여성에게 사용되던 합성 에스트로겐 단독 사용의 부작용을 줄이는 효과는 얻었으나, 다른 스테로이드 호르몬들의 전구체로 작용하는 중요한 기능은 잃어버리고 그 외 여러 가지 내적 효과도 감소되었다.

천연 프로게스테론의 내적 효과는 약한 이뇨 작용, 지방이 에너지로 사용되는 효율 증가, 콜레스테롤 수치 조절, 천연 항우울제, 갑상선 호르몬 기능 상승, 혈액 응고 방지, 혈당 수치 정상화, 아연과 구리 수치 정상화, 적정 세포 산소 농도 유지, 유방 낭종 발생 예방, 유방암과 자궁 내막암 예방, 성욕 정상화, 수면 장애 개선, 남성 갱년기나 전립선암 개선 등과 같은 여러 가지가 있다. 이런 효과를 합성 프로게스테론에서는 기대할 수 없다.

테스토스테론(Testosterone)

테스토스테론은 남성 호르몬이라고 불리지만 여성에게서도 남성의

1/10 정도가 분비된다. 남성은 고환에서, 여성은 난소에서 만들어진다. 테스토스테론도 다른 성호르몬과 마찬가지로 나이가 들면서 점차 감소하다가 폐경기 즈음에 가장 급격하게 감소되는데 20대와 비교하면 절반 정도의 양으로 줄어든다.

남성 호르몬이라 여성의 질병을 설명할 때는 소외된 경향이 많지만, 안드로겐이 아로마타제(Aromatase)라는 대사 효소에 의해서 에스트로겐으로 변환되기 때문에, 여성 호르몬을 설명할 때 남성 호르몬이 빠질 수는 없다. 마치 실과 바늘의 관계와 같기 때문이다.

여성의 성욕은 테스토스테론과 관련이 있으나, 성욕 감소 현상은 '에스트로겐 우세증'에 의한 갑상선 호르몬 결핍(Thyroid deficiency)일 경우에 더 많다. 그런데 폐경기 난소 기능이 급격히 저하되는 상태에서는 에스트로겐이 줄어들고 상대적으로 남성 호르몬이 우세해지는 '안드로겐 우세증 (Androgen dominance)' 현상도 발생되는데, 이때는 성욕이 회복되는 긍정적 효과도 있다. 단, 얼굴 모발(수염)이 많아지는 다모증이나 남성형 탈모와 같은 부정적 효과도 생기게 된다.

이런 일반적인 남성 호르몬과 여성 호르몬의 관계는 유방암에서 특히 중요하다. 전체 유방암의 60~70%에 해당하는 호르몬 수용체 양성 유방암의 재발을 방지하기 위한 항호르몬 치료제로 아로마타제 억제제 (Aromatase inhibitor)가 쓰이기 때문이다.

선택적 에스트로겐 수용체 조절제(Selective estrogen receptor modulator, SERM)인 타목시펜(Tamoxifen)은 에스트로겐 수용체에 결합하여 암세포의 성장을 방해하는 항암 효과를 나타내는 반면에 아로마타제 억제제는 난소의 에스트로겐 생성 기능 자체를 억제하는 항암 효과가 있다. 테스토스테론을 에스트로겐으로 전환시키는 대사 효소 아로마타제를 직접적으로 억제하기 때문에 폐경 후 환자에서 타목시펜보다 재발 위험을 약 30% 더 감소시키는 효과가 있다. 하지만, 아로마타제 효소를 억제해도 생리학적 보상 반응으로 난소의 에스트로겐 생산을 유도하기 때문에 난소 억제가 없는 '폐경 전' 환자에게는 효과가 떨어진다. 그렇기 때문에 난소 절제 수술을 받지 않은 폐경 전 여성에게 난소 기능 억제를 위해 '고세렐린' 또는 '트립토렐린'을 주사약으로 사용하면서까지 유방암의 재발을 낮추려고 시도하고 있고, 최근 메타 분석 연구 결과에 의하면 타목시펜 단독으로 사용하는 폐경 전 유방암 재발 방지에 실제로 유리하다고 보고되고 있다.

아로마타제 억제제 종류에는 Type1 스테로이드 제제(Steroidal agent)인 효소 기능을 영구적으로 억제하는 엑세메스테인(Aromasin, 아로마신)이 있고, Type2 비스테로이드 제제(Non-steroidal agent)인 효소 기능을 일시적으로 차단하는 아나스트로졸(Arimidex, 아리미덱스), 레트로졸(Femara, 페마라) 등이 있다.

항호르몬 치료가 필요한 호르몬 수용체 양성 유방암의 경우에는 수술 직후부터 바로 사용하게 된다. 항호르몬 치료는 5년 복용이 표준 치료였는데, 최근에는 용량과 함께 기간도 10년까지 늘어나고 있다. 약물을 더 오랜 기간 용량을 증량해서 사용해야 한다는 의미는, 약물만으로는 암 억제 능력이 충분하지 않고 암 완치 판정을 내리는 5년이라는 일반적인 기한을 넘어서도 재발하는 경우가 많다는 뜻이다. 그렇게 때문에 재발을 걱정하는 병기가 높은 유방암일수록 수술과 항암 주사 치료 또는 방사선 치료 외에 생활 습관까지 고쳐야 한다는 사실을 빨리 깨달아야 한다.

대상	약물 처방 권고	근거 수준
유방암에 대한 위험도 여부	타목시펜, 랄록시펜, 아로마타제 억제제	
증가된 여성	약물 부작용 위험이 낮은 경우에 처방	B
증가하지 않은 여성	약물 권장하지 않음	D

최근 유방암을 예방하기 위해 유방암 방지 항호르몬 약물을 사용할 수 있다는 권고안을 미국 질병 예방 서비스테스크포스(USPSTF)에서 발표했다.

유방암 수술 후 재발을 방지하기 위해 항호르몬 약물의 용량과 기간을 늘리다 못해, 이제는 유방암 예방을 위해서도 약물을 사용하자고 한다. 유방암 하나를 막기 위해 약물을 사용할지, 유방암을 예방하면서 전체적인 신체 건강 상태를 개선시키는 생활 습관 변화를 선택할지는 오로지 각자의 몫이다.

코르티솔(Cortisol)

부신의 피질 또는 겉껍질에서 생성되는 호르몬인 글루코코르티코이드는 스테로이드의 한 종류이며 거의 대부분의 척추 동물 세포에 존재하는 글루코코르티코이드 수용체(Receptor)와 결합한다. 글루코코르티코이드라는 이름은 글루코스(Glucose, 당질)+코텍스(Cortex, 겉껍질)+스테로이드(Steroid)에서 유래되었다. 즉, 포도당(Glucose)의 대사를 조절하는 기능이 있고, 부신 피질(Adrenal cortex)에서 합성되며, 스테로이드(Steroid) 모양의 구조를 지닌다. 학술적인 용어로 코르티코스테로이드는 부신 피질에서 생성되기 때문에 글루코코르티코이드와 염류코르티코이드 모두를 말하지만 종종 글루코코르티코이드의 동의어로 사용되곤 한다. 글루코코르티코이드는 신체 스트레스에 대응하는 주된 역할이 있지만, 그 외에도 면역을 활성화시키고 염증이나 면역 반응을 완화시키는 등 다양한 영향을 끼친다. 이를 응용하여 스테로이드계 약물을 경구제, 연고제, 주사제 등으로 만들었고, '기적의 치료제'라고 불릴 정도로 다양한 질환에 사용해 오고 있다.

현대인들에게 흔하게 발생하는 질병 즉, 다양한 피부 질환, 관절 질환, 자가 면역 질환 또는 원인을 알지 못하는 여러 질환 등에 합성 글루코코르티코이드 제제의 스테로이드 약물이 사용된다. 물론, 질병으로 인정받지 못하는 다양한 신체적 기능 이상이나 면역 체계를 억제하기 위한 목적으로 체내 생성 호르몬과 비슷한 강도의 스테로이드를 처방하기도 한다. 약물이기는 하지만 약한 강도의 스테로이드 성분이니까 괜찮다고 해도 스트레스 요인이 없어지지 않는 상태에서 스테로이드를 지속적으로 복용하면 '밑 빠진 독에 물 붓기'가 되면서 약물의 부작용만 서서히 늘 뿐이다. 호르몬 불균형과 연부 조직의 비가역적 변성이 대표적이다.

혈액 내 코르티솔 수치가 비정상적으로 높은 질병을 '쿠싱(Cushing)'이라고 한다. 뇌하수체 호르몬에 의해서 부신 피질이 과도하게 자극되면서 과량의 코르티솔이 분비되면 '쿠싱 병', 뇌하수체로부터의 조절과는 별개로 부신에서 분비가 지나쳐서 생기는 질환을 '쿠싱 증후군'이라고 한다. 실제로는 신체 내 질병 때문이 아니라 스테로이드 약물 복용량이 많고 장기적일 경우에 발생하는 '외인성 쿠싱 증후군'이 대부분이다. 이처럼 천하의 명약으로 쓰이는 스테로이드의 부작용이 얼마나 무서운지 알아야 한다.

질병이나 증후군으로 인정받지 못하는 상태더라도 혈중 농도가 계속 높으면 인슐린이나 멜라토닌, 갑상선 호르몬, 그리고 성호르몬 등에 악영향을 지속적으로 끼쳐 다른 기관에서 문제가 발생한다.

충분한 수면과 휴식을 하지 않고 너무 바쁘게 생활하고 있다면 아마도 코르티솔 과잉 분비가 계속되어 곧이어 활성형 코르티솔(Free-form cortisol)의 혈중 수치는 점차 낮아지게 된다. 부신이 지치지 않고 스트레스를 이겨 낼 에너지를 유지할 수 있다고 해도 만성적으로 높은 코르티솔 수치는 건강을 위험에 빠뜨리게 만든다.

PMS(생리 전 증후군)는 주로 스트레스와 코르티솔이 높을 때 일어나는 현상이다. 뿐만 아니라 과도한 코르티솔은 프로게스테론의 골 형성 효과를 차단하여 골다공증을 유발하고, 다른 스테로이드 호르몬과 갑상선 호르몬의 작용을 차단하기도 한다. 또한 뇌세포에도 독성으로 작용해서 기억력에 영향을 주기 때문에 알츠하이머나 노인성 치매의 주요 요인으로 지적된다.

혈액 농도 수치가 과도한 코르티솔이든 완전히 바닥으로 떨어진 코르티솔이든 상관없이 호르몬계 전체에 미치는 영향은 대단하다. 갑상선 자극 호르몬의 반응을 둔화시켜 갑상선 저하 유사 현상을 만들기도 하고, 인슐린 저항성도 유발해서 성 호르몬의 원활한 대사를 방해하여 성기능 장애를 초래한다. 여성에게서는 무월경이나 무배란이 생기고, 남성에게서는 전립선 문제 등과 관련한 복잡하고 다양한 문제를 일으킨다. 뿐만 아니라, 콜라겐이나 섬유아세포를 억제하여 피부가 얇아지고 쉽게 멍들고 상처 치유가 늦어지게 된다. 골 흡수를 촉진시키는 동시에 골 형성을 억제하며, 장에서 칼슘 흡수를 억제하고 소변으로의 칼슘 배출을 증가시켜 결과적으로는 골감소증이나 골다공증을 유발한다.

　요약하자면, 코르티솔 호르몬은 다양한 신체 스트레스에 대응해서 분비량이 결정된다. 스트레스는 흔히 정신적인 문제만을 고려하지만 신체 내부에서 생기는 스트레스가 기본을 만들어 놓는다. 즉, 정신적인 스트레스에 민감한 사람들은 자신도 모르는 신체적인 스트레스가 있다는 사실을 알아야 한다. 체내 스트레스 중에서 가장 흔하고 일반적인 스트레스는 장 상태에서 시작된다. 망가진 장 상태에서는 다 사용되고 버려진 쓰레기 에스트로겐 대사물을 재흡수하여 유방·자궁·난소에 기능 이상을 유발하고 질병을 만든다. 유방 질환이 있다고 하면 아주 오래 전부터 코르티솔이 밑 작업을 해 놨다고 이해하면 쉽다.

　스트레스를 받으면 분비되는 호르몬들을 '스트레스 호르몬'이라고 한다. 여러 종류 중에서 대표적인 스트레스 호르몬은 부신에서 분비되는 코르티솔과 아드레날린(에프네프린(Epinephrine)+노르에피네프린(Norepinephrine))이다. 부신 수질(Adrenal medulla)에서 분비되는 아드레날린은 짧고 주기적으로 작용하면서 순간순간 고비를 넘기는 역할을 하는 반면에 부신 피질(Adrenal cortex)에서 분비되는 코르티솔은 큰 추진력을 갖고 버텨 주는 작용을 한다.

　신체 각 부분에 위치한 감각 수용체를 통해 각종 정보가 뇌로 전달되면 스트레스 시스템이 활성화되고, 첫 번째로 신경을 통해 부신 수질에 전달된다. 신호를 받은 부신 수질은 아드레날린 호르몬을 혈액으로 방출하게 된다. 심장이 더 빨리 뛰고 땀이 나기 시작하며 호흡이 얕아지고 감

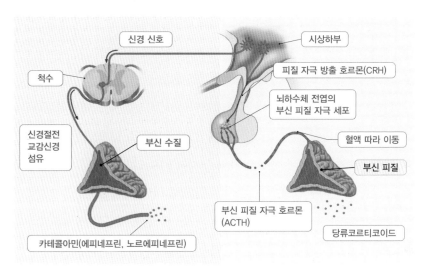

부신의 '스트레스 호르몬' 생성 · 분비 조절 신호

각이 더 예민해진다. 이는 인류의 진화에서 문명이 발달하기 전 삶과 죽음을 넘나드는 단기적인 위기 상황 극복에 상당히 적절한 반응이었다.

이런 반응이 지나가면, 두 번째로 부신에서 스트레스 호르몬이 분비되도록 하는 뇌하수체의 ACTH(Adreno cortico tropoic hormone, 부신 피질 자극 호르몬) 신호에 따라 코르티솔이 혈액으로 분비된다. 문명이 발달하면서 삶이나 죽음과는 별 상관없는 스트레스가 많아짐에 따라 사용량은 폭발적으로 증가하였지만 소모되는 속도는 매우 느려진 호르몬이다. 때문에, 영장류로 진화하는 동안 수많은 스트레스를 이겨 낼 수 있도록 만들어진 혜택이었지만, 현대인에게는 아주 골칫거리 호르몬 중 하나가 되어 버렸다.

초기에 아드레날린이 분비된 후 떨어지기 시작하면 정맥을 통해 흐르는 코르티솔의 양이 증가하기 시작한다. 아드레날린이 급증하는 초기에는 오히려 기운이 나고 기분도 좋아질 수 있지만, 아드레날린의 감소와 함께 코르티솔이 계속 증가하면 오히려 기분이 안 좋고, 불안하고, 부정적인 생각이 많이 들기 때문이다.

아드레날린은 짧은 순간에 분비되지만 코르티솔은 아드레날린보다 더 묵직하고 지속력이 있어 천천히 축적되고 정상으로 돌아오는 데도 시간이 많이 걸린다. 스트레스 요인이 없어지지 않아서 아드레날린이 반복적으로 필요하게 되면 코르티솔 수치는 천천히 더 증가하게 된다.

이에 따라 아드레날린 분비가 반복되고, 또 반복되면서 아드레날린은 코르티솔 분비를 또 자극하고 스트레스 반응은 더욱 더 부정적인 반응으로 나타난다. 이런 부정적인 스트레스 반응은 코르티솔 수치를 더욱 높게 하며 신체가 정상으로 돌아오는 시간을 더욱 지연시키게 된다.

스트레스 반응 신호의 전달은 뇌에서 척수 신경을 통해서 부신 수질에서 아드레날린을 분비하게 하고, 동시에 뇌하수체에서 ACTH를 분비해서 부신 피질 호르몬인 코르티솔을 분비하게 한다. 만약, 척추에 문제가 생겨 척수 신경이 지속적으로 자극을 받고 있는 상태를 외부 스트레스가 끊임없이 발생시키는 신호라고 뇌가 착각하고 있다면 어떻게 될까? 척추의 문제는 쉽게 생기지도 않지만, 금방 좋아질 수도 없다. 척수 신경이 자극을 오랜 시간 지속적으로 받고 있으면, 아드레날린이 첫 시작이었다고 하더라도 코르티솔 요구량은 점점 더 늘어나게 된다. 척추 문제에 의한 내부 자극이 점점 늘어난 상태에서 외부 자극까지 스트레스 요인이 되어 추가된다면 어떻게 될까? 예전에는 별거 아니었던 스트레스 저항력이 점차 낮아져 몸과 정신이 점점 더 지쳐가게 된다.

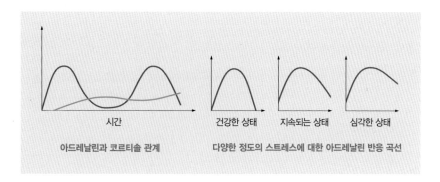

아드레날린과 코르티솔 관계

다양한 정도의 스트레스에 대한 아드레날린 반응 곡선

시간　　　　건강한 상태　지속되는 상태　심각한 상태

　이게 바로 '부신 피로'의 본래 기전인데, 부신 피로 영양제를 먹는다고 효과가 있을까? 만약, 효과가 있다면 얼마나 오래 지속될 수 있을까? 과연 영양제를 끊고도 부신 피로 없이 지낼 수 있을까? 그 외에도 수많은 질문을 해결하려면 결국은 ANS 치료 계획에 따른 자율신경기능의학적 척추 치료(NTR 프롤로/도수)를 우선적으로 하면서 영양제 섭취를 병행해야 하고, 척추 교정 치료가 진행되어 가면서 점차 영양제 종류와 복용양을 줄여 나가야 한다. 척추가 안정되어야 부신 피로는 드디어 끝이 나고 재발되지 않는다.

　부신 피로 치료에 대한 교훈을 얻을 수 있는 적합한 예가 있다. 미국의 옐로스톤 국립공원에서 늑대로 인한 피해가 심각하자 늑대를 없애 버렸다. 그러자 국립공원의 숲이 서서히 죽어 가더니 몇 년 후 황폐화되고 말았다. 늑대가 없어지자 풀을 먹는 동물들의 개체 수가 급격히 늘어나 숲을 먹어 치운 결과였다. 우리의 몸도 마찬가지이다. 부신 피로 증상으로 괴롭다고 코르티솔 보충을 위한 스테로이드나 영양제를 잔뜩 복용한다면 또 다른 문제를 유발할 수 있다. 먹이 사슬이 안정적으로 유지되도록 하면서 조심해야 하듯이 건강을 관리할 때도 신체 전반적인 균형을 맞추면서 즉, 자율신경 기능과 장 기능 회복을 우선적으로 하면서 내·외적인 스트레스의 총합을 줄여 나가야 부신 피로의 재발을 피할 수 있다.

인슐린(Insulin)

인슐린은 혈액에서 포도당이 증가할 때 간, 지방 및 근육 세포가 포도당을 흡수하도록 촉진시키는 기능을 한다. 인슐린은 동화 작용을 촉진하는 대표적인 호르몬인데, 포도당을 세포에 집어넣는 핵심 기능 외에도 아미노산과 지방산을 세포에 넣어 주는 기능도 있어 세포의 생존 및 성장에 관여하고 새로운 세포의 증식에 기여하는 호르몬이다. 동화 작용은 작은 분자를 이용해서 복잡하고 큰 분자로 합성하는 과정이다. 그 반대가 '이화 작용'인데, 단백질을 아미노산으로, 탄수화물을 포도당으로, 지방을 지방산과 모노글리세라이드로 분해하는 소화 과정을 쉬운 예로 들 수 있다.

동화 호르몬으로는 대표적인 인슐린 외에도 성장 호르몬, 인슐린 유사 성장 인자(Insulin-like growth factor 1, IGF1 및 기타 유사 인슐린 성장 인자), 테스토스테론, 에스트로겐과 같은 호르몬이 있다. 이들 호르몬은 동화 작용과 같은 합성 대사와 관련해서 신체 기관의 구성을 촉진시킨다. 이화 작용 호르몬으로는 코르티솔이 대표적이지만 글루카곤, 아드레날린 및 기타 카테콜아민, 사이토카인이 있고 분해 대사와 신체 기관의 분해를 촉진시킨다. 이 둘의 반응을 조절해 주고 균형을 맞춰 주는 호르몬은 멜라토닌이 대표적이다.

인슐린은 수천 개의 호르몬 중에 각 개체의 의지에 따라 조절할 수 있는 유일한 호르몬이다. 다시 말해, 한편으로는 본인의 잘못으로 호르몬의 기능을 망가뜨릴 수도 있다는 의미이다. 인슐린이 제대로 기능을 하지 못하는 상태를 '인슐린 저항성'이라고 하며 모든 만성 질환의 시작점이 된다.

대부분의 만성 질환은 세포 대사 이상을 의미하며, 대사 증후군은 아직 표준화되지 않았지만 비만, 고혈압, 고 중성지방혈증, 저HDL콜레스테롤혈증, 고혈당을 포함한다. 유방암을 포함한 각종 암 뿐만 아니라 유방 질환도 대사 증후군을 유발하는 세포 대사 이상에서 비롯되며 에스트로겐 우세증의 호르몬 불균형은 인슐린 저항성에서부터 시작된다. 그러므로 인슐린 저항성은 가능한 빨리 발견하고 개선해야 한다.

'인슐린 저항성' 때문에 인슐린이 나쁜 호르몬처럼 인식되어 있지만, 사실 인슐린은 신체의 물질대사 체계에 매우 중요한 역할을 하는 호르몬

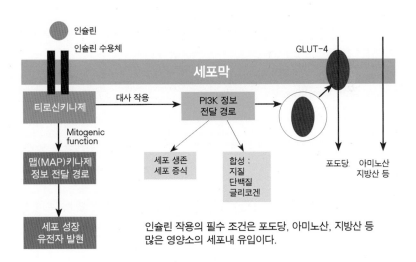

인슐린 작용의 필수 조건은 포도당, 아미노산, 지방산 등 많은 영양소의 세포내 유입이다.

인슐린의 작용

중 하나이다. 췌장의 베타 세포에서 분비되어 혈액 속의 포도당 수치인 혈당량을 일정하게 유지하는 인슐린의 기능은 3가지가 있다. 첫 번째는 간 세포에서 포도당을 글리코겐으로 저장시키는 동화 작용이 있고, 두 번째는 혈액 내의 포도당을 세포로 이동시켜 포도당의 산화를 촉진시키면서 에너지의 기본 단위인 ATP를 생성시킨다. 세 번째는 섭취한 지방이 흡수되면서 만들어진 지방산 가득한 지방 세포의 LPL(Lipoprotein lipase) 효소를 인슐린이 활성화시켜 지방산에 Glucose-6-Phosphate(G-6-P, 당질 대사의 중간 물질) 형태의 포도당을 결합시켜 중성 지방으로 저장하여 지방을 축적시킨다. 그래서 인슐린 수치를 높이는 식단이나 인슐린 주사를 맞는 당뇨병 환자의 경우에 살이 자꾸 찌게 된다.

뿐만 아니라 인슐린은 근육 형성에도 중요하게 쓰이는데, 근육 조직의 최소 단위인 아미노산을 근육으로 끌어오는 기능을 한다. 사고나 수술 후에 적정량의 탄수화물 섭취가 없는 경우에는 아미노산이 근육의 손상을 회복시키는데 원래의 크기나 단단함을 가질 수 있도록 해 줄 충분한 양의 인슐린이 체내에 없기 때문에 근력이 약해져 회복이 늦어지고 체력이 급격히 떨어지게 된다. 따라서 아프거나 다쳤거나 혹은 수술 후 상처 회복의 단계에서는 인슐린이 적절히 분비되는 식단이 중요하다.

호르몬은 의도대로 조절할 수가 없고 신체 조건과 자율신경의 협조 하에서 적절하게 분비된다. 체내에서 생성되는 호르몬이 3,000~4,000여 가지인데도 단 한 가지 호르몬만 내 의도대로 조절할 수 있다. 그 호르몬이 바로 인슐린이다. 그런데 인슐린을 마음대로 휘두르면 '인슐린 저항성'이 생기고, 다른 호르몬의 문제들을 차례로 만들어 내면서 만성 피로와 관련된 '부신 피로'를 만들어 내고, 대사 증후군인 고혈압, 당뇨, 고지

혈증, 비만뿐만 아니라 암까지도 만들어 낸다. 혀가 잠깐 즐거워하는 음식들을 즐긴 결과가 암으로까지 이어진다니 당황스럽지만 각종 유방 질환과 유방암도 이렇게 시작된다.

탄수화물 섭취가 많아서 공복 인슐린 수치가 15~40μU/mL 정도이면 고인슐린 혈증이고 인슐린 저항성이 있는 비만이 되기 쉽다. 그래서 탄수화물을 줄이고 인슐린 분비를 줄이는 저탄고지 식단을 해야 한다. 하지만, 저탄고지를 잘못 이해한 일부 전문가는 탄수화물을 가장 나쁜 식재료로 설명을 하고 환자들은 밥까지 끊으면서 탄수화물을 0에 가깝게 유지하는 식단을 무작정 시작한다. 하지만 세포 손상이 많아서 회복을 우선적으로 해야 하는 경우에는 공복 인슐린 수치가 10μU/mL 전후로 유지하는 식단을 시작해서 서서히 공복 인슐린 수치가 5μU/mL까지 내

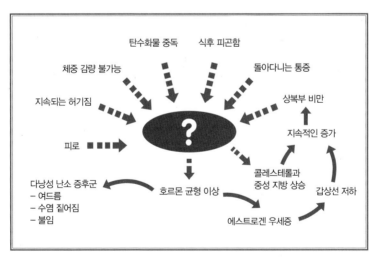

? 의 정답은 insulin resistance, 인슐린 저항성

려가도록 조절을 해야 한다. 일부 전문가들은 공복 인슐린 수치 3~5μU/mL를 적정 인슐린 수치라고 주장하며 탄수화물을 더 줄이라고 강력하게 강조하는데, 이는 일부 환자에게는 매우 위험할 수 있는 수치이다. 체중 조절에 초점을 맞춰서 다이어트 식단으로 유행시키려고 하는 경험담들이 어떤 사람에게는 오히려 해가 될 수 있다. 간식을 자주 먹거나 간식으로 먹는 음식을 한 끼 식사로 대용하는 잘못된 식습관만 바꿔도 저탄고지는 이미 60% 정도는 시작되고, 인슐린 혈중 농도가 낮아지면서 세포 기능이 회복되기 시작한다.

SMART 상식) 인슐린은 영양소의 사용과 저장을 위한 필수 호르몬

췌장에는 각종 호르몬을 생산하는 여러 종류의 세포 형태가 췌도(Langerhans islet, 랑게르한스섬)에 모여 있다. 주요 세포는 알파 세포(Glucagon 글루카곤 생산), 베타 세포(Insulin 인슐린 생산), 델타 세포(Somatostatine 소마토스타틴 생산), 그리고 PP세포(Pancreatic polypeptide 췌장 폴리펩티드 생산)이다. 정상 췌장에는 약 100만 개의 췌도가 존재하며 전체 췌장 질량의 2~3% 정도를 차지한다. 내당능 장애 또는 공복 혈당 장애 즉, 당뇨 전 단계인 경우 췌장 내의 췌도가 50% 감소된 50만 개 정도로 되고, 당뇨로 판정이 되면 30% 정도인 30만 개 미만으로 추정된다. 제1형 당뇨(Type 1 DM)는 태어날 때부터 췌도가 자가 면역에 의해 거의 다 망가진 상태이지만, 제2형 당뇨(Type 2 DM)의 경우에는 비만이 되면서부터 염증에 의해 파괴되고 줄어들기 시작한다. 일반적인 당뇨병인 제2형의 경우에는 85%가 비만(마른비만 포함)을 거쳐 진행된다.

인슐린 작용은 2가지로, 이화 억제와 동화 작용이며 영양소를 세포 내로의 운반을 용이하게 한다. 이화 작용을 억제하는 기능의 인슐린은 간에서 글리코겐의 분해와 당신생 합성을 그리고 지방 분해 작용과 단백질 분해 작용을 방지한다. 동화 작용의 인슐린은 또한 글리코겐 합성을 촉진하고 포도당의 근육 세포로의 운반을 용이하게 한다.

1) 인슐린은 포도당이 세포로 들어가는 당질 대사를 용이하게 한다. 간과 근육 세포에 포도당을 유입시키고 저장 형태인 글리코겐 합성을 촉진시키고, 지방 세포에는 포도당이 저장 형태인 중성 지방으로 전환시킨다. 만일 적정량의 인슐린이 없다면 간에서 당신생 합성은 촉진되고 간과 근육 세포에 저장된 글리코겐 분해가 일어나는데, 이는 인슐린 저항성에서도 마찬가지 현상이 유발되어 근육량의 감소로 이어지게 된다. 하지만, 지방 세포에는 오히려 중성 지방 축적이 촉진되어 비만이 유도된다.

2) 인슐린이 혈당 수치를 감소시키는 동안에 혈액 중의 아미노산을 근육 세포로 유입시켜 조직 단백질로 합성되는 단백질 대사를 용이하게 한다. 동시에 당 신생을 감소시키는데, 적정량의 인슐린이 없거나 인슐린 저항성이 있다면 당 신생이 증가하고 근육으로부터 단백질이 분해되면서 만들어진 아미노산이 혈액으로 나오게 된다.

3) 인슐린은 중성 지방이 지방 조직에 저장되도록 운반하는 효소에 작용하여 지방 합성을 촉진시키는 지방 대사를 용이하게 한다. 인슐린은 지방 분해를 억제하고, 간에서 지방합성을 촉진시킨다. 적정량의 인슐린이 없거나 인슐린 저항성이 있다면 지방 조직에서 지방 분해와 지방산이 혈중으로 나오게 될 뿐만 아니라 중성 지방이 세포 내로의 흡수를 감소시켜 중성 지방 수치는 증가한다. 혈중 인슐린 수치가 갑자기 낮아지면 당뇨병 환자에서는 지방 분해가 급속히 일어나 과도한 케톤 생성을 일으키고 결국은 케톤 산증을 초래하지만, 당뇨병이 아닌 경우에는 적정량의 케톤 생성을 촉진해서 세포 대사를 회복시키는 데 도움을 준다.

4) 인슐린 저항성이나 당뇨병 치료의 목표는 혈당 조절 외에도 당질, 단백질, 지방 대사가 정상이 되도록 해야 한다. 인슐린 효과는 글루카곤이나 성장 호르몬, 코르티솔, 에피네프린, 노르에피네프린 등의 길항 호르몬의 효과에 의해서 균형을 이룬다. 때문에, 식이 요법을 하면서 자율신경 기능의 치료를 통해 스트레스 총합을 관리하려는 노력을 동시에 해야 한다.

호르몬의 불균형

에스트로겐 우세증(Estrogen dominance)

프로게스테론과 에스트로겐의 균형이 깨지고, 에스트로겐이 우세해지면 우리 몸에 어떤 영향을 미칠까?

프로게스테론이 에스트로겐의 작용을 진정시키지 못해 우리 몸이 에스트로겐에 과다 노출되면, 자궁과 유방에 과한 세포 성장이 이루어져 난소암 또는 자궁암과 유방암을 일으키게 된다. 과다한 에스트로겐이 정상 세포를 암세포로 바뀌게 하는 세포 돌연변이를 유발하기 때문이다. 생리통이나 자궁 근종, 유방 선종 등도 에스트로겐 우세증이 원인이다.

실제로 프로게스테론이 결핍된 여성은 그렇지 않은 여성에 비해 유방암의 위험이 5.4배 높다. 또한 에스트로겐이 우세해질수록 여성의 몸도 점점 비대해진다.

유방외과 전문의로서 유방암 수술을 하고 항암 치료를 할 때는 '에스트로겐 우세증'이라는 진단명은 들어 본 적조차 없는데, 영양과 기능의학을 공부하면서 알게 된 에스트로겐 우세증을 깊이 알아갈수록 '역시나 에스트로겐은 유방암을 일으키는 나쁜 호르몬이구나.'라는 생각이 굳혀지게 되었다. 하지만 에스트로겐이 진짜 나쁜 호르몬인가? 그렇다면, 여성에게 필수적인 에스트로겐은 신이 여성에게 내린 저주인가? 절대 그렇지 않다는 사실은 기능의학 공부를 더욱 깊게 하면서 깨닫게 되었다. 여성을 더욱 여성답게 만들어 주는 중요한 호르몬이지만, 유방암 환자에게는 에스트로겐의 유해성을 반복해 설명하며 '타목시펜(Tamoxifen)'이나 '아로마타제 억제제(Aromatase inhibitor)'와 같은 에스트로겐의 생체 효과를 억제

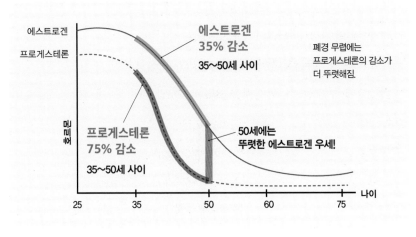

에스트로겐

프로게스테론

에스트로겐
35% 감소

35~50세 사이

폐경 무렵에는
프로게스테론의 감소가
더 뚜렷해짐.

프로게스테론
75% 감소

35~50세 사이

50세에는
뚜렷한 에스트로겐 우세!

호르몬

나이

25   35   50   60   75

에스트로겐 우세증

에스트로겐 대사를 높이는 7가지 방법	에스트로겐 우세증의 증상
1. 항염증 위주의 식단 2. 제노에스트로겐(환경 호르몬) 피하기 3. 항생제, 피임약 제한하기 4. 깨끗한 간 상태 유지하기 5. 염증 제거, 유해균 제거 6. 배변 기능 원활하게 유지하기 7. 호르몬 균형 보조제 사용하기	– 생리 전 증후군, 불임, 자궁 근종 – 과다 월경, 자궁 내막증, 성욕 감소 – 유방섬유난종, 생리통, 홍조 – 체중 증가, 두통, 피로 – 우울증, 갑상선 문제, 전립선 문제 – 암(유방, 자궁, 난소, 결장)

시키는 약물을 사용한다. 이러니 환자의 입장에서는 에스트로겐을 마치
무서운 맹수 대하듯 할 수밖에 없다.

그런데 기능의학 관점에서 환자를 치료하면서 지내다 보니 '에스트로
겐은 유방암의 중요한 원인 인자이다.'라는 분석은 중요한 부분이 빠진
부족한 설명이었다. 에스트로겐 자체를 무서워할 일이 아니라 '에스트로

겐 우세증'과 몸 상태를 엉망으로 만든 다른 호르몬들의 위험성을 알려야 했다. 특히 코르티솔이나 인슐린을 안정시킬 수 있는 식습관과 생활습관에 대해 더 이해시켰어야 했는데, 그런 정보조차 모르는 지식으로 최선을 다해 수술을 하고 진료를 열심히 했던 과거를 생각하면 많이 아쉽다.

호르몬 영향	에스트로겐 우세증/과잉 분비	프로게스테론 보충
세포와 조직	증식하는 성장	증식 억제, 성숙
자궁 내막	증식	분비/과다 증식 억제 (6mm유지)
자궁 경부-분비물/이완	증가	감소
유방 상피 세포	증식/유방 자극 유발	증식 억제, 성숙/ 유방 멍울 형성 억제
유방 소엽(유륜과 유두)	유방 크기 증가	유륜 크기 증가
뼈 재형성	골 감소	골 형성
혈관 상피 세포-혈류 의존성 혈관 확장 반응(FMD)	증가	더욱 증가
혈전	증가	혈전 녹여 정상화
심전도 QT 간격	증가	감소
뇌	흥분/활성	흥분/진정
우울증/불안증	유발	천연 항우울제 역할
수면	수면 주기 장애	깊은 수면
체지방과 체중	증가	지방을 태워 에너지로 전환
염분과 수분	정체	천연 이뇨제 역할
혈당	유지 방해	수치 조절/혈당 정상화
유방암/자궁암/ 자가 면역 질환	위험성 증가	예방
갑상선 호르몬	기능 방해	기능 촉진 및 정상화
성욕	감퇴	정상화
마그네슘/아연	결핍	정상화
구리	정체	정상화

에스트로겐과 프로게스트론

에스트로겐 우세증의 개념은 프로게스테론을 연계시켜 이해해야 한다. 에스트로겐 우세증이라는 이름을 보면, 혈중 에스트로겐이 너무 많아서 생긴 증세라는 의미지만 이는 너무 단편적인 해석이다. 혈중 에스트로겐 수치가 높으면 에스트로겐 우세증이 생길 가능성은 높아지지만, 그렇다고 모든 경우에서 에스트로겐 우세증이 생기지는 않는다. 정확하게는 프로게스트론과의 비율이 너무 차이가 날 때 생긴다. 그러나 비율이 잘 유지된다고 해도 장 상태가 나쁘다면 에스트로겐 호르몬의 혈중 농도가 높을 때는 에스트로겐 우세증이 생길 가능성은 높아진다. 그래서, '기-승-전-장'이 어떤 문제보다도 더 중요하다.

에스트로겐과 프로게스트론의 비율이 어느 정도 차이가 나야 에스트로겐 우세증이 생기는지에 관한 학자마다의 주장은 다르다. 그 비율에 대해서는 에스트로겐 우세증에 대한 기능의학 검사와 호르몬 치료법 등에서 다루고자 한다.

에스트로겐 메틸화(Methylation, 메틸레이션)

암세포의 발생과 억제에는 유전자의 메틸화가 매우 중요하다. 누구나 암 유전자를 가지고 태어나지만 암을 억제하는 유전자(Tumor suppresor gene)의 기능이 잘 유지되면 암 환자가 되지 않고 건강할 수 있다. 하지만, 암 억제 유전자의 시작 부분(CpG island)에 메틸화가 되면 암 억제 기능은 상실되고 이상한 단백질이 생성될 가능성이 높아지게 된다. 즉, DNA 메틸화 여부가 암을 발생시킬 수도, 또는 암을 억제할 수 있다는 의미이다. '후성 유전학'에서는 유전자의 오류 변화가 없는데도 암이 생기는 예외적인 원인이 바로 '메틸화 유전자(DNA methylation)'에 있다고 강조하고 있다. 그 외에도 DNA 아세틸화, 포스포릴화, 유비퀴틸화 등 여러 가지 형태가 있지만 DNA 메틸화에 대한 연구가 가장 활발하다. 인간 게놈(Genome)의 3~4% 정도가 사이토신에 메틸화(5-mythylcytosine)가 되어 있다.

실제 유방암에서도 유전자 염기 서열 중 사이토신(C, Cytosine)에 메틸기(-CH₃) 꼬리표가 붙어서 기능을 소실한 유전자 4개가 발견되었다. 인체분자유전자학(Human molecular genetics)에 발표된 연구 결과로는 FAM124B, ST6GALNAC1, NAV1, PER1이 있고, 유방암에서 호르몬 수용체 유무에 따라 4개 유전자의 메틸화 정도에 차이가 있다고 한다. 우리나라에서는 호르몬 수용체 음성 유방암보다 훨씬 많은 비율로 수용체 양성 유방암이 70% 정도로 많이 생기는데 정확한 원인은 물론 유전자와의 관련성에 대해서도 아직은 잘 모르고 있다. 하지만 항호르몬 요법을 사용할 수 있는 수용체 양성 유방암은 예후가 좋은 편이고, 반면에 수용체 음성인 유방암은 예후가 나쁜 편인데, 유전자 메틸화 정도까지 파악할 수 있다면 유방암의 예후 측정을 더 정확히 할 수 있을 거라고 예상한다. 이러한 DNA 메틸화가 암에 미치는 영향은 갑상선암 분야에서도 활발히 연구되고 있을 만큼 중요하다.

이와는 완전히 반대로, 에스트로겐 대사물 메틸화는 오히려 유방암을 억제하는 효과가 있다. 에스트로겐은 세 자매처럼 3가지 종류가 있다고 앞서 설명을 했다. 이 세 가지 호르몬 중 E3(Estriol)는 임신 중에 분비되는 아주 안전한 호르몬이기 때문에 제외를 하고, 나머지 E1(Estrone)과 E2(Estradiol) 에스트로겐이 어떤 대사 과정을 거치는지 알아야 한다.

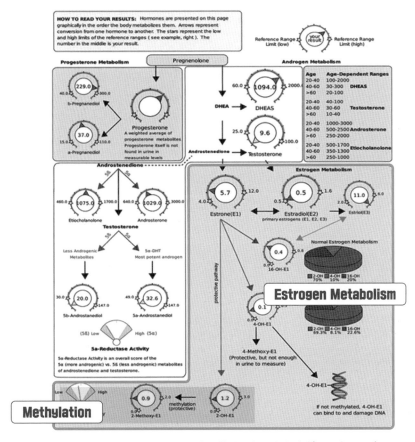

에스트로겐 대사물 메틸화를 확인할 수 있는 더치 검사(DUTCH test)

에스트로겐은 간에서 시토크롬 p450(Cytochrome p450) 효소에 의해 수
산화(Hydroxylation, -OH)되는 과정을 거치게 된다. 수산화 에스트로겐은 2
가(2-OHE), 4가(4-OHE), 16가(16a-OHE)로 분류되며 카테콜 에스트로겐
이라고도 한다. 세포에게 복제하라는 지시도 하지만 인체로부터 안전하
게 배출되는 형태이기도 하다. 카테콜 에스트로겐(Catechol estrogen)으로
대사산물을 만들어 에스트로겐의 균형을 맞추면서 조절하고 또 배출까

지 하는 과정을 거치다가 어떤 특정 조건 하에서는 DNA 손상을 유도해서 돌연변이 세포를 만들거나 심지어는 암까지 만들기도 한다. 그 특정 조건이 만성 염증, 인슐린 저항성, 부신 피로, 자율신경 기능 이상, 그리고 갑상선 저하와 연관된 에스트로겐 우세증이다. 5가지 조건은 증상이 드러나느냐 아니냐의 차이일 뿐 항상 같이 다닌다. 다시 말해서 5가지 중 1가지라도 발견되면, 나머지 조건들이 만들어지는 원인을 찾아서 교정해야 한다.

카테콜 에스트로겐은 만주 웨스턴 장르의 영화 제목처럼 '좋은 놈, 나쁜 놈, 이상한 놈'으로 나눌 수 있다. 좋은 놈은 2-수산화 에스트로겐(2-hydroxyestrogen, 2-OHE1/E2)이고, 나쁜 놈은 16α-수산화 에스트로겐(16α-hydroxyestrogen, 16α-OHE1/E2)이며, 이상한 놈은 4-수산화 에스트로겐(4-hydroxyestrogen, 4-OHE1/E2)이다. 좋은 놈 2-OHE는 호르몬 수용체에 약하게 붙어 낮은 호르몬 강도로 DNA를 자극하기 때문에 환경 호르몬과 같은 강력한 에스트로겐 효과를 나타내는 화학 물질로부터 세포를 보호하고 세포 증식을 억제(Anti-proliferative)하는 효과가 있으며, 결론적으로는 유방암 발생을 줄여 주는 효과가 있다. 나쁜 놈 16α-OHE는 당연히 유방암 발병률을 높이는 효과가 있고 최근에는 유방암과 관련된다는 논문들이 많이 발표되고 있다. 유방암 세포에서 많이 발견되는 에스트로겐 대사물질이 특히 소변에서 많이 검출됐다면 유방 세포의 증식을 의미한다. 이상한 놈 4-OHE는 말 그대로 이상한 성질인데 그렇다고 좋은 놈은 아니다. 2-OHE보다 4배 정도 더 강력하게 세포를 자극하기 때문에 암 세포를 만들 가능성이 높다. 만약, 활성 산소와 같은 자유 라디칼(Free radical)에 의해 산화되어 3,4-퀴논 에스트로겐(Estrogen-3,4-quinone)으로 바뀐다면 훨씬 더 강력하게 세포 손상을 만드는 에스트로겐이 될 수 있다. 4-OHE가 강력하다고 해도 일시적인 DNA 손상을 줄 가능성이 있는 반면에 3,4-퀴논 에스트로겐은 극도로 반응성이 강하고 불안정해서 영구적인 DNA 손상을 줄 수 있다. 하지만, 같은 퀴논 반응이라도 2-OHE-quinone은 DNA를 복구하기 때문에 역시 좋은 놈은 끝까지 좋은 놈으로 남게 된다.

4-OHE가 3,4-퀴논 에스트로겐으로 바뀐다면 매우 치명적인 에스트로겐 대사산물이 되지만, 만회할 기회가 있다. 바로 카테콜 O-메틸트랜스퍼라제(COMT, Catechol ortho-methyltransferase)라는 효소에 의한 메틸화(Methylation) 과정을 이용하여 중화시키는 방법이다. 4-OHE가 메틸화가 되어 4-MeOE로 되면 유방암이 생길 위험도가 중화(Neutralized)된다. 2-OHE가 메틸화 변화된 2-MeOE는 더 강력한 암 예방 효과를 가지게 된다. 좋은 놈은 역시나 믿음직하다.

이렇게 유전자에서의 메틸화와 에스트로겐 대사에서의 메틸화는 전혀 다른 결과를 만들어 낸다. 어떤 메틸화든지 후성 유전학적 접근에서는 생활 습관 중에서도 영양학적인 부분을 강조하기 때문에 도움이 되는 음식이나 식재료를 소개하지만, 입으로 섭취한 음식이 얼마만큼 흡수될까? 또, 충분히 흡수가 되었다고 해도 유전자에 작용할지 에스트로겐 대사에 작용할지를 자율신경의 도움 없이 스스로의 의지로 잘 선택하고 조절할 수 있을까? 필요하고 도움 되는 좋은 식재료를 선택하는 지식과 안목도 중요하지만 자율신경 안정과 장 건강이 뒷받침되지 않으면 그 모든 노력이 허사가 될 수도 있다. 추측하기로, 환자든 의료인이든 이 글을 읽고 있는 지금에서야 겨우 고민을 시작했을 가능성이 매우 높을 듯하다.

다낭성 난소 증후군과 테스토스테론

다낭성 난소 증후군은 최근 급증하고 있는 여성 질환으로 20~30대에 흔히 나타나며 여러 개의 물혹이 난소에서 관찰되면서 생리 불순과 무월경의 동반이 특징이다. 다낭성 난소 질환은 잘못된 식습관과 과도한 스트레스로 유발된 인슐린 저항성 때문에 여성에게서 남성 호르몬(테스토스테론)이 너무 많이 만들어지기 때문에 생긴다. 사실은, 너무 많이 만들어진다기보다 에스트로겐으로의 전환율이 낮아져서 남성 호르몬이 많이 만들어진 듯이 보여지는 현상이다.

여성에게서 남성 호르몬의 혈중 농도가 높게 유지되면 당연히 다양한 문제가 생긴다. 물론 여성이라고 해서 여성 호르몬만 있고, 남성이라고 해서 남성 호르몬만 있지는 않다. 여성에게서는 여성 호르몬의 비율이 더 많고 남성에게서는 그 반대일 뿐, 남성이나 여성 모두에게서 두 가지 호르몬이 다 만들어진다. 적당량의 남성 호르몬이 여성에게 있다면 성 욕구를 증가시키고, 질 애액 분비를 조절해서 오르가즘의 느낌을 상승시키며, 근육량과 근력을 늘릴 뿐만 아니라 골밀도를 높여 골다공증을 예방하는 긍정적 효과들도 있지만, 과다할 경우에는 부작용이 생기게 된다.

남성 호르몬이 과다한 여성의 건강 상태를 분석해 보면, 생리 주기 이상이나 악성 생리통과 같은 생리와 관련된 문제가 가장 많았다. 그 외에도 비만과 관련된 지방간, 지성 피부와 관련된 여드름, 노화와 관련된 탈모, 고지혈증과 관련된 동맥 경화, 소금과 관련된 고혈압 등이 남성 호르몬과 관련성이 높다는 연구 결과들이 많다.

생리 주기의 이상은 난임이나 불임, 심지어는 임신 중 자연 유산 문제까지 이어지기 때문에 출산율이 점점 낮아지는 우리나라의 경우 간단히 넘길 문제가 아니다. 만약, 생리 주기가 길거나 불규칙한 주기일 때, 부정 출혈이 반복적으로 있을 때, 자궁 근종이나 자궁 내막 증식증으로 생리통이 심하고 생리 양이 과다할 때는 반드시 산부인과 검사를 받아야 한다. 가임기 여성에게 다낭성 난소 증후군은 향후 임신에 영향을 심각하게 끼치고 우울증이나 조울증 같은 정신 질환과도 관련이 있기 때문이다.

뿐만 아니라 폐경 후 유방암 발병률을 높일 수 있기 때문에 적극적인 치료가 필요하다. 다낭성 난소 증후군의 경우 산부인과에서는 경구용 피임약, 항안드로겐 제제 등의 약물을 이용해서 생리를 유도하는 처방을 한다. 약을 복용할 때는 정기적으로 생리를 하겠지만, 약을 끊으면 생리 문제가 또 반복될 수 있다. 다낭성 난소 증후군은 남성 호르몬이 여성 호르몬보다 더 많아서 생기는 질환이고, 이 문제는 남성 호르몬을 여성 호르몬으로 전환시키는 아로마타제 효소의 기능 억제와 관련되며, 그에 앞서 인슐린 저항성과 부신 피로와 관련이 된다. 즉, 다낭성 난소 질환은 세포 대사가 손상된 상태가 지속된 결과라는 의미이다. 그래서 최근에는 심지어 당뇨병일 때 복용하는 메트포르민을 처방하여 효과를 많이 보는데, 이 역시도 다낭성 난소 질환은 대사 질환이라는 반증이 된다. 이 모든 문제의 첫 시작은 식재료의 잘못된 선택, 장 기능 이상, 자율신경 이상의 혈액 순환 장애가 만들어 낸 세포 대사 장애이다.

나이가 들면서 호르몬 생성은 모두 줄어들기 때문에 폐경이 되면서 성격이 남성화되었다고 해도 남성 호르몬 생성이 늘어나서 생긴 현상이 아니라 여성 호르몬이 감소되면서 상대적으로 남성 호르몬이 높아진 효과일 뿐이다. 남성 호르몬의 비율이 많이 높아지는 폐경기 증상은 성욕 감퇴, 근력 감소, 피로도 상승, 복부 비만 누적, 골다공증 발생, 당뇨, 고혈압, 동맥 경화증, 정신적 불안정, 집중 장애 및 단기 기억 장애, 불안 등이 있다. 폐경이 되면 임신과 관련해서 신속한 상황 개선이 필요 없기 때문에 대개는 나타나는 증상에 대해 소극적으로 대응하는 치료를 받게 되지만, 젊든 나이가 들었든 상관없이 여성에게 있어 남성 호르몬으로 생기는 여러 증상을 완화시키기 위해서는 적극적인 치료와 식생활 개선을 위한 노력이 필수이다. 또한 자율신경기능의학 치료로 상태 호전이 더 빨리 되고 재발을 줄여 주는 효과를 만들어 낼 수 있다. 나이가 들어 폐경이나 되어야 나타날 만한 현상이 생리가 막 시작된 10대와 젊음을 누려야 할 20~30대에 나타났다면, 과연 세포 나이는 얼마라는 의미일까? 다낭성 난소 질환을 포함하여 남성 호르몬의 증가로 어떤 질환이 나타난다면, 나이는 어리고 젊었어도 세포는 이미 노화가 진행된 상태라는 의미이다.

비만과 호르몬

비만이 유방암과 관련된다는 사실은 매우 잘 알려져 있고 연구 결과들도 많다. 비단 유방암뿐만 아니라 거의 모든 위·장관 암은 비만과 관련성이 많다. 그럴 수밖에 없는 것이 비만은 대표적인 대사 질환이고 정상 세포가 암세포로 바뀌는 이유도 세포 대사에 문제가 생겨서이기 때문이다. 세계보건기구(WHO) 산하 국제암연구소(IARC)가 1,000건 이상의 역학 연구를 검토한 결과 위암, 식도선암, 자궁체암, 간암 등 13가지 암에서 비만 환자는 정상 체질량 지수(BMI)를 가진 사람에 비해 상대적인 위험도가 높았다. 특히 지방 세포에서 생성되는 에스트로겐(E1)은 유방 세포의 과도한 성장을 촉진하여 유방암 발병 위험도를 다른 암에 비해 특히 더 높였다. 뿐만 아니라, 비만이면 유방암 치료도 더 어렵고 예후도 좋지 않다. 뚱뚱하면 자가 검진에서도 잘 만져지지 않다가 혹이 많이 커져야 겨우 만져지기 때문일 뿐만 아니라 지방 세포에서 에스트로겐 호르몬을 과도하게 만들어 내기 때문이다.

비만과 암 발생의 연관성에 대한 연구를 주로 하는 스웨덴 카롤린스카 연구소(Karolinska institute)가 2017년 북미영상의학회에서 발표한 연구에 의하면, 과체중이거나 비만인 여성에서 발견된 유방암은 대체로 2cm 정도로 비교적 컸고, 수술 후에도 재발, 전이, 사망 등 예후도 나빴다. 세계적인 암 치료 센터이며 최신 암 치료 기술 및 예방 제제에 대해 연구하는 미국 다나파버암센터(Dana-farber cancer institute)가 2018년 미국의사협회 종양학회지에 비만과 유방암 사망률 관계에 대한 연구 결과를 발표했다. 2~3기 유방암 환자 중 체지방이 가장 낮은 그룹과 가장 높은 그룹을 비교하니 사망률의 차이가 35% 정도였고, 체지방량과 사망률은 비례하여 증가하였다. 체지방이 많으면서도 근육량이 적은 '마른 비만'의 유방암 환자는 89% 정도 사망률의 차이가 생겼다. 그래서 체질량 지수(BMI)가 30 이상이면 자주 유방 검사를 받으라고 권유하지만, 체질량 지수만으로 단순 분류하기보다는 근육량과 체지방량을 측정하여 세포 대사 이상을 예측하고 유방암 발병 위험도 분류에 따라 유방 검사를 권장해야 한다. 에스트로겐의 문제가 더 심각해지기 때문이기도 하지만, 어떤 BMI 상태이든지 유방에 이상이 없더라도 최소 1년에 한 번은 정기 검사가 필요하며, 유방 검진은 엑스레이로 검사하는 유방 촬영술과 초음파 검사를 항상 같이 해야 한다.

　유방암을 포함해서 유방 질환, 그리고 비슷한 원인으로 영향을 받는 자궁과 난소의 건강을 위해서는 식생활을 개선해서 체중을 줄이고 운동을 해서 혈액 순환을 개선시켜야 한다. 체중을 줄이면 유방암 생존율이 높아진다는 연구 결과가 매우 많기 때문이기도 하지만 실제 진료실에서 환자들을 관찰해 보면 연구 결과에 충분히 동의할 수 있는 사실이기 때문이다.

　이미 잘 알려진 바와 같이 체중 조절에는 식단과 운동이 중요하다. 하지만, 그 뒷면에는 호르몬 작용이 있다는 사실을 반드시 기억해야 한다. 그 호르몬들은 운동보다 식단에 훨씬 더 영향을 많이 받기 때문에 체중 조절을 하려면 운동을 땀 흘리며 하기보다 먹는 음식 관리를 반드시 더 잘해야 한다.

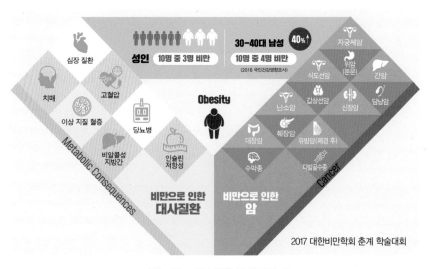

비만 · 암 · 대사 질환의 상관관계

유즙 분비 호르몬 (Prolactin, 프로락틴)

프로락틴은 뇌하수체에서 분비되어 젖을 만들어 내도록 하며 임신 5주부터 분비량이 증가하여 임신 말기에 최고조가 되는 호르몬이다. 프로락틴은 유선을 발달시켜 출산 후 모유 생산량을 증가시키는 역할을 하지만, 남성에서는 고환의 생식선 세포를 자극하여 발육시키고 남성 호르몬 분비를 촉진한다. 생리적으로는 임신이나 수유, 운동, 식사, 성교, 전신 마취, 수술적 처치, 급성 스트레스 후에 증가한다. 프로락틴의 혈중 농도가 높아지면 생식 기능 및 성욕을 억제시키고, 장에서 칼슘 흡수를 증가시키면서 뼈에서 칼슘 이동도 증가시킨다. 또한 특이하게도 인슐린 민감도 향상 및 체중 조절, 혈관 생성 등 매우 다양한 기능이 있다.

당연한 이야기이겠지만 프로락틴은 남성보다 여성에게서 높다. 프로락틴 검사는 공복 상관없이 혈액으로 하며, 일반적으로 $25\mu g/L$(ng/mL) 미만(참고치)이지만 평균은 $10\mu g/L$ 전후이다. $25\mu g/L$(ng/mL) 이상이면 고프로락틴 혈증이라고 하며, 만약 $100{\sim}150\mu g/L$ 이상이면 뇌하수체 선종(종양)을 의심하기 때문에 Sella MRI(뇌 MRI의 종류) 검사를 할 필요가 있다. 비록 종양을 의심할 정도로 높은 수치는 아니지만, $100\mu g/L$ 미만의 저강도의 고프로락틴 혈증에도 관심을 가져야 한다.

프로락틴은 유방을 직접적으로 자극하여 유두 분비물을 만들고 유방을 붓도록 하면서 유방 질환을 만드는 데도 일조를 하고 심지어는 유방암 위험을 높이기도 한다. 뿐만 아니라 모유 수유를 할 때 생리를 멈추게 하는 호르몬이기 때문에 수유를 하지 않는 여성에게서 프로락틴 수치가 높을 때는 배란을 억제하는 기능으로 난임 또는 불임을 만들기도 한다.

아직까지는 기전이 정확하게 밝혀지지 않았지만 갑상선 기능 저하증과도 관련이 된다.

보통의 진료실에서는 정상 상한치 이상 증가된 수치를 보여도 100㎍/L 이상이 되지 않으면 별로 관심이 없다. 이유는 스트레스 호르몬의 일종이라고 취급하여 참고치의 두 배 정도는 일시적으로 상승되는 경우가 흔하다고 해석하기 때문이다. 실제로 프로락틴은 성장 호르몬(Growth hormone, GH)과 분자 구조가 유사하기 때문에, 다른 스트레스 호르몬의 기능과 마찬가지로 혈당을 상승시키는 작용을 할 수 있다. 그래서 채혈 스트레스가 있었는지, 수 시간 내에 운동을 했는지, 혹은 채혈 시간 가깝게 성관계가 있었는지, 모유 수유를 하지 않고 있거나 끊었지만 아이에게 젖꼭지를 물리고 있는지 등을 확인하기도 한다.

프로락틴은 유방에 직접적으로 영향을 주는 호르몬이므로 저강도의 고프로락틴 혈증(20~99㎍/L(ng/mL))이 생기는 이유에 대해서 잘 알아야 한다. 왜냐하면, 몸에서 문제를 일으키고 있는데도 아무도 관심이 없어서 문제가 더 커질 때까지 내버려 두기 때문이다. '소 잃고 외양간 고치기'는 손실 자체도 크지만 후속 조치를 위한 수고도 많이 필요하기 때문에 소를 잃기 전에 초기 대처를 잘해야 한다.

가장 흔하게 알려져 있는 원인으로는 약물 복용이 있다. 주로 사용하는 약물은 시메티딘과 같은 제산제를 포함하여 소화 불량, 위식도 역류 질환, 과민성 대장 증후군, 오심, 구토 등의 증상과 관련될 때 처방되는 위·장관 약물들이다. 그 외에도 항경련제, 항우울제, 수면제, 안정제 등 중추 신경계에 작용하는 약물이며 항히스타민제, 피임약, 고혈압약 등도 영향을 미친다. 때문에 이런 종류의 약물을 복용 중이면 3일간 중단한 후에 프로락틴 농도를 측정해야 하고, 혹시 측정 후에 고프로락틴 혈중이 발견되었다면 반드시 약물 복용 중이라고 담당 의사에게 말을 해야 한다. 특히 장 문제와 관련되어 약물을 계속 복용해야 할 정도라면 소화·흡수 장애에 그치지 않고 에스트로겐 대사 물질이나 독소의 재흡수, 독소 처리 능력 저하, 혈액 산성화, 세포 손상 등이 이미 몸에서 발생하여 유방이 곤란한 상황에 있거나 앞으로 심각한 문제로 진행될 가능성이 높다.

흥분 신경 전달 물질인 도파민과 프로게스테론은 프로락틴 분비를 제어하는 기능이 있다. 대부분의 조현병(정신분열병) 약물은 도파민 수용체 기능을 저하시키는 효과가 있어 도파민 작용이 약해지는데, 그 결과로 프로락틴 혈중 수치가 증가하게 된다. 이런 기전은 도파민 수용체에 작용하는 상부 위장관 운동 기능 조절제, 특히 기능성 소화 불량증, 구토 등의 약물에도 적용되기 때문에 프로락틴 혈중 수치를 올릴 수 있다.

이런 흔한 부작용이 유방 질환을 일으키는 기전들과도 연관이 있기 때문에 저강도 고프로락틴의 원인과 유방 질병의 상관관계에 대해서 잘 이해하고 있어야 한다. 바로, 에스트로겐 우세증, 갑상선 기능 이상, 인슐린 저항성 그리고 뇌 혈액 순환 저하가 고프로락틴과 관련이 있고 유방암과 관련된다는 사실이다. 프로락틴이 임신과 모유 수유뿐만 아니라 신진대사, 면역 통제, 수분 균형 등 많은 생물학적 기능을 수행하기 때문이다.

2018년 미국 보스턴 하버드 T.H. 챈 보건대학원(Harvad T.H. Chan school of public health)의 준 리(Jun Li) 박사 후기 연구자(Postdoc. research fellow)는 참고치 범위 내에서 혈중 프로락틴 수치가 가장 높은 여성들은 가장 낮은 여성들보다 제2형 당뇨병 발생 위험이 27% 낮다고 당뇨병학회지(Diabetologia)에 발표하였다. 이 연구는 프로락틴이 인슐린 분비와 민감성에도 영향을 미친다는 발표를 한 후라서 더욱 의미가 있다. 이 연구와 관련되어 프로락틴이 당뇨병 예방 가능성을 설명하는 게 아니라, 제2형 당뇨병의 예방과 치료는 인슐린 저항성 개선이 핵심이기 때문이다. 프로락틴이 내당능 장애의 원인인 인슐린 저항성을 개선시키는 작용은 확실한데, 아직까지 인슐린의 작용을 대신하는지 췌장 베타 세포를 자극해서 인슐린 분비량을 증가시키는지는 명확하지 않다. 하지만, 최근에는 췌장 베타 세포를 자극해서 인슐린 분비량을 촉진시킨다는 논문들이 발표되고 있다. 요약해서 정리하자면, 반복적으로 저강도의 고프로락틴 혈증이 진단된 경우에는 인슐린 저항성이 있을 가능성이 높고 대사 질환이 생겼거나 앞으로 생길 가능성이 높다고 진단의 관점을 바꾸어야 하며 주의 깊은 경과 관찰이 필요하다는 의미로 해석해야 바람직하다.

최근 논문들을 살펴보면, 프로락틴이 유방암의 위험성을 올린다고도 하고 반대로 공격적인 유방암 차단 효과가 있다고도 주장한다. 서로 상반된 주장이 합일화가 되기도 전에 이미 프로락틴의 분자량 상태에 따른 세포의 변화 연구가 시작되어 유방암과 프로락틴의 상호 관계는 프로락틴의 단백질 구조가 작은지 큰지에 따라 다르지 않겠느냐는 가설에 따라 연구가 진행되고 있다. 단편적으로 생각해 보면, 모유 수유의 기간이 길수록 유방암이 생길 가능성이 떨어진다는 통계는 이미 확정된 사실인데, 이 결과에 대해 왈가왈부하고 있는 셈이다. 프로락틴이 있어야 모유가 생산되고, 그 결과 배란과 생리를 하지 않도록 한다. 그 기간 동안 유방은 에스트로겐의 영향을 덜 받기 때문에 유방암이 예방되는 효과가 있다. 그런 프로락틴이 언젠가부터 유방암과 관련이 있을지도 모른다는 의혹에 휩싸이게 되었다. 이런 논란과 의혹을 해결하기 위해 확실히 해야 할 부분이 있다. 젖을 만들어 내고 생리를 하지 못하도록 하는 정도의 고강도 고프로락틴 혈증이라면 유방암을 예방하는 효과가 있지만, 지속적인 저강도 고프로락틴 혈증은 유방암과 관련되는 인슐린 저항성의 또 다른 증거일 수 있다는 의미이다.

논란이 시작된 연구들은 몇몇 유방암 종양들의 암 조직 스스로가 프로락틴을 생산해서 프로락틴 수용체는 물론 에스트로겐 수용체의 합성을 자극하기 때문에 에스트로겐이 유방 종양을 성장 촉진시키는 작용을 계속 유지되도록 한다는 주장도 있다. 따라서 프로락틴과 에스트로겐 수용체를 줄이는 하향 조절(Down-regulation)에 유용한 프로게스테론 크림 사용을 권하기도 했다. 요약하자면, 프로락틴 혈중 농도가 기준치를 약간 상회하는 정도의 증가(저강도 고프로락틴 혈증)는 인슐린 저항성과 에스트로겐 우세증의 표지이며, 유방암 위험도가 높아지고 있다는 의미이다.

프로락틴이 유방암과 관련된다는 증거를 메타 분석으로 보여 주는 다른 논문이 있다. 무증상이지만 치밀 유방과 같은 몇몇 유방암의 위험 요소에 대해 프로락틴 혈중 농도의 수치가 관련된다는 증명을 위해 7가지 논문을 메타 분석한 결과는 유방암의 가족력, 폐경기 호르몬 사용 기간, 나이, BMI, 초경 연령 및 폐경 연령과 같은 다양한 변수들을 고려하여 프로락틴과 유방암 위험 사이의 연관성을 확인하였다. 결론은 프로락틴 혈중 농도와 유방암의 위험성 간에 양의 상관관계가 있었고, 특히 호르몬 수용체 양성(ER+/PR+) 및 폐경 이후 환자로 진단된 사람에게서 현저

했다. 이 논문은 유방암을 유발하는 여러 요인 중 하나로 에스트로겐이 유방암을 유발하고 촉진하는데 중요한 역할을 하지만, 프로락틴도 역시 유방 상피 세포의 증식과 폐포의 분화를 촉진시키는 호르몬이기 때문에 유방암과의 관련성이 높다고 했다.

이 연구들의 결론은 에스트로겐과 프로락틴이 서로 상승 작용을 일으키며 유방암을 유발한다는 가설을 증명하였다. 그러나 논문들의 결과를 '에스트로겐 활동성 증가(에스트로겐 우세증)로 유방 질환이 생겼기 때문에 에스트로겐의 피해를 줄이고 망가진 유방 세포를 복구하기 위해서 프로락틴 혈중 농도가 증가하고, 프로락틴 수용체를 많이 만들어 스스로 노력하고 있다.'로 바꿔 보면 어떨까? 실제로 에스트로겐 우세증을 안정화시키는 천연 프로게스테론 크림을 사용했을 때 높은 프로락틴 혈중 농도를 낮추는 효과가 있으니, 프로게스테론이나 프로락틴은 에스트로겐이 너무 강하게 작용할 때 길항하는 역할을 한다고 볼 수 있다. 요약하자면, 프로락틴이 망가진 유방 세포를 회복시키고 복구하는 데 매우 중요한 호르몬일 수 있다는 가설로 관점을 바꿔 보자는 제안이다.

이런 가설을 뒷받침해 줄 만한 연구 결과가 있다. 최근 캐나다 맥길대학(McGill university)의 생명공학 전공 수하드 알리(Suhad Ali) 박사 연구진이 프로락틴 수용체를 이용해 삼중음성 유방암(Triple-negative breast cancer, TNBC)을 진단하고 치료할 수 있다는 연구 결과를 발표하였다. 삼중음성 유방암은 항호르몬 치료와 헐셉틴(Herceptin) 표적 치료제가 무용지물이라서 다른 유방암보다 병의 진행 속도도 빠르며 전이도 빈번하다. 전체 유방암 중에 11%나 되지만 생존율은 30% 정도밖에 안 되고 마땅히 쓸 만한 항암 치료제가 없다. 면역 항암제가 어느 정도 선전을 하고 있지만 가장 악성으로 알려져 있기 때문에 얼마 전 암 환자들에게서 유행했던 '구충제 치료'로 암을 이겨 내 보려는 시도까지 한 안타까운 사연들이 많았던 유방암 종류이다. 최소 6종류 삼중음성 유방암을 가진 580여 명 환자들의 암세포 유전자 발현 양상을 조사하여 분석해 보니, 프로락틴 수용체가 발현된 환자들의 생존 기간이 가장 길었다고 한다. 프로락틴 호르몬이 암세포의 분열 능력을 약하게 하고 새로운 종양이 형성되는 경향도 줄여 결과적으로 암세포의 공격성을 약하게 만든다는 논리이다. 그래서 삼중음성 유방암 위험을 줄이는 데 도움이 되고 유방암에 보호 효과를 가진다면 프로락틴 단일 제제와 항암 화학 치료제를 복합 요법으로 이용해 보자는 기존의 치료 방식과는 전혀 다른 관점에서 의견을 제시하기도 했다.

임신 때는 수많은 호르몬이 동시에 복잡한 상호 작용 기전으로 작용을 하는 기간이라 호르몬 입장에서는 매우 바쁜 시기이다. 여러 호르몬들 중에서 프로락틴과 에스트로겐과의 연관성은 매우 밀접하다. 에스트로겐이 정상적으로 프로락틴 분비 세포의 증식을 유도하여 혈중 농도를 올리고 유선 조직에서 프로락틴 수용체의 형성을 증가시켜서 프로락틴에 대한 유방의 민감도를 증가시킬 뿐만 아니라, 유방을 수유에 적합하도록 변화시켜 수유 기능을 가능하게 한다. 이렇다 보니 에스트로겐과 프로락틴이 밀접한 관계가 있고, 둘 다 똑같이 유방을 자극한다고 관찰된다. 하지만 수유를 시작하면 프로락틴은 배란을 막고 에스트로겐과 프로게스테론이 자궁을 자극하지 못하게 해서 생리를 하지 않도록 한다. 그 결과로 유방이 에스트로겐의 자극에서 벗어날 수 있고 수유 기간이 길수록 유방암 발생을 억제하는 효과가 생긴다.

모유 수유가 유방암 예방 효과가 있다는 수많은 논문들도 있지만, 이 탈리아 보건부 장관을 역임했고 유럽유방암학회 설립자이면서 1965년 유방 부분 절제 수술을 세계 최초로 시도한 후 2만 건 이상 유방암 수술을 집도하여 유방암 분야에서 세계적으로 인정받는 이탈리아 국립암연구소 움베르토 베로네시의 한마디를 참고하면, 프로락틴이 유방암을 예방하는 효과에 대해 정확하게 이해할 수 있다. 그 한마디가 바로 '유방암이 싫어하는 여자는 아이에게 젖 물리는 엄마'라는 말이다.

그럼, 이 모든 현상을 동시에 해석하면 어떻게 될까? 결론은 '프로락틴은 에스트로겐에 의해 심하게 자극받는 유방뿐만 아니라 자궁, 난소도 함께 보호한다.'로 요약할 수 있지만, 반대로 유방, 자궁과 난소에 이미 생긴 문제를 해결하기 위해 신체 스스로가 프로락틴 생산량을 늘리고있다고 할 수도 있다. 임신과 수유 시기의 프로락틴 효과는 이미 설명을 했고, 똑같은 기전을 에스트로겐 우세증에도 적용해 볼 수 있다. 에스트로겐 우세증은 프로게스테론보다 에스트로겐 수치가 훨씬 더 높기 때문에 유방, 자궁, 난소에 문제를 일으키는데, 프로게스테론 크림으로 비율의 차이를 줄여 주면 효과가 있다. 동시에 프로락틴 수치도 내려가는데, 유방 질환이 발생할 위험을 막기 위해 프로게스테론과 프로락틴이 역할을 서로 나눠 가질 수 있기 때문이라고 해석할 수 있다. 그렇다면, 뇌하수체 종양에 의한 고프로락틴 혈증 외에 평소에 저강도 고프로락틴 혈증이 있다면 무슨 의미가 될까? 아마도, 유방, 자궁, 난소가 에스트로겐에 의한 이상 자극을 많이 받고 있다는 의미가 되겠고, 또한 프로게스테론의 보호 효과가 많이 떨어져 있을 가능성을 예상해 볼 수 있겠다. 이 또한 실제 혈액 검사에도 저강도 고프로락틴 혈증과 에스트로겐 우세증이 동반된 경우가 많다는 사실을 확인할 수 있다.

뿐만 아니라, 뇌하수체는 온몸의 호르몬을 조절하는 관제탑 같은 곳이기 때문에 뇌의 어느 곳보다도 혈액 순환이 좋아야 한다. 이런 뇌하수체의 혈액 순환을 방해하는 아주 큰 유해 인자는 '경추 배열의 변화'이며, 바로 '일자목'이 그 시작이다. 그러므로 저강도 고프로락틴 혈증이 있을 때는 유방의 안전을 위해 복용 약물, 인슐린 저항성과 에스트로겐 우세증, 일자목 상태를 반드시 확인해야 한다.

노파심에 한 마디를 더 하자면, 유방암을 예방하거나 재발률을 낮추는 효과가 있다는 프로락틴을 높이기 위해서 위장약, 수면제, 신경 안정제 또는 피임약을 복용해야겠다는 생각을 혹시라도 했다면 당장 스스로 머리에 꿀밤 한 대를 때리고 프로락틴에 관한 내용을 다시 읽어 보기 바란다.

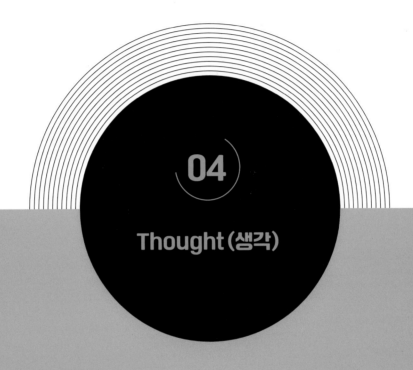

04

Thought (생각)

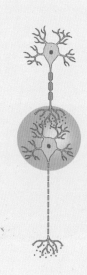

◯ 마음은 생각, 감정, 그리고 심리의 복합체이다

사람들은 누구나 하는 일을 불문하고 모든 순간 수많은 생각을 하면서 살아간다. 기쁨이나 즐거움 등 긍정적인 생각도 하고, 걱정이나 근심 등의 부정적인 생각도 한다. 개인마다 다르겠지만 '화(Anger)'가 많은 현대 사회에서는 부정적인 생각을 더 많이 할 수밖에 없으리라고 본다. 이런 생각들이 바로 심리적 '스트레스'를 만들어 낸다.

유방 질환은 심리적인 문제로부터

우리 몸의 다양한 질병들이 마음과 관련되어 있을까? 의학 교과서에는 질병과 마음의 연관성에 대해 직접적으로 설명된 부분은 없지만, 건강 문제에 관련이 있거나 관심이 있는 의료인, 학자, 환자들은 '많은 병이 생기는 이유는 심리적 스트레스 때문이다.'라고 한다. 정신적인 충격을 받았거나 마음이 괴롭고 불안하면 병으로 이어진다는 의미이다.

단순히 '그렇지 않을까?' 하며 추측으로 단정하지 말고, 꼼꼼하게 따져 볼 필요가 있다. 모든 유방 질환에 대해 일일이 따져 보면 좋겠지만, 사실 그런 연구는 없다. 그러나 유방암에 관해서는 연구된 바가 많으니, 심리가 유방암 세포의 성장에 끼치는 영향을 확인해 보고 유방의 다른 질병들에도 대입해서 유추해 보면 될 듯하다.

유방암이 초음파나 유방 촬영술, 유방 MRI 등의 검사에서 발견되는 크기가 되려면 일반적으로 최소 0.5cm 정도는 되어야 한다. 이론상으로는 0.1cm 정도만 되어도 발견되어야 하지만, 현실적으로는 검사에서 발견된 작은 결절 모양으로 양성과 악성을 구별하기가 어렵고, 미세침 세포 검사나 총 조직 검사를 하려 해도 너무 작기 때문이다. 세포의 증식은 일반적으로 1개의 세포가 2개로 나뉘는 '분열' 과정을 통해서 이루어지며, 2개가 4개, 4개가 8개로 증식된다. 이렇게 2배로 증식되는 데 걸리는 시간을 '분열 시간(Doubling time)'이라고 한다. 세포 하나가 두 배씩 되는 분열 과정을 반복하면서 세포는 무리를 형성하게 되고, 세포가 많아지면서 점차 덩어리를 이루게 된다. 유방암 세포는 약 30번 정도의 분열을 통해 지름이 약 10mm(0.5cc) 정도로 성장할 수 있고, 이렇게 성장한 종양에는 암세포가 10^9(10억)개가 있다고 한다. 그러면, 이렇게 성장하기 위해 걸리는 분열 시간은 얼마나 될까?

147개의 유방암 종양에서 암세포를 떼어 연구한 포니어(Dietrich von Fournier)가 1980년에 'Cancer(암)'지에 실은 논문을 참고해 보면, 평균 212일(44~1869일)이 유방암 세포 분열 시간이었다. 이 분열 속도가 어느 정도인지 세포와 분열하는 방식이 똑같은 세균의 분열 시간과 비교해 보자. 각종 배양 조건에 따라 다를 수 있겠지만 비교적 최적의 배양 조건 아래 실험을 했을 때, 분열 시간이 장내 세균은 20~40분, 결핵균은 10~15시간 정도이다. 이런 세균들과 비교해 보면 212일은 상당히 늦은 편이다.

암 환자가 아닌 일반인도 매일 수천 개의 암세포가 생겼다가 면역 세포에 의해 없어진다. 이렇게 암세포가 살아남기 쉽지 않은 상황에서 200일 동안 면역 세포들은 뭘 했기에 암세포 하나가 두 개의 암세포로 증식할 수 있었을까? 이를 '면역 회피'라고 설명하지만, 대단한 우연이 연달아 겹치지 않으면 절대 일어날 수 없는 사건이다.

그래서 또 다시 가설을 세우고 연구한 결론이 유방암 예후 인자이다. 예후 인자 중에서 나쁜 인자는 유방암 세포의 분열 속도를 더 빠르게 만든다는 가설을 세우고 연구했더니, 나쁜 예후 인자와 연관되어 실제로 분열 시간이 단축되었다. 이런 이유로 유방암 수술 후 조직 검사로 찾아낸 나쁜 예후 인자 유무에 따라 항암제의 종류를 선택하게 되고, 초기 유방암은 정상 세포의 손상을 최소화하면서 재발의 위험을 낮추기 위해 항암 치료를 해야 할지 여부를 결정하는 Oncotype Dx(온코타입 디엑스) 또는 MammaPrint(맘마프린트)라는 검사를 하게 된다.

나쁜 예후 인자를 많이 가지고 있을수록 분열 시간은 짧아지는데, 30일 미만의 분열 시간을 가지고 있으면 '빠른 성장'을 예측하고, 100일 이상의 분열 시간이면 '느린 성장'을 예측하며 비교적 온순한 암이라고 한다.

그런데 분열 시간이 반복될수록 암세포의 개수나 크기는 기하급수적으로 빨리 늘어나게 된다. 즉, 발견이 어려운 2mm 정도의 유방암 덩어리가 1cm 정도의 크기로 자라는 데는, 분열 시간으로는 약 10회 남짓하고 기간으로는 약 4년 정도밖에 걸리지 않으므로 암 진단을 받는 순간에서 3~4년 전의 시간이 가장 중요하다. 이는 유방암이 가장 많이 발생하는 40~60대는 1~2년마다 주기적으로 검사하기를 권유하는 이유이다.

하지만, 요즘에는 1~2년마다 건강 검진을 하고 있음에도 검진과 검진 사이에 암이 발견되는 '중간암(Interval cancer)'에 대해 관심이 많다. 십수 년 전 전공의 졸업 논문으로 직접 쓰고 외과학회지에 발표한 '선별 검사로 진단된 유방암과 중간암의 비교(Interval breast cancers: Comparisons with screen detected cancers)'에서 낸 결론은, 대부분 검진에서 시행되는 유방 촬영의 재판독(Double reading)을 통해 오진률을 낮추어야 하고, 중간암의 경우에는 미세 석회화보다는 결절형 유방암 종양일 가능성이 많기 때문에 초음파 검사를 확대하자고 주장하였다.

그런데 세월이 많이 흐르는 동안 여러 유방암 환자들을 살펴보니, 대부분 암을 진단받기 2~3년 전에 심각한 정신적 스트레스를 받았던 경험이 있었다. 나쁜 예후 인자를 많이 가지고 있던 유방암도 있었지만, 대부분은 평균적인 유방암이었고 나쁜 예후 인자가 별로 없는 유방암도 다수 있었다. 이런 결과를 참조했을 때, 신체와 심리적인 스트레스에 의한 교감 신경 항진이 일으키는 신체 변화는 암 종양 세포의 증식에 지대한 공헌을 했다고 짐작할 수 있다. 스트레스를 유발하는 원인이 척추 문제이든 심리적이든 상관없이 교감 신경을 항진시켜 혈관을 수축시키고, 산소를 운반해야 할 혈액 순환 장애를 유발할 수 있다. 산소 공급을 줄이면 암세포로 변화시키거나 암세포의 증식 속도를 더욱 빠르게 만들 수 있다.

암세포 하나가 20번의 분열 시간을 거쳐 1mm 크기의 종양이 되는데 약 6~7년 정도의 시간이 걸리고, 30번의 분열 시간을 거치면서 1cm 크기의 종양으로 커지는데 약 9~10년 정도의 시간이 필요하다는 계산이 된다. 하지만 이 설명은 모두 실험실에서 세포 배양을 하면서 계산된 예측 수치에 불과하다. 세포 배양을 위한 실험 배지에서 살아가며 분열하는 암세포와 살아 있는 인체 내에서 살아가는 암세포의 경우가 똑같을 수 있을까?

여기에 마음이 작용한다. 암세포가 자리를 잡은 후 개수를 늘릴 만한 신체 조건이 갖춰진 상태에 억눌리고 흔들리는 마음이 추가되면서 격동의 시기를 맞이했다면 답은 뻔하다. 마음은 몇 년 걸릴 일을 몇 달만에 일어나게 만드는 힘이 있다. 최근에 골치 아픈 일이 좀 연달아 있었을 뿐, 몸이 조금 찌뿌둥하고 피곤하긴 해도 건강상의 특별한 문제없이 그럭저럭 지낸다고 생각하던 어느 날, 청천벽력과 같은 암 진단 선고를 받게 된다. 마음이 불편하면 천하의 어떤 명약도 예방과 치료에 소용이 없다. 마음은 가장 강력하게 교감 신경을 항진시키고 혈액 순환을 따라 전달되는 산소 공급을 부족해지게 만들기 때문이다.

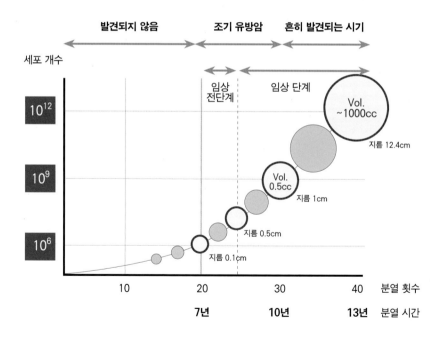

유방암 분열 시간과 크기의 변화

가슴 치료가 필요하다

'모든 일은 마음먹기에 달려 있다'는 말이 있다. 이 말을 모르는 한국인은 별로 없을 듯하다. 모든 사람들이 이 말의 의미를 잘 알고 있지만, 마음먹은 대로 마음을 바꿀 수 있으면 더 이상 마음도 아니다. '내려놓기', '마음 비우기', '용서하기' 등등 마음을 다스려 도착해야 할 목표를 정해 놓아도 목표까지 가기가 쉽지 않다.

유방암을 진단받기 2~3년 전을 되돌아보고 그때에 무슨 일이 있었는지 꼭 회상해 보기를 권한다. 대부분의 유방암 환자들은 한결같이 '인생 최대의 고비'가 있었음을 고백한다. 일부는 그만그만한 문제가 있기는 했어도 평이하게 지나왔다고는 하지만, 환자들의 이야기를 가만히 들어 보니 일반적으로 겪게 되는 인생의 '희로애락'이 아닌 특이한 괴로움이 누적되어 왔음을 알게 되었다.

그때의 상처가 다 아물지 않은 상태에서 암 선고를 받으면 당사자의 기분은 어떨까? 두려움을 넘어선 공포와 불안감은 시시각각 증폭될 텐데, 이는 위기를 극복하기 위한 뇌와 몸의 정상적인 반응이다. 위기라고 인식되어야 하는 순간에 오히려 차분해지고 전혀 불안해하지 않는 환자일수록 더욱 위험하다. 치료를 회피하거나 삶을 포기해 버리는 등 병을 이겨 내려는 의지를 스스로 무력화시키는 경우가 많기 때문이다. 다시 말해서, 불안은 자연스럽게 생기는 감정으로, 무시하거나 피할 문제가 아니라 안전하지 못한 상태라고 감지된 위험을 효과적으로 다루어 건강을 회복하려는 반응임을 이해해야 한다. '긍정적인 반응이었구나.'라고 이해하면 불안해하지 않게 되고, 식습관을 포함한 생활 습관의 변화를 받아들이는 데 아주 좋다.

지나치게 불안해하는 경우이든 전혀 불안해하지 않는 경우이든 모두 좋지 않은데, 감정적인 변화가 이렇게 극단적으로 치우치는 원인은 몸에서 찾을 수 있다. 감정이 생각의 일부분이고 머리에서 일어난다고 하는 학자들이 있는 반면에 대부분의 학자들은 심장 또는 가슴에서 일어난다는 데 동의한다. 그래서 사랑하는 사람과 이별하는 고통에 대해서 '가슴이 저리고 미어진다.', '가슴이 아프다.'고 표현한다. 유방의 문제도 감정적 스트레스와 같이 가슴(유방)이 아프면 반드시 가슴(마음, 감정)을 함께 치료해야 한다.

유방암 치료 후 대부분의 환자들은 재발에 대한 공포를 겪는다. 6개월마다 재발 검사를 하는데, 검진이 다가오면 가슴이 두근거리고 답답해지면서 사소한 일에도 짜증을 내고 일상의 모든 일에 대해 예민해진다. 유방암 진단을 받으면서 시작된 불면증이 더 심해지는 경우가 흔하며, 겨우 잠들었다 금세 깨 버리고 다시 잠들기 어려워지기를 반복하다 체력이 약해지면서 재발에 대한 공포감과 불안감은 더욱 커지게 된다. 옆에서 아무리 위로해도 들리지 않고, 판단력과 기억력도 흐려져 정신건강의학과까지 찾게 된다. 결국 검진 결과에서 재발의 가능성은 없어 보인다고 나오고, 정신건강의학과에서 처방 받은 수면제와 안정제를 복용하면서 가슴 답답함이 사라지고 수면이 안정되면 비로소 심리적인 문제였음을 깨닫게 된다.

하지만, 이런 문제는 똑같은 사건을 다시 겪는다고 해서 덤덤하게 받아들여지지 않는다. '자라 보고 놀란 가슴 솥뚜껑 보고 놀란다.'라는 속담처럼 말이다. 과거의 스트레스가 해결되지 않아 교감 신경 항진이 지속되어 혈관이 좁혀진 상태에서 건강상의 심각한 문제를 알게 됐을 때 교감 신경 항진은 더욱 가속화되면서 악화된다. 그런데 고비를 넘겼다고 해도 과거에 연연해 있거나 신체상에서 스트레스가 계속 유발되고 있다면 그냥 살얼음처럼 살짝 덮여 있을 뿐이다. 즉, 똑같은 스트레스와 불안한 감정이 남아 있고, 교감 신경 신호의 혼란을 일으키는 척추 구조가 교정되지 않는다면 정신적이든 신체적이든 작은 충격에도 쉽게 질병과 연결된다.

교감 신경을 항진시키는 신체 스트레스의 직접적인 요인으로는 척추 측만이 있는데, 대부분 기능성 척추 측만의 시작은 경추의 C자형 정상 곡선이 일자형 직선이나 꺾인 형태인 역C자형으로 변하면서 시작된다. 그러므로 감정이나 신체적으로 오래된 문제가 있을 때는 반드시 전척추 엑스레이 검사를 하고 교감 신경의 변화를 따져 봐야 한다.

유방 질환은 진짜 마음의 문제로 시작될까?

사람은 몸과 마음으로 이루어져 있다. 모든 신체적 문제는 마음에서부터 시작되고, 마음이 중요하게 작용한다. 하지만, 마음에서 시작된 스트레스가 핵심이라고 하더라도 마음 자체의 문제만으로는 질병까지 이어지지 않는다. 핵심 스트레스를 둘러싸며 덕지덕지 붙어 있는 신체적 스트레스가 일정 수준 쌓여야 비로소 건강에 이상이 있음을 알아차리게 된다. 그제야 통증 또는 이상 증세를 호전시키려고 방법을 찾아보거나 이 병원 저 병원 다니며 노력하지만 좀처럼 해결할 수 없어 아무에게도 이해받지 못하고 떠돌게 된다. 왜냐하면, 몸의 증상에 맞춘 치료로는 고통이 사라지지 않고, 그 부위를 검사해도 특별한 이상 상태가 발견되지 않기 때문이다. 이를 해결하기 위해서는 몸 구석구석 기준치를 벗어난 부분을 찾아 하나하나 교정해 주어야 한다. 이 때에서야 비로소 자율신경기능의학이 유용한 도구가 된다. 유방암 세포를 어떻게 단시간에 없앨수 있을까 고민해 표준 치료를 만든 현대의학과는 달리, 자율신경기능의학은 암세포가 발생할 수밖에 없는 신체 문제들을 찾아 교정함으로써 스스로의 면역을 키워 암세포 생성을 줄이는 동시에 성장을 억제하는 효과를 낼 수 있도록 도와준다. 이런 이유로 현대의학과 자율신경기능의학과의 공조는 중요하다.

신체의 문제를 찾고 치료하기 위한 일반 기능의학 방식에서 진일보한 방법이 '자율신경기능의학' SMART 진단 및 치료법이다. 일반적인 기능의학에서는 구조적인 물리적 측면도 심리적인 에너지 측면도 별로 고려하지 않고 오로지 영양학적인 화학적 측면만 강조하기 일쑤이다. 물론, 구조적인 문제나 에너지 차원의 접근을 강조하는 분야가 따로따로 있으며, 각각의 측면이 적당한 학문적 깊이를 바탕으로 접근하고 있다. 하지만 모든 측면이 통합적으로 다루어질 때 비로소 핵심 스트레스 주변에 덕지덕지 붙은 신체적 스트레스를 찾아낼 수 있다. 원인을 찾아내기만 한다면 치료는 가능하다. 다만, 시기가 너무 늦어 인간의 힘으로 자연 치유력을 회복시킬 수 없을 정도의 연조직(Soft tissue) 변화만 없다면 말이다. 신체의 연조직이란 근육과 힘줄, 지방, 혈관, 림프관, 신경, 관절 주위 등을 구성하는 조직으로 단단한 정도가 낮고 말랑말랑한 특성을 가지고 있다. 이런 조직의 변화는 혈액 순환 장애가 오랜 기간 유지되었을 때 생기게 된다. 많은 암 조직은 세포 주변의 연조직 변성에서부터 발생한다.

마음과 자율신경은 혈액 순환에 깊이 관여한다. 혈액 순환이 불안정하여 연조직의 변성이 신체 곳곳에서 발생한다면 금이 간 그릇에 담긴 물과 같이 마음이 샌다. 깨진 그릇을 관리하다 피곤하고 지친 뇌는 조그마한 외부 충격에도 쉽게 마음이 요동치게 만들고 자율신경계를 어지럽힌다. 별거 아닌 일에 감정이 들쑥날쑥해지고 남들보다 더 쉽게 충격을 받으며 스트레스로 이어진다면 반드시 신체적인 문제를 확인해야 한다. 주변 스트레스(신체)가 없어지면 핵심 스트레스(마음)는 더욱 쉽게 드러나며 저절로 녹아 없어져 버리는 경우가 많다.

건강한 몸에 건전한 정신이 깃든다

마음과 몸은 서로 다른 영역이지만 둘은 떼려야 뗄 수 없는 하나이다. 의학은 과학 발전에 따라 빠른 속도로 변하고 있다. 과학은 이미 마음이나 의식, 심지어는 영혼까지 양자역학으로 설명하려고 시도하는 수준까지 발전하였고, 이에 따라 의학에서도 마음을 정신분석과 신경 전달 물질에만 머물러 있지 않고 정신신경면역학(Psychoneuroimmunology, PNI)의 분야로 발전시키고 있다.

면역은 질병 예방 측면에서도 중요하지만 질병이 발생한 후에 치료와 재발 방지를 위해서도 단연 최상의 필수 조건이다. 정신 작용은 감정으로 나타나는데, 부정적인 감정을 차곡차곡 쌓아 두면 신체에 영향을 주어 면역을 악화시킨다는 사실은 이미 여러 연구에서 밝혀졌다. 부정적인 감정이 질병으로 이어지는 여러 사례 중 특히 한국인에게 독특하게 발생하는 생리적 이상 증상이 '화병(火病) 또는 울화병(鬱火病)'이다. 화병은 감정이 신체적인 증상으로 나타나는 일종의 신경성 신체화 장애이며 우울 장애 중 신체화 증상이 주가 되는 양상을 의미한다. 정신적·사회적 요인으로 환자 개인이 책임져야 할 어려운 일을 당했거나 분노를 제대로 표현할 수 없을 때, 또는 회복할 수 없는 경제적·신체적 상황이 만들어진 사건에 대한 후회 등과 같이 큰 스트레스를 받으면 발생한다.

스트레스가 질병으로 바뀌는 과정을 현대의학은 생화학적 반응에 초점을 맞추고 있다. 즉, 감정이 일으키는 신체의 전기적, 화학적, 호르몬적인 측면으로 설명한다. 때문에 스트레스를 주관적으로 느끼는 감정적인 대상이 아니라 뇌, 호르몬 기관, 면역 기관에서 벌어지는 총체적인 생리학적 변화로 설명한다. 이를 감정과 생각이 만들어 내는 '신체화 장애(Somatization disorder) 또는 신체화 증후군(Somatizing syndrome) 또는 신체 증상 장애(Somatic symptom disorder)'라고 하며 신체적인 증상으로 표출되는 스트레스를 나타낸다.

반복되는 감정이 뇌, 호르몬, 면역에 영향을 줘 애매모호하고 과장된 증상을 느끼게 되지만 명확한 신체적 질환을 찾아낼 수 없기 때문에 증상의 악화와 완화를 반복하게 되고, 점점 신체는 쇠약해지는 병력을 거치게 된다. 증상에 따라 항불안제나 항우울제 등의 약물을 투여하지만, 근본적인 치료법이 아니므로 결국에는 상담 치료나 정신 치료로 이어지게 된다.

신체 장애가 서서히 진행되면서 극도의 기능 손상을 유도하는 '루게릭병(Lou Gehrig's disease)'은, 초기에는 진단이 어려워서 상당히 진행된 후에야 진단을 받게 된다. 영국의 천재 이론물리학자 스티븐 호킹(Stephen William

Hawking) 박사도 근육이 점점 마비되는 루게릭병으로 고생하며 평생 살아갔다. 이 병의 원인은 노화, 환경, 유전자 등이 복합적으로 작용한다고 추측은 하지만 아직까지 정확한 원인이 밝혀지지는 않고 있다. 하지만, 일반적인 원인 외에 마음과 관련되어 있다는 새로운 관점에서 시도한 연구가 있어 소개한다.

예일대의 정신과 의사인 월터 브라운(Walter A. Brown M.D.)은 일명 루게릭병인 근위축성 측색 경화증(Amyotrophic Lateral Sclerosis, ALS) 환자 10명을 정신의학적으로 분석하여 1970년, 결과를 발표했다. 43~71세에 해당하는 환자들은 사회 계층도 다양하고 신체 기능 장애의 심각성도 다양했다. 그 가운데 두 가지 공통된 행동 양식을 발견했다. 첫째, 도움을 요청하지 않을 뿐만 아니라 도움을 피한다. 둘째, 부정적 감정을 상습적으로 무시해 버린다. 한 마디로 요약하면, 성과를 이루기 위해 자신을 혹독하게 몰아붙이며 에너지 넘치게 고군분투하고 도움을 필요로 하지 않는다. 뿐만 아니라 '몸이 하는 소리'인 이상 증상이나 통증과 같은 신체적 신호를 무시하고, 신체적 한계를 극복하지 못하는 자신의 정신적인 나약함을 반성하며 자신을 더욱 채찍질한다. 요약하자면 '착한 아이 증후군'과 '일 중독' 그리고 '완벽주의 강박증'의 복합 심리 상태라고 할 수 있다.

이처럼 감정을 대하는 태도가 질병으로 이어질 가능성에 대한 새로운 관점은 질병을 대하는 의학적인 측면에서 매우 중요한 변화이다.

이러한 태도는 유방암에서도 찾아볼 수 있다. 1974년 영국공중보건국(Public health england)의 발표에 따르면 대부분의 유방암 환자들은 극단적으로 화를 참고 겉으로는 쾌활한 척하고 필요 이상으로 자기희생을 했다.

자존감까지 낮은 경우라면 암이 생길 확률이 훨씬 더 증폭될 수 있다.

정신신경면역학(PsychoNeuroImmunology, PNI)

정신신경면역학은 심리와 중추 신경계(Central nervous system, CNS) 그리고 면역(Immune) 체계 사이의 상호 작용을 보는 비교적 최신 연구 분야이다. 오래 전부터 떠도는 이야기나 추측 정도로 마음 심리와 면역의 상관관계를 얘기해 왔지만, 최근에는 중간 매개체로 중추 신경계가 관여되어 있고 상호 소통의 중간 단계로써 중요한 역할을 한다고 증명되고 있다.

뇌와 척수 신경은 중추 신경계를 구성하지만, 면역 체계는 신체를 외부 감염으로부터 보호하는 기관과 세포로 구성된다. 서로 전혀 연관성이 없어 보이지만 서로 소통하는 도구로 작은 분자와 단백질을 이용한다. 호르몬이나 신경 전달 물질을 중추 신경계가 이용하고 사이토카인(Cytokine) 단백질을 면역 체계가 이용해서 서로 소통한다.

2013년, PNI와 암의 상관관계를 연구한 결과들이 발표되었는데, 암 유전 위험 인자를 가진 여성이나 외로움을 느끼는 유방암, 자궁 경부암 또는 난소암 환자는 심리적 스트레스에 대한 면역 체계의 이상이 있었다. 특히 면역계와 중추 신경 사이 의사소통의 불능은 피로, 우울증, 수면 장애 등 암 치료와 관련된 증상에 지대한 영향을 끼치고 있었으며, 심리적 스트레스가 많은 우울증은 유방암뿐만 아니라 여러 다양한 암에 대한 생존율을 낮추는 효과가 있었다.

암에 관해서도 상관관계가 명확하게 밝혀졌지만, 건선이나 류머티즘

관절염과 같은 자가 면역 질환뿐만 아니라 관상 동맥 질환과 관련된 심장병, 당뇨병, 고혈압과 같은 혈관성 또는 세포 대사 장애, 그리고 염증성 장 질환 등에서도 PNI는 중요한 개념으로 부각되고 있다. 이런 연구들은 신체적, 심리적 스트레스가 면역계에 직접적으로 영향을 주고 있음을 알려 준다.

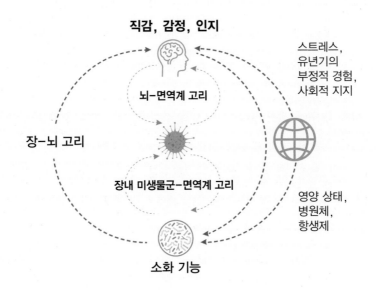

스트레스가 뇌와 장, 몸에 미치는 영향

PNI 이론보다 더 최신의 연구로는 정신신경내분비면역학(PNHI) 분야가 있다. PNHI(Psycho-neuro-hormone-immunology)는 PNI가 서로 통신하고 있다는 사실에 추가하여 내분비 호르몬과의 상호 작용을 연구하고 있다.

이는 인체 생리학적 기능이 어떤 역할을 하는지 정확한 인과 관계를 연구하여 마음과 몸이 분리할 수 없는 두 개의 실체임을 확고히 증명하고 있다. 수십 년 동안 면역 체계는 독립적이면서 자율적이라고 해 왔지만 최신 연구 결과에서는 기존의 이론과 상반되는, 상호 의존적이라는 결과로 좁혀지고 있다. 즉, 스트레스는 심리적인 동시에 육체적이고, 심리와 육체에서 생기는 스트레스 모두를 조절해야 질병과 관련된 문제를 줄이고 예방하여 신체 면역을 최상의 상태로 유지할 수 있다는 의미이다.

특히 유방암에 관해서는 심리적인 관점의 연구가 아주 많지만, 더 유념해야 할 부분은 신경계 담당 영역 중 핵심 부위인 중추 신경계 CNS(뇌와 척수 신경) 부분이다. 뇌는 두껍고 단단한 두개골에 둘러싸여 있지만 척수는 변형되기 쉽고 불안정안 척추의 보호를 받을 뿐이다. 게다가 현대의 모든 일상생활과 직업적 활동은 척추의 변형을 쉽게 만들고, 특히 경추 척추의 변화는 자율신경의 문제를 일으켜 혈액 순환 장애를 만들고 이어서 면역 체계의 기능 저하를 초래한다. 이런 상황이라면 당연히 유방암뿐만 아니라 그 어떤 질병이라도 생기기 쉽지 않겠는가?

마음 피로와 신체 능력의 상관관계

인식과 자기 절제는 별개의 영역이고, 뇌는 두 가지 영역을 동시에 사용하지 못한다. 어느 쪽으로 사용하든 두뇌에서 출력되는 힘은 한 곳에서 나오는 듯하다. 예를 들어, 비극적인 영화를 보면서 절망이나 슬픔을 드러내지 않으려고 과도하게 애를 써야 한다면, 바로 그 순간에는 먹고 싶은 음식을 참거나 무언가를 기억하는 일과 같이 전혀 다른 측면의 생각을 하기도 어렵고 잘 떠오르지도 않는다. 또한 마음이 피로하면 신체 능력이 떨어진다. 정신적인 근육에 큰 힘을 이미 사용해 버렸다면, 약간 난이도가 있는 근력 운동을 하기 어려울 수 있다는 의미이다. 다시 말해, 정신적 피로와 신체적 피로의 경계는 우리의 생각처럼 분명하지는 않다.

연구자들은 화려한 영상 기술을 사용하여 마음 근육의 개념을 연구하기 시작했는데, 마음 근육이 줄어든 사람의 뇌를 fMRI(functional MRI, 뇌의 내부 활동을 관찰 할 수 있는 기계)로 촬영하여, 피로한 사람의 뇌는 특이한 방식으로 작동한다는 사실을 알아냈다. 예를 들어, 육즙이 흐르는 치즈버거같이 군침 도는 이미지를 보여 주거나 어려운 문제를 풀게 했을 때, 이들의 뇌에서는 감정적인 반응을 담당하는 부분인 편도체와 안와전두피질이 논리적이고 합리적인 사고를 담당하는 부분인 전전두피질보다 강한 활동성을 보였다. 절제해야 하는 상황을 겪으면 전전두피질의 활동성이 현저히 떨어지는 현상이 나타난 실험도 있었다. 이와 같이 정신적으로 고갈된 상태에서는 복잡한 문제를 풀거나 자제력을 발휘하기는 어려워지고, 그 대신 만화책이나 과자를 은연중에 집어 들게 되는 행동은 어쩌면 당연하다.

무거운 중량을 들어 올리는 운동을 하다 근육에 힘이 빠져 금세 그냥 손을 놓아 버리는 경험을 두뇌에서도 똑같이 겪을 수 있다. 너무나 달콤한 유혹을 참을 때, 선택이 어려운 결정을 했을 때 또는 난이도 높은 지적 활동을 할 때와 같이 두뇌가 피로해진 뒤에는 포기도 쉬워진다. 뿐만 아니라, 정신이 고갈되면 감정을 일으키는 마음을 제어하기도 어려워진다.

하지만, 몸이 근육 자극과 휴식을 통해 튼튼해지듯이 마음도 스트레스와 휴식을 통한 회복을 거쳐 더 강해질 수 있기 때문에 다행이다. 과학자들의 연구에 의하면 유혹을 참고, 깊이 있게 생각하며, 고도로 집중하는 능력은 사용할수록 커진다는 사실이 밝혀졌다. 반면에 특히 의지력에는 한계가 없다고 했던 기존 과학자들의 주장에는 이의를 제기했다. 대신에 작은 부분에서 생산적인 변화를 이루는 성공을 반복하면 더 큰 부분에서 변화를 이룰 힘이 생긴다고 말한다. 물론, 반복되는 성공과 성공 사이에는 반드시 휴식이 필요하다. 의지력이 바닥나서든 더 쓸 힘이 없어서든 또는 방법상 문제가 있어서든 쉬지 않고서는 머리를 쓸 수는 없을 뿐 아니라, 적어도 효과적인 방법은 아니다. 결국 언젠가는 피로를 느끼게 되기 때문이다. 더 작은 일을 통해 먼저 힘을 기르지 않은 상태에서 심리적으로 더 크게 느껴지는 일을 해낼 수는 없다. 결국 이 모든 것을 따져 보면, '스트레스+휴식=성장'이라는 시작점으로 돌아가게 된다. 반복되는 작은 성공이 중요한 이유는, 생활 습관이든 식습관이든 모든 변화를 한꺼번에 하려는 욕심을 부리는 순간 질병을 이겨 내려는 노력이 모두 허사가 될 수 있기 때문이다. 가장 쉽게 성공할 수 있는 작은 계획부터 성공을 한 후에 더 큰 성공을 계획할 때는 반드시 휴식이 필요하다.

정신적 휴식을 취하는 가장 쉬운 방법은 '멍 때리기'이다. 하지만, 현대인들은 멍하게 있는 시간을 아까워할 뿐만 아니라 하루에 오만 가지 생각을 하느라 늘 정신이 바쁘다. 최근에는 '불멍'이나 '물멍'을 하며 뇌에 휴식을 주는 힐링법이 유행인데, 이 자체가 명상이다. 명상을 할 때 눈을 감고 하든 눈을 뜨고 한 곳을 지긋이 바라보며 하든 또는 누워서 하든 앉아서 하든 걸으면서 하든 상관은 없지만, 가장 중요한 핵심은 떠오른 생각이 그냥 지나쳐 가도록 내버려 두는 연습을 지속하는 반복이다. 명상은 어렵지 않다. 지금 당장 10분이라도 생각을 따라가지 않는 연습을 해보라.

'얼마나'가 아닌 '어떻게'를 생각하라

1990년대 초반, '1만 시간의 법칙' 작가로 유명한 스웨덴 출신의 행동과학자 안데르스 K. 에릭슨(Anders K. Ericsson) 박사는 사람이 전문가가 되는 과정을 연구하기 시작했다. 당시에는 전문가가 되는 열쇠는 경험이라고 생각하는 사람이 많았다. 다들 더 오래 연습하면 더 잘하게 된다고 믿었다. 결국 에릭슨조차도 해당 분야에 필요한 유전자의 도움도 약간은 필요하지만 전문가가 되려면 경험이 쌓여야 된다는 세상의 상식을 인정했었다. 그러나 그는 이 프로젝트를 시작한 지 얼마 되지 않아서 전혀 다른 결과와 맞닥뜨렸다.

와인 감별이라는 사소한 연구 분야부터 변수가 너무 많고 복잡한 금융투자까지의 다양한 영역에 대한 연구에서 경험은 최고의 성과를 판가름하는 중요한 변수가 아니었다. 오히려 성과만 놓고 보면 초보자와 베테랑을 구분하기가 거의 불가능할 때도 있었다. 어떤 각도로 보더라도 경험과 전문성이 반드시 비례하지는 않았기 때문에 에릭슨은 자신의 생각을 수정하여 결국 경험이 최우선이 아니라고 결론내었다.

그때 에릭슨은 궁금증이 생겼다. 경험이 아니라면 대체 무엇이 열쇠일까? 그는 해답을 알아내기 위해 연구진과 함께 독일 베를린으로 가서 글로벌뮤직아카데미(Global Music Academy)의 바이올린 전공 학생들을 살펴보기로 했다. 이 학교는 국제적인 명성이 자자한 바이올리니스트 양성소였고, 졸업생들 중에는 세계적으로 유명한 연주자들이 많았다. 학교에 도착한 에릭슨과 연구진은 학생들에게 지금껏 하던 대로 하되 하는 일을 모두 기록한 일지를 작성하도록 했다. 모든 일정이 평소와 같았지만 기록을 한다는 단 한 가지만 달라졌다. 학생들은 일과가 끝날 때마다 깨어 있는 시간 동안 했던 일을 분 단위로 기록했다. 학교 측 교수들이 국제적인 독주자가 될 만큼 뛰어난 학생들을 분류했고, 연구가 시작된지 일주일이 지난 후 에릭슨은 최상위권 학생들과 평범한 학생들의 일과를 비교했다. 학생들 대부분이 매주 연습에 쏟는 시간은 50시간 정도였고, 개인차는 크지 않았다. 글로벌뮤직아카데미는 어마어마한 시간을 들여 열심히 노력하지 않고서는 입학 추천조차 받기 힘든 곳이었으니 어쩌면 당연한 결과였다. 그런데 모든 학생이 비슷한 시간을 연습했음에도 개인 차이가 생긴다는 결론에 이르자, 에릭슨은 자신이 연구하고도 반신반의하던 결과에 대해 더욱 확신이 생기게 되었다. 경험만으로는 전문가가 될 수 없다!

다음으로, 연구진은 그 50시간 동안 학생들이 한 일을 살펴보았다. 그들은 각자 어떻게 그 시간을 채웠을까? 답은, '아주 다르게'였다. 최상위권 학생들은 훨씬 긴 시간 동안 고도의 집중력을 발휘해서 구체적인 목표를 달성해 나갔고, 그러는 동안 다른 일은 전혀 하지 않았다. 그들은 방해 요소를 모두 차단했으며, 대충 시간을 때우는 경우는 드물었다. 에릭슨의 연구진이 보기에, 최상위권 학생들은 평범한 학생들보다 훨씬 더

'의식적'으로 연습에 임했다.

건강에서도 마찬가지이다. 너무 많은 일이나 여러 가지 생각에 얽매이기보다는 하나를 하더라도 집중하여 심리적으로나 신체적으로 건강한 상태를 유지해야 한다. 신체적으로 건강상의 문제가 생겼다면, 가능한 짧은 시간 내에 치료를 끝낼 수 있게 일정을 조정하고 치료에 집중하면 결과는 확연하게 달라질 수 있다. 이 일 저 일을 먼저 하다 보면 결국 건강 회복은 자꾸만 뒷전으로 밀려날 수밖에 없다. 건강 회복을 위해 짧고 굵게 치료에 집중해야 장기전으로 이어 갈 수 있다. 그렇다고 해서 하던 일을 모두 그만두고 병 치료를 위해서 산속으로 들어가라는 의미가 아니다. 치료비나 생활비를 위해서라도 또는 삶의 보람을 위해서라도 본인의 일과 직업을 유지하면서도 치료 일정을 가능한 우선순위에 두라는 의미이다.

희로애락애오욕(喜怒哀樂愛惡慾)

사람의 감정을 분류한 종류는 나라와 시대마다 다르겠지만, 가장 흔히 들어 봤을 듯한 '희노애락'이 가장 잘 요약된 핵심 감정이라고 생각한다. 그러나 사실 '희노애락'은 사람의 감정을 7가지로 분류한 '희노애락애오욕'의 일부이다. '칠정(七情)'이라고 하는 7가지 감정은 기쁨(喜)·노여움(怒)·슬픔(哀)·즐거움(樂)·사랑(愛)·미움(惡)·욕심(欲)이다. 더 세분화하고 구체화한 감정의 종류들도 있지만, 근심(憂, 우)과 두려움(懼, 구)은 슬픔(哀, 애)으로, 증오(憎, 증)와 시기 질투(妬, 투)를 미움(惡, 오)으로 포함시킨다면 칠정으로 인간의 거의 모든 감정을 설명할 수 있다. 칠정은 인간이기 때문에 당연히 가지고 있는 순수한 감정이다. 반대로, 7가지의 감정을 자유롭게 사용할 수 있기 때문에 인간이기도 하다. 또, 5가지의 욕심을 오욕(五慾)이라고 하며, 재물욕, 명예욕, 식욕, 수면욕, 색욕을 말한다.

오욕 칠정이 조물주의 창조에 의해서 생겼든 진화의 과정에서 생겼든 세상을 살아가는 데 있어 당연한 필요에 의해서 만들어졌다. 어느 누구에게도 당연히 필요한 눈코입이나 손발이 자신에게도 존재하는 그 자체를 감사해야 하듯, 감정이 일어나고 가라앉으며 존재하는 그 자체를 감사해야 한다. 사람의 판단 기준으로 여러 감정들을 좋고 나쁨으로 구별하면서부터 마음의 문제가 시작된다. 예를 들면, 기쁘고 즐겁고 사랑하는 마음은 좋고, 화나고 슬프고 미워하는 마음은 나쁘다고 판단한다는 의미이다. 모든 분별심이 번뇌 망상의 본체이다.

'희로애락애오욕'이 막 뒤섞여 일어나는 감정 같지만 실상은 상황과 시간의 흐름에 따라 무작위 순차적으로 일어나는 마음의 변화이다. 모든 사건은 '노애(怒哀)'의 감정부터 시작되며 적응하거나 극복하면 '희락(喜樂)'으로 바뀐다. 뿐만 아니라, '희락'을 즐기는데 만족하지 않고 또 다른 사건으로 넘어가는 이유를 '애오욕'으로 설명할 수 있다. 만약 다른 사건으로 넘어가면 다시 '노애'의 감정부터 시작되어 '희락'의 감정으로 순차적 진행을 하게 된다. 하지만 어떤 사건은 '노애'의 기간이 길거나 그 깊이가 깊어 헤어 나오기 힘들어질 수도 있다. 하지만 올바른 방향으로 꾸준히 문제를 맞닥뜨린다면 반드시 '희락'을 만날 수 있다. 그렇게 감정의 변화를 겪어 가다가 깨달음을 얻는다면 모든 감정이 고요해지고 감정의 변화에 휘둘리지 않고 그저 관망할 수 있게 된다. 그때에서야 비로소 나의 본래 면목을 찾을 수 있다.

질병을 가진 환자가 되었을 때, 특히 목숨이 달린 암 환자가 되었을 때의 감정은 '노애'가 격렬하게 일어나면서 시작된다. 이 때 질병에만 초점을 맞추기보다는 몸 전체에서 질병을 유발한 원인을 찾는 올바른 방향으로 꾸준히 나아가다 보면 대부분 '희락'의 감정에 다다를 수 있다. 반면 병에서 빨리 벗어나 보려는 욕심이 과해져서 이 방법과 저 방법을 건너다니면 끝없이 반복되는 '노애'가 점점 더 깊어지게 된다.

통증이나 질병을 얻었을 때 깨달아야 하는 바는 '내 몸에서 생긴 모든 현상은 하나도 예외없이 나를 살리고 도움을 주기 위한 무의식적, 생리적 현상'이라는 사실이다. 당장은 통증과 질병으로 몸이 힘들고 해야 할 일을 못하게 되어 괴롭고 우울하겠지만, 이제껏 해왔던 몸과 마음을 다루는 잘못된 방식을 바꾸어야 한다는 경고일 뿐이다. 통증과 질병이 나쁘다는 분별심을 버리고 내가 더 잘 살아갈 수 있도록 변화의 시점을 알려 주는 신호라고 생각하면, 질병 때문에 생긴 번뇌 망상이 사라지게 된다. 오히려 나쁘다고 생각해서 빨리 벗어나려고 발버둥 칠수록 이상한 선택을 하게 될 가능성만 높아진다.

또 하나 더 주의해야 할 사항이 있다. 약으로 단순히 통증만 가라앉힌다거나 수술로 암 덩어리를 잘라 버리고 항암 주사 치료, 방사선 치료처럼 암세포만 제거하는 치료에서 끝이 나면, 마치 불이 나서 울리는 경고음에 불은 끄지 않고 시끄럽다고 경보기만 꺼 버리는 꼴과 같다. 경고음을 먼저 끌 일이 아니고, 경고음이 울리게 된 원인을 찾아서 교정을 하면 경보기의 경고음은 저절로 조용해진다.

이렇게 간단하고 확실한 깨달음을 얻기 위해서는 반드시 신체 전반이 질병을 스스로 이겨낼 수 있는 자연 치유력을 가지고 있어야 하며, 치료를 잘하면 자연 치유력이 회복될 수 있다는 확신이 있어야 한다. 자연 치유력 회복에는 현대의학보다는 기능의학이 훨씬 더 유용하지만, 영양제 위주의 기능의학보다 훨씬 더 고차원의 '자율신경기능의학' 치료가 더 도움이 된다고 확신한다.

◝ 여성 질환의 기본은 외로움이다

유방암은 치료 성적 측면에서 뚜렷한 성과가 있기는 하지만 유방암 환자 수가 계속 늘어나고 있으며, 조기 발견의 효과를 제외한 후 사망율과 생존율 통계를 참고하면 유방암의 예후 개선은 사실 제자리걸음이나 다름이 없다. 유방암 2기 이상의 유방암 치료제를 개발하여 5년 생존율을 향상시켜 보려고 노력하고 있지만, 새로운 기전의 약을 개발하기도 쉽지 않고 동물 실험에서는 효과가 있었던 약제들도 실제 임상에서는 효과가 없어서 폐기되는 신약 개발 품목들도 많다. 이런 이유로 건강 검진과 주기적인 유방 자가 검진을 국가에서도 권장하고 있고, 이 의견에 동의한다. 유방암 환자의 68%가 만져지는 혹으로 유방 검사를 해서 발견되기 때문이다. 만져지는 유방암의 62.4%는 통증이 없는 반면에 5.6%에서는 통증이 동반되었으며, 17.8%는 유방에 아무런 증상이 없었는데 정기 검진 상에서 발견되는 경우였다. 만져지는 경우이면 이미 유방암이 많이 커진 상태이고 유방암 병기가 높을 가능성이 많으므로, 유방암 발생에 관여된 여러 원인들을 발견하여 예방 효과를 더 높이는 일에 노력하고 있다. 그렇게 찾아낸 여러 유방암 원인 중 하나가 '외로움'이라는 최근 발표가 있었고, 유방암 학계 입장에서는 매우 이색적인 연구 결과였고 큰 화제가 되었다.

미국 시카고대학 심리학과 존 카치오포(John T. Cacicoppo) 박사의 '사회 신경과학' 연구팀은 50~68세 성인 141명을 대상으로 외로움의 수준에 따라 몸이 어떻게 변하는지 관찰하였다. 2015년에 미국국립과학원 회보에 실린 연구 결과를 참고하면, 사회적 고립으로 외로움을 강하게 느끼는 사람일수록 백혈구의 변화가 크게 일어나 감염에 취약하다고 한다. 백혈구는 면역 활동을 유지하는 핵심적인 세포로 암 환자뿐만 아니라 모든 질환의 예방과 치료에 매우 중요한 역할을 한다.

2015년 미국국립과학원 회보에는 비슷한 내용의 다른 연구도 같이 실렸는데, 미국 노스캐롤라이나대학 연구팀이 1만 4,000명을 대상으로 친구 수, 동료와의 친밀감 등 외로움의 정도가 건강에 미치는 영향을 20년 동안 추적했다. 청·장년기에 대인 관계 형성에 취약했던 사람은 60대 중반이 됐을 때 허리둘레가 평균 5cm 더 굵었고, 염증 반응 수치도 약 22% 높았다. 심장병, 뇌졸중, 당뇨병 같은 각종 대사 질환의 위험도 높아졌다. 세포 대사에 문제가 생긴 대사 질환은 유방암 발병률을 높이고, 세포 대사 이상으로 인한 비만은 특히 유방암 환자에서 재발의 가능성을 높이고 예후도 좋지 않다. 비단 유방암과 비만에 관해서만 설명하였지만, 사회적 관계 단절에 따른 외로움이 영향을 주는 질병은 셀 수 없이 많다.

사회적으로 고립된 유방암 환자는 폭 넓은 사회적 관계를 가지고 활동하는 환자보다 사망률이 더 높다는 연구 결과도 있다. 미국 캘리포니아 오클랜드의 대표적인 의료보험업체(Health maintenance organization, HMO) 카이저 퍼머넌트(Kaiser Permanente)는 건강한 식습관과 활동적인 생활 양식에 대한 교육을 통해 생활 습관성 질병을 개선시키려고 많은 노력을 하고 있다. 혁신적인 병원 운영 체계로 유명한 만큼 건강에 관한 독특한 연구와 관련 기술 개발에 노력하는데, 주요 연구자인 크뢴크(Candyce H. Kroenke) 박사의 최신 연구에 의하면 사회적 관계가 유방암의 생존율과 관련이 많다고 한다. 사회적 고립과 유방암 생존율의 관련성 연구를 위해 9,267명의 의료 기록을 분석하고 평균 10.6년 동안 추적 관찰한 결과, 1,448명은 유방암이 재발했으며 1,521명이 연구 기간 동안 사망했는데 그중 990명이 유방암으로 사망했다. 유방암 진단을 받은 지 2년 내에 사회적 관계가 생존율에 미치는 영향을 살펴보니 고립된 여성은 암 재발 가능성이 40%, 사망 가능성은 60%나 높았다. 사망률이 낮아진 사회적 관계는 인종과 나이에 따라서 달랐다. 유방암 환자 중에서 백인 여성은 배우자와 돈독할 때, 백인이 아닌 여성은 가족, 친척과 끈끈한 관계를 유지할 때, 그리고 아시아계 여성은 지역 공동체와 강한 유대 관계가 있을 때 사망률이 가장 낮았다. 한국인 유방암 환자의 경우 이런 측면을 고려한다면, 환자로서 투병 생활을 하며 배우고 익힌 건강 이론과 영양에 대해 다른 사람들과 네트워크를 구성하여 친밀한 관계도 맺고, 좀 더 나아가 네트워크 구성원들과 함께 건강 관련 수익 사업까지 할 수 있다면 재발 없이 건강한 여생을 지낼 수 있으리라 생각한다.

외로움에 관한 연구는 국내에서도 진행되었다. 삼성서울병원 정신의학과에서 국내 거주 15세 이상 75세 미만 남녀 1,700명을 대상으로 대면 조사했는데, 여성의 경우 외로움에 시달릴 위험이 남성보다 51% 더 높았다. 외로움을 호소한 사람 대부분이 건강 상태가 나쁘다고 했고, 외로움을 호소한 응답자의 52.4%가 자살을 생각했다는 답변은 외롭지 않다고 한 경우보다 5배나 높았다. 사회적 고립감과 외로움은 우울감을 증폭시키고, 사회적 불안감은 자살로까지 이르게 하는 악영향을 줄 수 있다.

대한민국은 1인 가구 500만으로 혼자인 게 낯설지 않은 사회이다. 혼자서는 눈치 보여서 못하던 '혼밥(혼자 밥 먹기)'을 식당에서도 쉽게 볼 수 있고, 회식 문화가 점차 사라지면서 '혼술(혼자 술 마시기)'도 흔해졌다. 그 외에도 혼자 하는 일상과 취미 생활을 숨김없이 소셜 네트워크 서비스(SNS)에 올려서 공유하는 삶이 요즘 싱글족이 외로움을 달래는 방식이며, 코로나로 비대면의 시대가 전폭적으로 확대된 최근 몇 년간은 홀로 지내는 삶이 더욱 자연스러워졌다.

비대면이 일상화되면서 감정적으로 취약해진 부분은 온라인상에서의 만남으로 해소하기 어렵다. 건강을 지키고 풍요롭게 살기 위해서는 관계를 더욱 돈독히 하고 새로운 관계 맺기를 두려워하지 않아야 한다. 하지만, 이 모든 감정은 본인의 마음먹기에 따라 달라진다. 만성적인 외로움은 심혈관, 소화기, 암 등 각종 질환을 만들고 예후도 나쁘게 하지만, 혼자 있는 시간은 때때로 놀라운 치유와 긍정의 힘을 발휘한다. 외로움은 고통스러운 감정이 아니다. 단지 사회적 유대가 끊어졌으니 회복하라는 신호일 뿐이다. 또 외로움을 건전하고 생산적인 활동의 기회로 활용해서 혼자 있는 시간을 자기계발의 기회로 삼으면 치료 예후를 좋게 하고 재발률을 낮출 수 있다. 모든 일이 내 마음 먹기에 달려 있다.

UCLA 외로움 측정 기준

(UCLA loneliness sclae, version 3) Daniel W. Russell.

1. 주변 사람들과의 '유대감'을 얼마나 자주 느끼는가?

2. 자신이 동료 의식이 없다고 얼마나 자주 느끼는가?

3. 어려울 때 도움을 청할 사람이 주변에 없다고 얼마나 자주 느끼는가?

4. 자기 혼자뿐이라고 얼마나 자주 느끼는가?

5. 자신이 친구들의 일원이라고 얼마나 자주 느끼는가?

6. 자신이 주변 사람들과 공통점이 많다고 얼마나 자주 느끼는가?

7. 주변 사람들이 자신을 더 이상 알아주지 않는다고 얼마나 자주 느끼는가?

8. 자신의 관심사와 의견을 다른 사람들이 인정하지 않는다고 얼마나 자주 느끼는가?

9. 자신이 외향적이고 친절하다고 얼마나 자주 느끼는가?

10. 자신이 사람들과 가깝다고 얼마나 자주 느끼는가?

11. 자신이 따돌림을 당한다고 얼마나 자주 느끼는가?

12. 다른 사람들과의 관계가 의미가 없다고 얼마나 자주 느끼는가?

13. 자신을 진정으로 알아주는 사람이 주변에 없다고 얼마나 자주 느끼는가?

14. 자신이 주변 사람들과 고립되어 있다고 얼마나 자주 느끼는가?

15. 필요할 때 같이 있어 줄 사람을 찾을 수 있다고 얼마나 자주 느끼는가?

16. 자신을 진심으로 이해해 주는 사람이 주변에 있다고 얼마나 자주 느끼는가?

17. 다른 사람들 앞에 나서기가 꺼려진다고 얼마나 자주 느끼는가?

18. 주변에 친구들은 있지만 마음이 통하는 사람은 없다고 얼마나 자주 느끼는가?

19. 대화가 되는 사람이 있다고 얼마나 자주 느끼는가?

20. 어려울 때 도움을 청할 사람이 주변에 있다고 얼마나 자주 느끼는가?

스트레스

스트레스는 만병의 원인이며 암의 원인이라고 한다. 스트레스는 심리적인 요인인데 어떻게 몸에 직접적으로 병을 유발시킬까?

우리는 생각과 마음을 혼동하여 사용하지만, 각각 서로 다른 개별적인 의미가 있다. 마음이란 인간의 특정한 내적 상태이며, 생각이란 마음이라는 특정한 내적 상태의 정보를 처리하는 과정이다. 마음이 바다라고 하면 생각은 파도이고, 마음이 마차라고 하면 생각은 마차를 끄는 말과 같다. 마음이라는 크고 묵직해서 미동조차 없는 듯한 에너지는 생각이라는 움직이는 에너지를 통해서 그 모습을 드러낸다. 에너지가 크게 요동치면 감정이라는 이름을 사용하기도 한다.

생각의 결과로 마음이 바뀌기도 하지만, 필자가 자주 인용하는 '걱정을 걱정한다고 없어지면 걱정이 아니고, 마음이 마음대로 되면 마음이 아니다.'는 말은 참 의미심장하다. 생각이 마음대로 되지 않으니 결국은 타고난 본마음 즉, 본성을 바꾸기가 어렵다는 의미이다. 하지만 위기의 상황에서는 완전히 달라질 수 있다. 사랑 때문에 괴로워하고, 엉망이 된 결혼생활을 이혼으로 마무리하면서 허무해지고, 직장 동료나 상사 또는 가족 때문에 힘들어지고, 돈 때문에 걱정하는 다양한 위기가 있지만, 가장 크고 심각한 위기는 고통스럽거나 완치가 어려워 죽음이 예견되는 질병을 앓는 경우이다.

대부분 사람들의 고통은 감정으로 바뀐 생각과 감정에서 파생된 생각에서 시작되고 유지되면서 악순환의 고리가 만들어질 때 생긴다. 고통

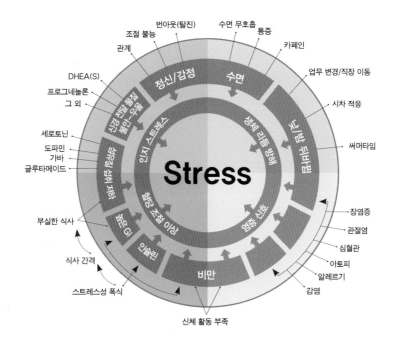

스트레스 유발 요인과 신체 증상

을 일으키는 진짜 원인이 실제 벌어진 사건 때문이라기보다 오히려 수많은 생각 때문임을 알게 될 때에 비로소 고통에서 벗어날 수 있다. 하루에 50,000(오만)가지 생각을 한다는데, 본인이 무슨 생각을 하는지 알고 살아가는 사람은 거의 없다. 마치 지금도 지구가 1초 동안 1.5km(1300km/hr)씩 돌아가고 있는 움직임을 전혀 느끼지 못하듯이 말이다. 생각의 98%는 무의식에서 작동하기 때문에 알아차리기 어렵고, 나머지 2%의 생각은 대부분 기억과 습관에 의존한다. 이러한 생각 중에서 부정적인 내용이 많을수록 고통스러워 사는 게 지옥이고 긍정적인 내용이 많으면 삶 자체가 천국이 된다. 그렇기 때문에 마음에 대해 연구하는 심리학자들은 '긍정적으로 생각하기'를 권유하지만 인식하고 있는 2%의 생각조차 바꾸기란 쉽지 않다. 특히 몸이 아프면 긍정적인 생각은 의지적으로 많은 노력을 해도 잠깐뿐이었던 경험은 누구나 있으리라 확신한다.

모든 문제는 마음과 생각에서 시작되고, 모든 문제의 완전한 해결은 생각이 거짓이라는 깨달음을 얻고 마음이 바뀔 때 비로소 가능하다. 이때 마음과 생각이 외부의 현상에 대해 반응하는 중간 경로에는 신체가 있고, 그 영향이 신체적으로 드러나게 될 때 '신체화 증상'이라고 한다. 몸과 마음은 이렇게 밀접한 관계가 있다.

몸에서 생기는 문제가 비록 마음에서 시작되었다고 해도, 마음이 마음대로 되지도 않고 눈에 보이는 실체도 없는데 과연 무엇을 어떻게 해야 할까? 좋은 심리 상담이나 웃음 치료, 또는 명상 교육 등으로 마음의 문제를 해결해 보려는 시도도 좋겠지만, 몸이 많이 아프다면 효과가 떨어지고 결국 다시 재발하기 쉽다. 모양도 형체도 없는 마음을 물에 비유한다면, 깨진 그릇을 고쳐야 물을 담을 수 있듯이 몸의 균형을 찾아야 마음을 담을 수 있고 새지 않는다. 이렇게 물이 일단 담겨야 찌꺼기나 흙을 가라앉혀 깨끗하게 정수할 수 있듯이, 몸이 건강해야 불안하고 화나는 부정적인 생각을 가라앉혀 긍정적인 마음으로 바꿀 수 있다.

몸이 안정적으로 제 기능을 하면, 생각도 마음도 심리도 심지어는 인간관계도 쉽게 무너지지 않는다. 몸 그리고 세포 치료도 마음 치료만큼이나 중요함을 알아야 한다. 우리에게 닥친 근심 걱정의 해답은 항상 자신의 내면에 자리잡고 있는데, 자신 내면의 본질은 생각이 끊어진 자리 바로 그곳에 있다. 몸이 건강해야 비로소 그 자리를 찾아낼 수 있다.

스트레스는 지킬 앤 하이드

스트레스는 긍정과 부정의 두 얼굴을 가지고 있다. 우리 몸이 감당할 수 있는 어느 정도의 스트레스는 긴장감을 일으키고 인내력도 유지시키는 등의 긍정적인 효과가 있다. 이를 '긍정 스트레스(Eustress, 유스트레스)'라고 한다. 반대로 우리 몸이 감당할 수 없는 강한 충격의 스트레스가 있다. 이를 몸에 병을 가져오는 '부정 스트레스(Distress, 디스트레스)'라고 한다.

우리는 살아가면서 스트레스를 전혀 받지 않고 살 수는 없다. 스트레스 없이 살겠다고 모든 걸 다 버리고 혈혈단신 깊은 산골로 들어간 분이, 태풍에 집 마당의 나무가 뽑혀 집을 덮칠까 봐 스트레스라고 말하는 걸 들었다. 바다로 가면 또 습기로 인한 곰팡이 때문에 스트레스를 받고, 하고 싶은 일을 하는 게 소원이라던 분은 막상 그 일을 해 보니 잘 해내지 못할까 봐 노심초사하며 스트레스를 받는다고 한다. 그러니 스트레스 없는 사람은 없다고 봐야 한다.

그런데 우리 몸에는 놀라운 조절 능력 시스템이 있다. 우리는 이 시스템을 이용하여 우리 몸에 생긴 스트레스에 반응하면서 견디며 살게 된다. 이것이 조화와 균형을 이루면 적절한 스트레스와 동반하는 삶을 유지할 수 있고, 이 조화와 균형이 깨지면 이를 되돌리려고 심장이 빨리 뛰고, 혈압이 상승하고, 에너지 대사가 증가하며 몸이 반응하게 된다. 즉, 병이 시작될 수 있다. 이렇게 마음과 몸에 서로 연결 고리를 만들어 내는 장본인이 바로 '자율신경'이다. 이는 자율신경이 안정되면 몸과 마음의 스트레스에 대한 저항력이 커질 수 있음은 막연한 추측이 아니라 자명한 사실이라는 증거이다.

만성 스트레스가 유발하는 병

그렇다면 어째서 부정 스트레스를 긍정 스트레스와 분리하여 유병 요인이라고 설명하지 않고, 그냥 통합하여 스트레스가 병을 만든다고 설명을 할까?

그 이유는, 부정 스트레스가 병과 관련될 가능성이 훨씬 높지만 짧게 끝이 난다면 병으로 이어질 가능성은 현저히 떨어지고, 긍정 스트레스라고 할지라도 똑같은 자극을 지속적으로 받는다면 문제가 생길 가능성이 오히려 높아지기 때문이다. '마이다스의 손'과 같은 재미있고 고전적인 이야기도 있지만, 일상에서 간단한 예를 들어 보자. 웃으면 복이 오고 건강에 좋다고 하지만 얼마나 오랫동안 멈추지 않고 계속 웃고 있을 수 있을까? 이렇듯 모든 현상은 동전의 양면처럼 긍정과 부정의 측면이 동시에 존재하기 때문에, 무엇이 더 좋고 나쁘고를 따지지 말고 '만성 스트레스'의 해악에 대해 잘 알고 있어야 한다.

면역 세포에 염증을 일으킨다

오래된 만성 스트레스는 우리 몸의 세포 기능을 파괴한다. 다수의 실험들이 스트레스와 면역 세포의 관계를 말해 준다. 시험이나 결과 발표와 같이 매우 중요한 일을 앞둔 사람의 혈액 세포를 추출해 중요한 일을 치르기 전과 후의 유전자 발현 패턴을 분석한 결과, 중요한 일을 앞둔 상황에서 면역 세포에서 염증 반응이 확인되었다. 즉, 스트레스가 몸속에 부적절한 염증을 일으켜 면역계의 이상이 발생한다. 우리가 잘 알고 있는 아토피성 피부염, 알레르기성 비염, 알레르기성 결막염, 기관지 천식,

편두통 등 각종 알레르기성 질환과 류머티즘성 관절염, 탈모증, 갑상선염과 같은 자가 면역성 질환 등이 바로 만성 스트레스에 의한 면역 세포의 염증 반응 결과이다.

불균형한 뇌파를 일으킨다

뇌는 정기적인 '뇌파 활동'을 한다. 뇌파에는 베타파, 알파파, 세타파, 델타파 네 종류가 있다. 베타파는 의식이 깨어 있는 상태로 적당히 긴장한 상태를 말하며, 베타파가 지나치면 불안하고 초조한 상태로 흘러갈 수 있다. 알파파는 조화로운 뇌의 이완 상태를 말하며, 고차원적인 정보를 처리하는 뇌와 감정을 처리하는 변연계를 연결한다. 근육이 이완되어 마음이 편안한 상태라고 해서 명상파라 부르기도 하는데, 명상 중이 아닌 일상에서 알파파가 지나치게 나타나면 수면 상태와 비슷해진다. 이때 만약, 어떤 일을 정신 차리고 해야 한다면 해결하기 어려워진다. 세타파는 얕은 수면 상태, 델타파는 깊은 수면이나 무의식 상태를 말한다. 일반적으로 몸과 마음이 건강한 사람은 빠른 베타파와 조금 느린 세타파 사이에서 적절한 균형으로 알파파를 유지한다고 한다.

그런데 뇌는 마음과 상당히 밀접한 관계여서 마음이 건강하면 뇌파에 균형이 잡히지만 반대로 불안하거나 마음의 병이 있으면 불균형한 뇌파를 갖게 된다. 불안한 마음, 마음의 병, 다시 말해 스트레스가 뇌를 반복적으로 자극하면 무의식과 정서의 안정을 담당하는 세타파가 줄어들고, 베타파가 급격히 증가한다. 그러면 뇌파가 격하게 반응하고 균형이 깨져 마음의 평안이 사라지면서 몸에서 병이 자라게 된다.

온갖 장기에 질병을 일으킨다

스트레스는 한 마디로 '인체의 항상성을 해치는 모든 자극에 대한 신체 반응'이라 할 수 있다. 뇌가 스트레스를 인식하면 교감 신경이 자극되고, 이때 카테콜아민이라는 신경 전달 물질이 분비되는데 이로 인해 심장 박동이 빨라지고, 혈관이 수축되어 혈압이 높아진다. 뿐만 아니라 뇌하수체는 부신 피질 자극 호르몬(ACTH)을 분비하고 부신 피질 자극 호르몬은 부신 피질로 하여금 코르티코이드라는 호르몬을 분비하게 한다. 일명 스트레스 호르몬이라고 불리는 이 호르몬들은 하는 일이 엄청나다.

이들은 지방 세포에 과다한 양의 지방을 축척하게 해 비만증을 일으키고, 혈관을 수축시켜 고혈압을 만들고, 혈당 수치를 올려 당뇨병을 일으키고, 기억력을 저하시켜 학습 능력 장애나 기억 장애를 일으킨다. 또한 항암 능력을 떨어뜨려 암세포 증식을 촉진하고 황체 형성 호르몬의 분비를 억제하여 배란을 감소시켜 불임을 일으킨다. 코르티코이드, 일명 스트레스 호르몬은 이렇게 많은 질병의 발병과 악화에 관련되어 있다. 또한 인체 내의 자율신경계, 면역계, 내분비계의 정상적인 흐름을 방해함으로써 항상성을 교란시켜 자율신경계의 불균형을 일으킨다. 이는 또 혈압 상승, 혈액 순환 장애, 심장의 과부하, 발한 증가, 소화 불량, 변비, 고혈압, 중풍, 심부전, 협심증, 심근 경색증 등을 가져오고 내분비계의 이상으로 불면증, 수면 과다, 생리통, 생리 전 긴장 증후군, 생리 불순, 스트레스성 궤양(Stress ulcer), 갑상선 기능 항진증, 갑상선 기능 저하증, 남성 불임, 여성 불임, 갱년기 장애, 골다공증 등을 일으킨다.

스트레스 호르몬에 대해 위와 같이 설명하면 대부분의 사람들은 스트레스 호르몬 자체를 혐오한다. 앞에서도 말했지만, 신체에서 나타나는 모든 반응은 반드시 도움이 되는 활동을 한다. 그런데 스트레스 호르몬이 하는 일은 몸에 해만 끼칠 뿐 이득이라고는 전혀 만들어 내지 못하는 몹쓸 호르몬처럼 비춰진다.

이런 기전의 가장 큰 핵심 문제는 스트레스 호르몬을 빨리 소모하지 못하는 생활 습관과 주변 환경에 있다. 아주 오랜 옛날에는 '도망가거나 싸우거나(flight or fight)' 기전을 통해 땀을 흘리며 스트레스 호르몬을 빨리 소모했지만, 현대인들은 옛날처럼 목숨을 위협받는 정도의 스트레스가 아니라 아주 잔잔하고 지속적인 스트레스에 노출되어 있다는 차이가 있다. 현대인들은 스트레스를 받은 후 땀이 날 정도의 신체적 반응을 일으키지 않는다. 끓어오르는 화를 식히느라 옹기종기 모여 뒷담화로 분을 삭히며 아이스커피나 술을 마신다던지 또는 체면을 차리느라 욕도 하지 않으며 스스로 다독거리는 정도로 스트레스를 겨우 해소한다. 마치 칼집에서 나온 대검이 겨우 무만 베고 사라지는 꼴과 같이, 스트레스 호르몬이 제대로 소모되지 못하고 몸을 상하게 하는 이상한 일만 저지르게 된다.

이처럼 심각한 스트레스는 아니지만 약해도 오래 가는 스트레스에 대한 스스로의 잘못된 대책이 결국 몸을 망치는 꼴이 된다.

스트레스가 어떻게 암을 유발하는가?

암의 시작은 염증 반응이다. 평상시 인체의 면역 세포는 과립구 대 임파구 대 마크로파지의 비율이 65 : 30 : 5이다. 그런데 우리가 스트레스를 받으면 이 과립구 대 임파구의 비율이 깨져서 70대 30으로 과립구가 늘어난다. 과립구는 공격성이 강해 외부에서 들어온 적군과 싸우지 않는다 해도, 근처에 있는 이물질을 찾아 공격하고 심지어 자신의 조직을 찾아서도 공격한다. 과립구의 공격을 받은 조직에는 염증이 생기는데 한두 번 생기는 염증은 스스로 회복과 재생을 통해 사라진다. 그러나 계속적인 스트레스로 인해 만성적인 염증 반응이 생기면 조직 세포는 회복과 재생을 거듭하게 되고, 이 와중에 세포 유전자의 변이가 생긴다. 세포가 적당히 재생되어야 하는데 멈추지 않고 끝없이 재생과 증식을 하다 이 세포들이 모여서 암 덩어리가 된다. 사실, 이런 암세포는 하루에도 수백 수천 개가 만들어졌다 없어졌다 반복하는데 면역 체계는 이런 상태에서 오류가 생기지 않도록 관리한다.

그런데 위에서 언급했듯이 스트레스는 면역 체계에도 염증을 일으킨다. 자연 살해 세포는 바이러스 감염에 대항하는 첫 번째 면역 요소이지만, 추가로 부여된 중요한 역할이 암세포를 감시하고 발견 즉시 살해하여 없애는 면역 활동이다. 그런데 스트레스가 NK cell 기능을 지속적으로 저하시키면 염증이 쌓이고 암세포가 늘어나게 된다. 즉, NK cell의 숫자와 활동력이 저하된 어느 순간에 암은 폭발하듯이 모습을 드러낸다.

스트레스를 정확히 바라보라

수많은 암 환자들이 자신의 암 유발 원인을 정신적 또는 심리적 스트레스로 꼽는다. 반면 현대의학계는 정신적 스트레스보다 흡연, 음주, 폭식 등 생활 습관이 가장 큰 요인이라고 말한다. 둘 사이에 왜 차이가 존재할까? 원인이 다르면 해결책도 달라지기 마련이다. 이제 제대로 된 암 치료를 위해 환자들이 인정하는 정신적 스트레스로 눈을 돌려야 하지 않을까? 단순히 유방암이 생긴 이후의 심리적 상태를 파악하는 데만 그치지 말고 보다 정확한 치료를 위해, 유방암이 발생하기 전부터 가져온 심리적인 문제를 알아보고 적절히 관리해야 한다.

　스트레스를 일반적으로는 화나고 짜증나고 우울하고, 하는 일이 잘 안 풀려서 걱정이 많고 등등 정신적인 부분만 강조를 한다. 하지만 뇌에서 스트레스에 관한 정보를 처리하는 범위는 정신적인 문제뿐만 아니라 신체의 각 부위에서 발생한 문제 모두를 포함한다. 즉, 어딘가가 아프고, 소화가 안 되고, 잠을 못 자는 등도 모두 정신적인 스트레스와 똑같은 스트레스로 인식되어 신체적인 반응을 유발하기 때문에 정신적인 문제든, 신체적인 문제든 방치하면 문제는 점점 심각해진다.

　감정적이든 신체적이든 모든 스트레스 정보는 뇌에서 적절한 반응 신호를 만드는 기본 자료가 된다. 순간순간 생기는 신체화 반응이 안정된 상태로 회복되지 못하고 스트레스를 증폭시키는 상황으로 악순환되면 '신체화(신체형) 장애'가 된다.

　신체화 증상은 병원을 내원하는 50%의 환자에서 나타난다고 보고될 정도로 흔하며, 그중에서 일상생활에 지장을 초래할 만큼 심한 경우는 5~10% 정도라고 한다.

	심리학자인 홈즈와 라혜가 43개로 분류한 생활 스트레스 순위				
1	배우자의 죽음	100점	23	자녀의 출가	29점
2	이혼	73점	24	시댁과 문제	29점
3	별거	65점	25	우수한 개인적 성취	28점
4	교도소 수감 생활	63점	26	아내의 맞벌이 시작/중지	26점
5	가까운 가족의 죽음	63점	27	입학 또는 졸업	26점
6	상해 및 질병	53점	28	거주 환경 변화	25점
7	결혼	50점	29	개인적인 버릇 교정	24점
8	해고	47점	30	상사와 갈등	23점
9	부부간 별거 후 재결합	45점	31	근무 시간 및 조건의 변화	20점
10	정년 퇴직	45점	32	거주지 변화	20점
11	가족의 병	44점	33	학교의 변화	20점
12	임신	40점	34	오락 활동의 변화	19점
13	성적인 장애	39점	35	교회 활동의 변화	19점
14	가족 수의 증가	39점	36	사회 활동의 변화	18점
15	사업의 재적응	39점	37	1000만 원 이하의 저당	17점
16	재정 변화	38점	38	수면 습관의 변화	16점
17	가까운 친구의 죽음	37점	39	동거인 수의 변화	15점
18	전직 및 부서 이동	36점	40	식습관의 변화	15점
19	배우자와 말다툼 횟수의 변화	35점	41	휴가	13점
20	1000만 원 이상의 저당	31점	42	성탄절	12점
21	저당물의 압수	30점	43	가벼운 법률 위반	11점
22	일의 책임상의 변화	29점			

스트레스 지수 체크 방법

- 6개월 내에 자신에게 해당되는 항목의 점수를 모두 더한다.
- 같은 항목의 발생이 2회 이상인 경우에는 점수에 발생한 횟수만큼 곱한다.
- 0~150점: 건강, 151~190점: 질병에 걸릴 확률 35%,
  191~299점: 질병에 걸릴 확률 50%, 300점 이상: 질병에 걸릴 확률 80%
- 단, 개인마다 영향 받는 정도가 다르므로 절대적인 것은 아니다.

반복적으로 호소하는 다양한 증상에 따라 혈액 검사와 영상 촬영을 하지만, 증상과 관련된 기질적 병변이나 특별한 이상을 여러 검사에서조차 찾아낼 수 없을 때 신체화 장애를 진단하게 되므로 '정신 장애(Mental disorder)'와 동일어로 쓴다. 표준화된 정신 장애 진단 기준(DSM-IV)에 맞춰 신체화 장애, 전환 장애, 통증 장애, 건강 염려증 또는 달리 분류되지 않은 신체형 장애 등으로 진단된다면, 이때부터는 온갖 병원을 떠돌게 되고 정신건강의학과에 의지하게 되거나, 심지어는 민간요법에 쉽게 현혹되기도 한다. 최근에는 신체화 장애의 대부분이 섬유 근육통이라는 진단을 받게 되는 경우가 많아지고 있다. 결국 진단과 치료가 어려운 섬유 근육통(섬유근통) 또는 복합 통증 증후군(CRPS)조차도 스트레스가 만들어 낸 자율신경 이상이 얽혀 있는 신체 증상의 한 종류일 뿐이다.

신체의 모든 문제는 마음에서 생긴다고 해도 과언이 아니다. 이런 증상들은 꾀병과 달리 의도적으로 만들어 낸 문제들이 아니며, 실제로 증상에 의한 불편감을 환자들은 느끼게 된다. 이를 의학적인 방법으로 원인을 못 찾았다고 해서 신체적인 문제가 없다고 할 수는 없다. 말 그대로 그냥 원인을 못 찾았을 뿐이다. 하지만 자율신경기능의학적 검사를 통해서 원인을 면밀히 찾으면 의외로 원인이 쉽게 찾아져서 해결되는 문제들이 많다. 물론 원인을 찾았다고 모두 회복시킬 수는 없지만 고통이 너무 심한 5~10%의 환자들을 1% 이하 수준으로 낮출 수 있고, 신체화 증상을 앓고 있는 50%의 환자들을 5% 수준으로 낮출 수 있다. 이 정도면 '자율신경기능의학'적 치료가 대단하다고 볼 수 있다. 자율신경기능의학적 치료로도 회복되지 않는 경우는 치료자의 능력 부족이라고 할 수도 있지만, 대부분은 환자의 신체적 상태나 기질적 병변이 되돌리기 힘들 만큼 만성화되었거나 생활 습관을 고치기 어려운 경우이다. 특히 직업과 관련된 신체화 증상이나 신체화 장애의 경우가 대부분이다. 직업적으로 단순하고 반복적인 관절을 사용하게 되는 동작이 세포와 세포 주변 환경을 변화시키고, 특히 연조직이 회복될 수 없는 손상으로 이어지기 전에 치료를 빨리 시작해야 한다. 많은 사람들이 처음에는 아프지만 심각하지 않다고 생각해서 미루다가, 약을 먹으면 좀 진정이 되는 순간들이 지나게 되고, 급기야 하던 일을 꾸준히 지속하기 어렵게 되어서야 병원을 찾게 된다. 건강할 때 직업을 바꾸기도 쉽지 않은데, 아프지 않으려고 직업을 바꾸기란 더 어렵다. 하지만, 치료 시기를 놓쳐 너무 늦어지면 하던 일을 어쩔 수 없이 그만 두어야 하는 순간이 찾아올 수도 있다.

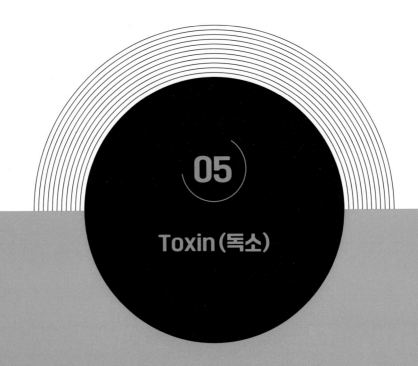

05

Toxin (독소)

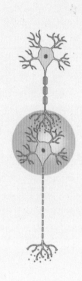

독소 전성시대

21세기에는 단순한 신체적인 건강 상태인 '헬스(Health)'보다는 보다 넓은 '웰니스(Wellness) 또는 웰빙(Well-being)'을 새로운 건강 개념으로 추구하고 있다. 웰니스는 1961년 미국 의학자 헐버트 던(Halbert L. Dunn) 박사가 운동을 일상생활에 적절하게 도입해 건강하게 하루하루 보낸다는 의미로 만든 생활 과학 개념이다.

웰니스는 질병(Illness)과 완전히 반대되는 개념이지만, 아이러니하게도 현대 사회에서 웰니스를 추구하면 할수록 아플 가능성도 같이 증가한다. 완벽해지고 싶어 하는 요구에 맞춘 다이어트 산업, 피부 관리 산업, 운동 기구 산업, 영양제 산업, 심리 명상 산업, 의료 기구 산업 등 웰니스의 추상적이고 이념적인 개념을 현실화시키기 위한 각종 산업들이 동시에 존재하기 때문이다. 이런 산업화 발전의 극대화는 공업용 화학 물질과 부산물, 환경 호르몬, 중금속, 식품 첨가물, 농약, 건강을 지키기 위한 약물과 영양제 등을 만들어 낸다. 이와 같이 인체에 자극을 유발하거나 유해한 영향을 미치는 독성 물질을 '독소(Toxin)'라고 한다.

현대인들은 대기권 공기, 물, 음식, 토양 속에 포함된 수많은 오염 물질이나 화학적 독소들에 노출되어 있고, 체내로 유입된 유독 물질은 세포에 축적되거나 세포 손상을 초래하게 된다. 물론, 한 번에 유입되는 독소의 양은 극소량이기 때문에 생명체 스스로 독성 물질을 중화시키거나 땀, 소변, 대변 그리고 호흡으로 배출시키는 과정을 통해 독소를 제거해 낸다. 하지만, 산업이 발전할수록 한계 이상의 독소가 유입되고, 척추 구조 변화와 각종 심리적 스트레스에 따른 자율신경 이상이 혈액 순환 장애를 유발함으로써 결국은 생물 축적(Bioaccumulation) 상태가 되어 질병으로 이어진다. 그리하여 의학 발전이 최고조로 이루어졌지만, 치료가 쉽게 되지 않는 고혈압, 당뇨, 비만, 아토피, 알레르기, 비염, 천식, 여드름, 습진, 탈모, 난임과 불임, 과민성 대장염, 자가 면역 질환, 암 등의 난치성 질환은 증가하고 있다.

미국의 한 보고서에 따르면 현재까지 200만 종류 이상의 합성 성분들이 확인되었고, 매년 25,000 종류의 새로운 독성 물질들이 생겨난다고 하니 현재 우리가 생활하는 21세기는 과거에 비해 독성 물질이 어마어마하게 많은 환경임은 의심할 여지가 없다. 인체에 미치는 독성 정도를 정확히 파악하기에는 많은 시간과 비용이 필요한 실험을 해야 하므로, 독소의 많은 종류에 비해 독성 실험이 충분히 이루어진 성분은 극히 적다. 따라서 어떤 독소가 건강상의 문제를 어떻게 일으키는지 정확히 알지 못하고, 수년에서 수십 년이 지난 후에야 인체 유해 물질이나 발암 물질로 겨우 분류되는 정도가 현 세태의 한계이다.

다행히 사고를 제외한다면 많은 양의 독소가 갑작스럽게 체내로 들어오지는 않는다. 하지만, 극소량의 독소라고 해도 장기간 노출되어 체내에 축적되면, 세포 대사와 유전적 변이를 유발하여 세포 기능과 성장뿐만 아니라 면역 반응에까지 악영향을 미치게 된다. 독소는 그 자체로 DNA나 세포막, 미토콘드리아를 손상시키기도 하지만 특정 분자 구조의 독소는 DNA와 상호 작용을 해 결국은 암을 유발하기도 한다. 세계보건기구(WHO)에서도 인체에 유해한 영향을 끼치는 독성 물질 중 환경적 독성 화학 물질들은 60~80% 이상 되는 암 질환과 관련이 있다고 하였다. 환경 호르몬이라고 불리는 독성 물질은 특히 여성 질환을 일으킨다. 즉, 유방, 자궁, 난소, 그리고 갑상선에 나쁜 영향을 심하게 끼친다.

공기, 물, 흙, 음식을 통해 들어온 독소들은 대부분 지방에 축적되는데, 지방이 가장 많이 분포되어 있는 내장 지방과 뇌신경 조직에 붙어 축적된다. 뇌는 수분을 빼면 거의 60%가 지방이므로 독성 물질들과 잘 결합하게 된다. 그래서 독성 물질이 몸에 들어오면 우울증을 일으키거나 인지 능력에 문제가 생기고, 면역력 저하를 초래하여 몸과 마음에 질병을 만들어 낸다.

독소는 어디에서?

정부에 비상이 걸린 뉴스가 2014년에 있었다. 볏짚을 사료로 먹은 한우 49마리가 농약 중독증으로 폐사한 사건이다. 경북 성주의 7개 농가의 한우였는데 32마리가 한꺼번에 폐사하였다. 농림축산식품부에서 급히 전국적으로 조사한 결과, 410건 중 21건에서 잔류 허용 기준치 이상의 농약(Phorate, 포레이트) 성분이 발견되었다. 전남 지역에서 벼멸구가 급증하여 사용한 포레이트는 벼 재배용으로 등록되어 있지 않은 성분이었다. 이후 포레이트를 특별 관리 대상 품목으로 지정해 불법 사용 시 처벌 규정을 만들고, 다른 지역의 소고기와 쌀에서는 농약 성분이 검출되지 않았다고 발표했지만, 과연 안전하다고 믿을 수 있을까?

설이나 추석 명절이 되면 주고받는 선물로 과일이 늘 3~4위를 차지한다. 또한 달면서 맛있을 뿐만 아니라 영양가 높은 음식이라고 생각해 유행하는 과일은 빠지지 않고 꼭 챙겨 먹는 사람들이 많다. 특히 여성들은 '밥은 끊어도 과일은 못 끊는다.'라고 할 정도이다. 최근에 샤인 머스캣 포도가 유행을 타면서 농가의 효자 상품이 되어 재배 면적과 농가가 매년 증가하는 추세라고 한다. 수박과 포도는 대표적으로 씨가 많은 과일인데, 샤인 머스캣은 높은 당도에 씨가 없고 껍질이 얇아 음식 쓰레기도 덜 생기는 장점이 있다.

하지만, 씨 없는 포도는 '지베렐린(Gibberellin, GAs)'을 화분(꽃가루) 대신 사용해서 씨는 생기지 않고 과실만 자라게 만든 제품이다. 지베렐린은 식물의 성장, 개화, 종자 발아, 열매 생장, 착과 작용 등을 촉진하여 씨앗을 맺지 못한 과일을 자라게 하는 마법을 부린다. 1938년 일본 동경제국대 야부타 데이지로 교수가 곰팡이(Gibberella fujikuro) 추출물에서 발견하여 정제한 후 지금은 성장 촉진제로 불리며 많은 과수원에서 사용된다.

정제한 지베렐린은 식물에서도 똑같은 성분이 발견되어 '식물 호르몬'이라고도 불리고, 대표적으로 옥신, 에틸렌, 사이토키닌, 아브시진산, 브라시노스테로이드를 포함해서 6종류가 있다. 지베렐린은 자연계에 존재하는 물질이므로 잔류 허용 기준도 없는 안전한 약제로 인정되고 있다. 또한 참외는 벌에 의한 자연 수정이 어렵기 때문에 많은 농가에서 널리 사용하는 범용적인 약제로 국가 차원에서 등록 관리하고 있다.

하지만 씨 없는 과일들 모두 지베렐린을 이용해서 만들지는 않는다. 씨 없는 수박은 식물 알칼로이드인 콜히친(Colchicine) 처리 과정으로 돌연변이를 유도해서 만들었고, 바나나, 파인애플, 밀감, 자몽 등은 원래 씨가 있었지만 자연 돌연변이에 의해 씨가 사라진 종류를 선택해서 만들었다.

우리나라는 2019년부터 농약 허용 기준 강화 제도(Positive list system, PLS)를 실시하면서 일반적인 농업용 약제들의 유통과 사용을 통제하고 있으며, '농약 잔류 허용 기준'이라는 일종의 보건상 안전 장치로 소비자와 생산자 양측을 동시에 보호하려는 노력을 하고 있다. 지베렐린은 이런 법적 규제에서 자유롭고 안전한 약품이라고 모든 전문가들이 인정하지만, 후손을 만들어야 하는 자연계의 법칙을 거스르고 상품화시킨 제품이 과연 안전하다고 할 수 있을까?

이 세상에는 수많은 독소들이 있지만, 대부분은 흔히 예상할 수 있는 오염 물질이나 화학 제품 그리고 가공 식품 등에 들어 있다는 사실을 알게 되면 스스로 주의할 수 있다. 하지만 그 외에 안전하다고 여긴, 생활과 아주 밀접한 제품이나 식재료에 독소의 위협이 있다면 과연 어느 누가 자신은 독소들로부터 안전하다고 장담할 수 있을까?

자연 독소

일반적으로 다루어지는 독소의 대부분은 인공으로 만들어진 비자연 독소들이다. 비자연 독소는 인체가 인지하기 어렵거나 거부감을 느끼지 않고 오히려 더 호감을 느끼도록 만든다. 그리하여 자연 독소보다 비자연 독소에서 거부감을 느끼는 경우가 오히려 드물다. 이는 진화의 과정과도 관련이 있다. 지금으로부터 35~38억 년 전에 지구상의 모든 생물의 공통 조상이 처음 나타났다. 루아(Last universal ancester, LUA) 또는 루카(Last universal common ancester, LUCA)라고 불리는 개념은 1859년 찰스 다윈(Charles Darwin)의 '종의 기원(The Origin of Species)'에서 처음으로 제시하였다. 진화설이냐 창조설이냐의 논쟁을 떠나서, 수정란 하나가 성장하여 태어나고 자라는 과정에 빗대어 보면 루카가 생겨서 지나온 수십 억 년의 과정 동안 개체에 이득인 물질과 손해인 물질에 대해 스스로 알아왔고 교육되었을 가능성이 매우 높다.

현재는 지구가 생기면서부터 있었던 자연 독소와 인간이 만들어 낸 인공 독소가 뒤섞여 있는 상태이다. 물속에 중금속이 있고 대기에는 오염 물질이 있으며, 지하에서는 라돈 가스가 올라오고 있다. 바람을 타고 멀리서 건너오는 미세 먼지까지 더해진다면, 현대 사회는 우리가 먹는 음식과 숨 쉬는 공기, 그리고 마시는 물에 들어 있을 모든 독소들 때문에 위험하기 짝이 없는 세상이다. 하지만, 많은 자연 독소들에 대한 노출은 석기 시대와 초기 농경 시대 이후 급격히 감소되었다. 만약, 지금까지도 자연 독소에 여전히 노출되고 있다면 남아 있는 인구가 아마도 현재 인구수 절반의 반도 안 될 가능성이 매우 높다.

자연 독소는 세포가 대사를 하면서 생기는 내부 독소와 섭취하거나 주입되는 외부 독소가 있다. 내부 자연 독소는 세포 대사가 정상적으로 잘 유지된다면 스스로 해결할 수 있는 정도이니 잠시 접어 두고, 식물이나 동물이 가지고 있는 자연 독소 중에 맹독성 동물에 의해서 주입되는 독보다는 섭취하는 식재료와 관련된 채소의 독성에 관해 좀 더 얘기를 해 보자.

생명체 중에서 가장 약한 개체는 식물이라는 의견에 모두가 동의하리라 생각한다. 식물은 자신을 보호하기 위해 도망갈 수 없기 때문에 체내에 화학 무기를 장착하고 스스로 보호하는 방어 체계를 갖추고 있다. 식물이 가지고 있는 다양한 화학 무기를 '파이토케미컬(Phytochemical)'이라고 한다. 파이토케미컬은 인체에 이로운 역할을 더 많이 한다고 알려져 있지만 독소의 일종이다. 사람이 섭취하였을 때 치명적인 유독성을 가진 독소도 있지만, 식물을 먹으려고 시도하는 벌레나 동물(초식 동물 또는 잡식 동물)에 대항하기 위한 식물의 필수적인 방어 물질이며 자연 군집의 생태 보호에 핵심적인 역할을 한다는 부분에서 독소에 포함된다.

곰팡이가 핀 빵이나 썩은 고기는 고약한 맛과 냄새가 나기 때문에 께름칙한 느낌이 나서 피하기도 하고, 먹고 토하거나 설사를 했던 경험과 교육을 통해서 먹지 말아야 한다고 배우게 된다. 하지만, 증상을 유발하지 않는 정도의 식물 독소는 생명 유지를 위해 일상 음식으로 먹을 수밖에 없는데, 다행히도 위산과 소화 효소에 의해 변성되면서 독성이 중화된다. 그런데 만약, 위장의 안쪽 점막층이 얇아져 있다면 무슨 일이 생길까?

현대인들은 위내시경 검사를 하면 대부분 위염이고 만성 위염도 흔하며 위축성 위염 또는 장상피화생까지도 진단된다. 정도의 차이는 있지만 모든 진단명의 요점은 점막층이 얇아져 있음을 의미한다. 뿐만 아니라 현대인들의 대다수가 만성 탈수인데, 점막층의 95%가 수분이고 5%가 당단백이라는 사실을 깨닫게 된다면 언제 어디서 어떻게 들어오는지도 모르는 독소를 걱정할 일이 아니라, 언제든지 방어할 수 있는 능력을 키우는 데 더 집중해야 하지 않을까? 이런 상태에서 샐러드가 건강식이라고 권하거나, 파이토케미컬 섭취를 권장하는 전문가들의 주장이 과연 적절한 조언인지, 각자 자신의 몸 상태에서 확실한 이득이 되는지 생각해 봐야 한다.

점막층이 얇은 상태라고 해도 일부 위·장관 세포들이 자연 독소에 의해 손상을 받지만 다행스럽게도 위·장관 세포들은 3~5일 정도 주기에 따라 떨어져 나가고 새로 만들어지기 때문에 오염 효과는 잠깐일 뿐이라고 전문가들은 주장한다. 하지만, 위·장관 혈액 순환이 잘 안 되는 상태라면 새로운 건강한 세포로 주기적인 교체가 순조롭게 가능할까? 혈액 순환에는 탈수와 자율신경이 깊숙이 관여하고 있기 때문에 탈수와 자율신경 이상이 교정되지 않는다면 손상 세포와 새로운 세포의 자리바꿈이 어렵지 않을까 하는 추정이 가능하리라 생각한다.

문제는 이뿐만 아니다. 자연 독소들이 최소한의 위장 손상만 만들었다고 해도 장으로 내려가서 또 다른 손상을 유발한다. 또 위·장관에서 흡수된 독소와 영양 성분들은 100% 모두 혈관을 통해 간으로 들어가 해독 과정을 거치게 된다. 간에서는 다양한 효소들이 몇몇 독성 물질들을 중화시켜 해롭지 않게 만드는 해독 작업을 하고, 이미 만들어진 담즙에 처리된 독소들을 붙여 다시 장으로 버리게 된다. 만약, 점막의 얇은 두께나 혈액 순환 장애와 관련된 문제 즉, 탈수나 자율신경에 문제가 있는 상태라면 장내 세균 불균형, SIBO, 장 누수, 과민성 대장 증후군 등의 증상이 쉽게 유발된다. 이런 장 문제가 있다면 담즙과 함께 버려진 쓰레기가 다시 재흡수되면서 온몸은 쓰레기 매립장처럼 된다. 즉, 내부에서 생성되는 자연 독소는 그대로 생성되고 겨우 해독해서 처리해 낸 독소가 장에서 다시 재흡수되는 상황까지 겹쳐지게 되면 내부 독소의 처리량은 더욱 많아지게 된다. 이러한 악순환은 신체 전반의 면역과 건강을 위협하는 가장 큰 요인이다. 또한 장 문제는 간 기능에 직접적으로 영향을 주기 때문에, 악순환 고리의 중간 단계가 되어 버린 장 상태가 나쁘다면 필수적으로 간 해독 능력을 떨어뜨리고 약화시킨다. 이쯤 되면 정상적인 소화, 흡수, 해독 과정 중 어느 하나도 제대로 진행되지 않아 결국 이론만으로는 해결할 수 없는 복합 증상을 유발하게 되어 이 병원 저 병원 돌아다니는 떠돌이 환자가 되어 간다.

현대 농경법은 자연 상태의 식물을 채취하는 방법이 아니라 비닐하우스, 농약 등을 사용하여 날씨 변화나 해충들로부터 안전하게 보호하면서 재배하는 방식이기 때문에 다행히도 자연 독소들의 독성은 많이 약화되었고 식물 조직들은 상당히 부드러워졌다. 즉, 과거보다 현재에는 식물 자연 독소의 유해성이 식물의 생존 환경의 변화에 따라 현저히 낮아졌다는 의미이다. 그럼에도 불구하고, 질환의 중증도가 심할수록 특정 효과의 식물을 찾는 경향이 강해지면서 자연 독소를 섭취하는 양은 오히려 더 늘어날 수 있다. 자연 독소의 방어 능력이나 해독 능력이 약화되어 있는 본인의 몸 상태를 고려하지 않고 알려진 성분의 효과만 고려하여 과량 섭취하기 때문이다. 아마도, 질병을 빨리 치료하고 싶은 바램의 심리가 행동으로 실천되면서 그나마 겨우 견디고 있던 살얼음을 오히려 깨 버리는 결과를 초래할 가능성이 매우 높다.

대표적인 예로, 십자화과 식물이 있다. 즉, 브라시카(Brassica)속 식물(브로콜리, 브뤼셀 스프라우트, 꽃양배추(콜리플라워), 양배추 등)은 유방암의 재발율과 사망 위험율을 낮추는 데 좋다고 알려진 대표적인 항암 식품이다. 양배추나 브로콜리 등에 들어 있으며 독특한 쓴맛과 매운맛을 내는 글루코시놀레이트(Glucosinolate)의 일종인 글루코라파닌(Glucoraphanin)은 분해 효소와 작용하면 '설포라판(Sulforaphane)'이라는 발암 억제 성분이 생성된다. 유방암 예방과 치료에 도움을 주는 기능은 설포라판이 암세포에 직접 작용해 세포의 자멸을 유도하기 때문이다. 글루코시놀레이트는 곤충의 애벌레가 섭취했을 때 생화학적 작용에 의해 체내에서 독성 물질로 바뀌게 된다. 하지만 9천만 년에 걸쳐 배추흰나비를 포함한 일부 곤충들은 글루코시놀레이트가 자신들에게 유해한 독성 물질들을 분해하는 단백질 효소를 유전적으로 진화시켰고, 반면 십자화과 식물들은 또 다른 독성을 만들어 자신들을 지키려는 노력을 오랜 시간 반복하며 진화를 해왔다. 이런 유전자 싸움을 공진화(Coevolution)라고 하는데, 서로서로 유전자에 영향을 끼치면서 진화하며 살아간다는 의미이다.

공진화 과정 중에 십자화과 식물들에는 강한 맛을 내는 알릴 아이소사이오사이아네이트(Allyl-isothiocyanate) 함유량이 점점 더 많아졌다. 황(Sulfur) 원자가 부착되어 있는 사이오사이아네이트(Thiocyanate)는 요오드(Iodine)가 갑상선 조직 내로 흡수되는 정상 기전을 막아서 갑상선에 부담을 주고 붓게 할 수도 있기 때문에 많은 양의 십자화과 식물을 장기간 섭취하는 시도는 주의해야 한다. 한편, 어떤 사람들은 십자화과 식물들이 내는 맛을 싫어하고 스스로 피한다. 특히 본능이 어른들보다 더 강한 아이들은 자연스레 이 맛을 피하게 되는데 부모들의 시선에는 채소를 먹지 않는 아이로 인식되고 편식을 하는 나쁜 식습관으로 보이게 된다. 실제로 맛감각이 예민해서 본능적으로 먹기 싫어할 수 있는데, 억지로 먹이려고 야단을 치면 거부감이 들어 나이가 들어가면서 맛감각이 둔해지고, 자연 독소를 이겨 낼 만큼 강해졌음에도 불구하고 먹을 시도조차 하지 않을 수 있다. 부모로써 안타까울 수는 있겠지만 여유를 갖고 기다려 줄 필요가 있다. 물론 갑상선 부종이나 결절이 생길 수 있는 위험을 막기 위해 아이 스스로가 십자화과 식물을 피하려 한다고 이해한다면 이러한 채소를 싫어한다 해도 양해해 줄 수 있을 듯하다.

인간은 사회적 학습에 의해 다듬어지고 전수된 문화적 관습으로 자연 독소의 위험을 피해 간다. 동양인은 대부분의 식물을 나물 반찬이나 발효시켜 먹는 반면에 서양인은 대부분 생채소를 즐겨 먹는 편이다. 브로콜리나 양배추를 포함한 십자화과 식물뿐만 아니라 항암 효능이 뛰어난 식물들의 여러 영양소들은 대부분 열을 강하게 가할수록 항암 효능이 떨어진다. 아주 살짝 찌거나 데치는 요리법 또는 그냥 섭취하는 편이 낫다.

결론은, 항암 성분이 많다고 해서 실제 내 몸에 유익할지는 잘 생각해야 한다. 그 이유는 파이토케미컬이 항산화제로 알려져 있지만 본질은 독소이기 때문이다. 독소가 항산화라는 이로운 작용을 한다고 하면 선뜻 이해되지 않아서 반론을 제기할 수 있다. 생명체는 수십억 년의 진화 과정에서 독소에 대항하는 능력을 키워 왔다. 파이토케미컬이 곤충이나 벌레 또는 새나 작은 초식 동물 정도에게는 치명적일 수 있겠지만, 그보다 덩치가 큰 인체에는 아주 극소량의 독소이다. 하지만, '청산가리를 잘 쓰면 명의가 된다.'는 옛말이 있듯이. 독을 이용하여 흐트러진 항산화 체계를 재배열시킬 수도 있는 이득 효과를 얻을 수도 있다. 이를 호메시스(Homesis)라고 하는데, 몸에 해롭다고 알려진 성분이 낮은 농도에서 오히려 유익하게 물리적, 화학적, 생물학적인 자극이 되는 현상을 의미한다.

그런데 독소를 해결할 세포 기능이 망가져 있다면 항산화 체계가 다시 작동할 수 있을까? 이 질문에 대한 답변은 다시 원론적으로 돌아갈 수밖에 없다. 왜냐하면, 모든 문제는 본인의 세포 기능 상태에 따라 달라지기 때문이다. 손상된 세포를 회복시키지 못하고 항산화 체계를 재배열시킬 수 없다면, 누군가에게 효과가 있었던 음식이나 약물이 나에게는 무용지물일 수밖에 없다. 결국, 무엇을 먹느냐보다 세포가 망가진 이유를 찾아 교정하려는 노력이 더 우선이어야 한다.

비자연 인공 독소

합성 화학 독소(환경 호르몬, 내분비 교란 물질)

유기용제, 플라스틱 등 일상의 편리함을 위해 없어서는 안될 인공 화합물에서 발생하는 화학 물질들이 인공 독소이다. 누구나 한번쯤은 들어 봤을 '환경 호르몬(Environmetal hormone)'은 인공 독소의 또 다른 이름이다. 환경 호르몬은 내분비계 교란 물질(Endocrine disruptors, ED) 또는 내분비 교란 화학 물질(Endocrine disrupting chemicals, EDCs)로 생체 외부에서 들어와 내분비 호르몬 기관 안에서 생리 작용을 교란시키는 인공 화합물이다. 환경 호르몬은 일본식 용어인데, 1997년 NHK 방송에 출연한 일본 학자들이 '환경 중에 배출된 화학 물질이 생물체 내에 유입되어 마치 호르몬처럼 작용한다.'고 설명하면서 생겨난 이름이다. '환경'과 '호르몬' 두 단어는 각각 나쁜 느낌이 들지 않지만, 두 단어가 결합된 '환경 호르몬'은 독성 물질을 의미한다. 몸이 늘 일정한 상태를 유지하도록 자율적으로 조절되는 '항상성(Homeostasis)'은 호르몬이 담당하는 주요 기능이다. 이런 호르몬이 몸에서 매 순간순간 필요한 만큼만 적절히 조절되면서 분비되는 게 아니라 외부 환경에서 들어오면 항상성이 깨지고 건강이 위협받게 된다.

최근에 가장 문제가 되는 내분비 교란 물질은 환경 오염 물질이기 때문에 환경성 내분비 교란 물질(Environmental endocrine disruptors, EED)이라고도 한다. 수천 가지 환경 호르몬 중에서 현재까지 알려진 EED는 겨우 100여 종 정도만 연구되어 있을 뿐이다. 대표적으로 연구된 EDD는 다이옥신, PCB, DDT, 유기 염소 농약, 중금속, 플라스틱 가소제 등이다. 이렇게 공식적으로 분류된 합성 화학 물질들이 인체에 흡수될 경우 매우 다양한 독성학적 영향이 발생한다는 사실은 이미 오래 전부터 알려져 있다.

환경 호르몬의 피해는 동물에서 먼저 나타나기 시작했는데, 첫 번째 보고는 1952년 미국 플로리다 걸프만 해안의 대머리 독수리들의 80%가 불임이고, 짝짓기와 새끼 양육의 본능이 상실된 사례였다. 이어서 1960년대 미국 미시간 호수에서 밍크 암컷이 새끼를 낳지 못하는 사례, 1970년대 온타리오 호수에서 바다갈매기 새끼 중 80%가 부화하지 못하는 사례, 1980년대 미국 플로리다 아포프카 호수에서 악어 알 중 18%만 부화하고 그중 절반은 10일 내에 사망하는 사례 등이 연이어 보고되었다.

인체에서 발견된 사건은 미국 매사추세츠 '빈센트 메모리얼병원' 보고서에 의해 알려졌다. 1966년부터 1969년 사이에 발견된 자궁 경부암 환자 중 15~22세 나이에서 7건이나 보고되었다. 자궁 경부에 자궁 내막 세포 형태(Endometroid or clear cell)로 생기는 암은 주로 50대 여성에게서나 생기는 매우 드문 종류의 암이었고, 1966년 전에는 어린 나이에서는 발병한 경우가 전혀 없었기 때문에 이 보고서의 내용은 매우 관심을 끌었다. 게다가 이렇게 희귀한 암의 원인으로 환자의 어머니가 임신 중 유산 방지제로 사용한 합성 호르몬 제제로 결론이 났기 때문이다. 디에틸스틸 베스트롤(Diethylstilbestrol, DES)은 인류 역사상 첫 번째 합성 에스트로겐 호르몬으로 1938년에 영국에서 유산 방지 목적으로 부족한 여성 호르몬을 보충하기 위해 합성되어 20년 이상 자주 처방된 약물이었다. 지금은 임신 기간 중에 DES나 다른 에스트로겐을 사용하는 처방이 미국 식품의약품국(FDA)에 의해 금지되었지만, 1979년에 완전히 사용 금지되기 전까지도 가축의 살을 찌우기 위한 성장 촉진제로 사용되기도 했다. 최근 국내 TV 방송에서는 양식 장어의 크기를 키우기 위해 피임약을 사용하는 사육법이 소개되는 사례를 보면, 금지된 약물 외 규제의 제한을 받지 않는 여러 약물들을 사용하여 상품을 만들어 내고 있음을 알 수 있다.

대부분의 부작용 사례에서 보는 바와 같이, 환경 호르몬은 생리, 임신, 유산처럼 여성 기관에 관여하는 여성 호르몬 계통의 문제가 대부분이었다. 물론 여성 호르몬 뿐만 아니라 남성 호르몬 계통에도 영향을 준다. 또 한편으로는 공장에서 만들어지는 화학 제품만 환경 호르몬에 해당하는 게 아니라, 유사 호르몬 약물들도 EDCs(내분비 교란 화학 물질)와 똑같은 증상을 유발한다는 사실도 알 수 있다. 생리와 관련해서, 임신과 관련해서, 폐경과 관련해서 등으로 사용하는 유사 호르몬 약물들도 DES보다는 안전하겠지만 결국 체내에서 분비되는 호르몬과는 분자 구조가 완전히 다른 합성 화학 제품이기 때문에 무작정 안전하다고만 할 수는 없다.

환경 호르몬의 독성을 피해 보려는 사람들은 식재료의 선택도 꼼꼼하게 하지만, 일상에서 플라스틱을 유리 제품으로 바꾸고 코팅된 프라이팬을 스테인리스 스틸 제품으로 교체하기도 한다. 뿐만 아니라, 색조 화장품이나 향수는 물론이고 기초 화장품 선택도 까다로우며, 식재료, 세제, 샴푸, 린스 또는 비누 등에 포함된 계면 활성제 제품을 치우고 유기농이나 천연 성분을 재료로 하는 제품을 골라 식재료를 세척하고 몸을 씻고 피부를 관리하는 노력도 한다. 이처럼 '환경 호르몬 피하기' 목표는 정말 꼼꼼하게 준비하고 구석구석 손길이 닿아야만 유지될 수 있다. 게다가 불가능할 듯한 도전을 시도해서 성공하려면 철저한 준비와 함께 인내심을 가지고 꾸준히 실천해야만 가능하기 때문에 그 노력은 정말 칭찬과 존경을 받아야 마땅하다.

만약 여성 호르몬 에스트로겐과 관련된 건강상의 문제가 있다면, '어째서 나는 환경 호르몬의 영향을 고스란히 받았을까?'라는 질문을 스스로 해 보고, 반드시 그 답을 찾아야 한다. 전문가들이 말하는 방법을 현실적으로 모두 다 지켜가면서 살아가기는 쉽지 않고, 그렇게 피한다고 모두 피할 수 있다는 보장도 없다. 또한 음식에 첨가되는 인공 첨가물과 마찬가지로 모든 화합물의 인공 독소들은 개별 대상으로만 인체에 해로운 정도를 파악하고 있을 뿐이다. 화합물들이 인체 내에 복합적으로 투여되었을 경우에는 어떤 문제가 발생하고 또 어느 정도 독성이 있는지는 정확히 파악할 수조차 없는 데다가 어쩌면 조합을 했을 때 경우의 수는 거의 무한대이기 때문에 위험성을 파악하기란 불가능하다. 개개인은 개별 성분의 위험도조차 알지 못하는데 복합적으로 들어온 인공 독소들이 상호작용하여 만들어지는 위험도를 어떻게 알겠는가? 절대 알 수 없다. 이런 이유로, 아파서 검사를 해도 원인이 없다는 결과 외에는 들을 수 있는 진단이 없게 된다. 일반적인 기본 검사로는 화합물 인공 독소나 환경 호르몬의 체내 농도를 알 수 없기 때문이다.

내분비 교란 물질은 인공적으로 만들어진 물질만 있는 게 아니라, 자연계에도 존재하며 식물성 에스트로겐(Plant estrogens) 또는 파이토에스트로겐(Phytoestrogen)이라고 한다. 콩, 사과, 버찌, 딸기, 밀, 옥수수, 면화 열매 등에 많이 함유되어 있으며, 43종 이상의 식물에서 에스트로겐의 활성이 발견되었다. 파이토케미컬 중에서 일부는 식물성 에스트로겐 작용을 한다.

식물성 에스트로겐은 아주 약한 효능의 에스트로겐이다. 즉, 체내에서 분비되는 에스트로겐 효과의 수천 분의 일 정도로 약하다. 그래서 일반적인 경우에는 거의 내분비 교란 물질로 작용하지 못한다. 하지만, 뉴스 기사나 전문가들의 설명을 보면 콩에 들어 있는 이소플라본(Isoflavone)은 에스트로겐 역할을 하므로 어떤 전문가는 먹으면 안된다고 하고 일부 전문가는 먹어야 한다고 주장한다. 유방암 환자이거나 폐경기를 심하게 겪고 있거나 의학이나 화학을 잘 모르는 경우에는 어찌해야 할지 결정할 수가 없다. 결론은 식물성 에스트로겐 성분이 들어 있어도 음식에 들어 있는 용량으로는 엄청나게 많이 섭취하지 않는 이상 별로 영향을 끼칠 수 없다. 반찬으로 콩 조금 먹고 두부 요리를 가끔 해 먹는 정도로는 걱정할 필요가 전혀 없다는 의미이다.

그러나 어린아이 경우에는 인체에 영향을 줄 수가 있다. 그 예로 식물성 에스트로겐이 많이 들어 있는 두유가 있는데, 덩치가 작고 에스트로겐이 거의 생성되지 않는 갓난아이의 경우에는 필요 요구량보다 1~2만 배나 많다. 우유 알레르기나 유당 불내증으로 두유를 주식으로 섭취해야 하는 어린 아이나 선천적 대사 질환이 있는 경우도 주의해야 한다. 그 외에는 별로 영향이 없으니 안심하고 먹어도 된다.

벤젠 고리, 방향족

인공 합성 화학 물질들이 환경 호르몬이라고 불리는 이유는 방향족(Aromatics, 아로마틱스)의 벤젠 고리 분자 때문이다. 석유 또는 천연가스에서 제조되는 각종 석유 화학 제품의 기본은 BTX라고 하는 삼총사, 즉, 벤젠, 톨루엔, 자일렌(Benzen, Toulene, Xylene)이 있고, 특유한 방향(芳香, 향기)이 있기 때문에 방향족 계열 화합물이라고 한다. 그중에 벤젠이 화학 구조상 가장 기본적인 형태이기 때문에 벤젠 고리 화합물이라고도 한다.

벤젠 자체는 발암 물질이지만 환경 호르몬은 아니다. 화학 물질 중에 있는 벤젠기가 떨어져 나오면서 체내에서 생성되는 호르몬 대신 작용하거나 벤젠과 염소가 결합되어 세포의 호르몬 수용체와 반응이 가능할 때 환경 호르몬이 된다.

벤젠 고리(Benzene rings)는 6개의 탄소 원자가 평면 정육각형 고리로 만들어진 분자 구조이다. 에스트로겐도 벤젠 고리를 가지고 있고, 다이옥신이나 비스페놀A, 농약이나 살충제 등 환경 호르몬이라고 불리는 인공 독소들은 모두 벤젠 고리를 가지고 있어 치환되어 작용이 가능해진다. 그렇다고 석유 화학 제품인 모든 플라스틱이 환경 호르몬은 아니다. 일상에서 가장 많이 사용하는 폴리프로필렌(Polyprophylene, PP), 폴리에틸렌(Polyethylene, PE)은 벤젠 고리가 없다.

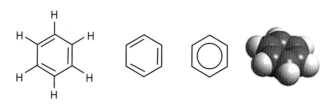

벤젠과 콘쥬게이션된 벤젠 고리

방향족 계열 화학 물질들을 영어로 아로마틱스(Aromatics)라고 하는데, 글자 그대로 보면 오일 마사지에 사용되는 향기 유기 화합물 '아로마 에센셜 오일(Aroma essential oils)'이 생각날 수 있다. 아로마 에센셜 오일은 두 가지 화합 구조물로 나눌 수 있는데, 이소프렌(Isoprene)과 벤젠 고리 구조가 대표적이다. 이 벤젠 고리를 가진 아로마 에센셜 오일은 다른 환경 호르몬들이 작용하는 기전과 똑같이 작용한다. 하지만 다른 석유 화합물 환경 호르몬 물질과는 달리 강한 독성은 없다.

반면 방향족 화합물이므로 향기 자체로 불안, 우울, 통증 또는 긴장 등을 줄이고 생리적인 자극을 감소시키는 이로운 작용을 한다. 단, 일반적인 아로마테라피 요법에 사용되는 양을 넘어 남용을 하면 건강상 위험할 수 있다. 예를 들어 지나친 고농축 에센셜 오일은 종양을 만들 수도 있고, 마실 경우에는 피부, 간, 신장뿐만 아니라 다른 장기들을 손상시킬

페놀(Phenol)   자일렌(Xylene)   톨루엔(Toluene)   벤조산(Benzoic acid)

나프탈렌(Naphthalene)   퓨란(Furan)   바이페닐(Biphenyl)

방향족 화합물

우려도 있다. 게다가 대중화를 목표로 가격을 낮춰 만든 일부 제품들은 화학 물질과 식물성 오일을 혼합해 가려움이나 발진 같은 알레르기를 일으킬 수도 있다.

특히, 라벤더 오일을 지나치게 많이 사용하면 호르몬 불균형을 만들거나 유방암 치료에 사용하는 항호르몬 약물의 작용을 방해할 수도 있다. 아무리 좋다고 해도 과용은 금물이라는 불변의 진리를 잊으면 안 된다.

POPs(잔류성 유기 오염 물질)

현재까지 약 800여 종의 화학 물질들이 EDCs(내분비 교란 화학 물질)라고 인정되고 있으나, 매년 수만 종의 새로운 화학 물질들이 만들어지며 기하급수적으로 증가하고 있다. EDCs 중에서 사람과 생태계에 치명적인 영향을 주면서 강한 독성이 생태계에 오랫동안 남아 피해를 일으키는 화학 물질을 잔류성 유기 오염 물질(Persistent organic pollutants, POPs)이라고 한다. POPs는 국경을 넘어 이동하기 때문에 유엔 결의에 의해 2001년 5월 23일 'POPs 규제를 위한 스톡홀름 협약'이 채택된 이후에 사용이 금지되었다.

스톡홀름 협약의 규제 대상 물질(POPs)

유기 염소계 농약	알드린(Aldrin), 클로르단(Chlordane), 디디티(DDT), 디멜드린(Dimeldrin), 엔드린(Endrin), 헵타클로르(Heptachlor), 미렉스(Mirex), 톡사펜(Toxaphene), HCB(Hexachlorobenzene)
산업용 화학 물질	다염화비페닐(PCBs)
폐기물 소각	다이옥신(Dioxins), 퓨란(Furans), 다염화비페닐(PCBs)
산업 공정 부산물	HCB(Hexachlorobenzene)

POPs 개별 물질의 수는 405여 개에 달하지만, 스톡홀름 협약에서는 12종만 우선 규제 대상 물질로 선정하였다. 지금은 철저한 통제를 하면서 사용을 금지하고 있지만, 처음 개발되었을 때는 농업이나 산업에 아주 유용하게 쓰였다. 대표적인 POPs가 디클로로디페닐트리클로로에탄(Dichloro-diphenyl-trichloroethane, DDT)이다.

DDT는 1874년 처음 합성되었으며, 1948년에 DDT의 살충 능력을 발견한 스위스 화학자 파울 헤르만 뮐러(Paul Hermann Müller)가 노벨 생리학·의학상을 받았다. 제2차 세계 대전 때 말라리아, 티푸스를 일으키는 모기의 살충과 군대와 민간에서 곤충 때문에 일어나는 질병 구제에 크게 공헌했으며, 전쟁이 끝난 후에는 농업 분야에서 살충제로 쓰였다. 우리나라에서도 6.25 전쟁 이후에 이나 벼룩을 잡기 위해 인체에 직접 분사하여 뿌리기도 했다.

DDT와 같이 유해성이 밝혀져 사용 금지된 성분도 있지만, 아직까지는 유해성이 뚜렷이 밝혀지지 않아 인체에 괜찮다고 하는 화학 성분들 중 또 언제 무엇이 금지가 될지 아무도 모른다. 또한 이런 문제는 의료에 사용되는 화학 제품 즉, 약품에서도 비슷한 사건이 있었다. FDA 승인을 받고 최근까지도 잘 복용하고 있던 고혈압약 성분 중 올메사르탄(Olmesartan)이 프랑스 국립의약품청(ANSM)에서 고혈압 합병증에 대한 효과 미흡과 중증 장 질환 유발 가능성으로 의약품 명단에서 삭제하기로 하면서 국내 식품의약품안전처에서도 삭제하였다. 그리고 중국 제약 업체가 수출한 발사르탄(Valsartan) 성분 고혈압 복제약에서 발암 물질인 N-니트로소디메틸아민(NDMA)이 검출되어 나라를 발칵 뒤집어 놓은 사건이 2018년에 있었다.

환경적인 위험은 이 정도에서 그치지 않는다. 최근에는 일상생활에서 최소한 하루 1번 정도는 사용하는 종이컵 재질의 용기를 통해서 미세 플라스틱이 체내로 흡수될 가능성이 알려져 충격을 주었다. 2022년 4월 미국 국립표준기술연구소(NIST)에서 조사된 내용을 보면, 종이컵 재질의 용기에 100℃, 60℃, 그리고 22℃ 상온수 등의 물 1L를 담은 후 미세 플라스틱의 추출 실험을 한 결과, 100℃의 끓인 물에서 미세 플라스틱이 무려 5조 개가 나왔다는 발표였다.

5mm 이하 크기를 '미세 플라스틱'이라고 하는데, 10μm 이하 크기는 특별히 '초미세 플라스틱'이라고 한다. 미세 플라스틱은 잔류 기간이 길어 체내에 축적되고 세포를 죽이는 신경 독성 물질로 작용할 수 있다고 하

는데, 한국분석과학연구소(KIAST) 실험에 의하면 종이컵에서 추출된 미세 플라스틱 중 약 78%가 20㎛ 미만이었고 인체 조직 내 흡수가 가능하다고 알려진 10㎛ 이하도 34%나 포함됐다고 한다. 그런데 미세 플라스틱의 문제는 종이컵의 폴리에틸렌에서 끝나지 않고 티백(종이 티백 포함)의 폴리프로필렌, 물티슈의 레이온 또는 폴리에스테르, 마스크 팩의 나일론 폴리에스터 등 편리함에 무심코 사용하는 여러 생활 용품에서 발견되고 있으니 노출을 피하기가 더 어려운 세상이 되었다.

모든 화학 제품이나 약물을 다 멀리하면서 불편하게 살 수도 없고, 또 사용하면서 괜히 불안하고 마음이 편치 않다면 과연 우리는 무엇을 해야 할까? 질병 치료를 위해 내가 지금 먹고 있는 약이나 지난번에 맞았던 주사는 괜찮은 걸까? 영양제는 이런 문제 없이 안전할까?

결국은, 외부 이물질이 쉽게 체내로 유입되지 못하도록 점막을 두껍게 유지하고, 어쩔 수 없이 점막 손상이 생겼다면 빠른 시간 내에 회복시키려는 노력만이 안전을 위한 유일한 방법이다.

중금속

중금속은 화학적으로는 비중이 4.5 이상 되는 큰 원소를 의미하며 원소 주기율표에서 구리(29번)와 납(82번) 사이에 있는 금속들이다. 납, 수은, 카드뮴, 우라늄, 알루미늄, 바륨 등이 대표적이고 무거운 분자 구조로 이루어져 있으면서 물보다 5배 중력에 강하다. 하지만 의학적으로 '중금속 중독'이라고 할 때는 철, 망간, 크롬, 알루미늄도 포함되며 베릴륨 같은 두 번째로 가벼운 금속도 중독을 일으키는 금속에 포함된다.

또 다른 분류로는, 금속의 비중에 상관 없이 수은이나 카드뮴처럼 인체에서 질병을 일으킬 뿐 긍정적 역할을 전혀 하지 않는다면 '독성 금속(Toxic mineral) 또는 유해 중금속'이라고 표현한다. 여기에는 셀레늄이나 불소와 같은 일부 비금속도 해당된다.

먹는 물의 미네랄과 중금속의 화학적 특성

미네랄(일반 금속)			중금속			유해 중금속		
원소	원자량	비중	원소	원자량	비중	원소	원자량	비중
Ca	40	1.8	Cu	63	9	Cr	51	7.2
Mg	24	1.7	Fe	56	7.9	As	75	5.7
K	39	0.9	Mn	55	7.4	Hg	201	13.6
Na	33	1	Zn	65	7.1	Cd	112	8.7
						Pb	207	11.4

Si: 원자량 28 비중 2.3   Al: 원자량 27 비중 2.7

자연적인 환경에서 독성 금속에 노출될 가능성은 거의 없다고 한다. 산성 화학 약품이 많이 사용되기 시작한 1800년대 이후 산업 현장에서의 광산 폐수나 산업 폐수에 의한 수질 오염, 발전소나 정유 공장 그리고 자동차 등에 의한 공기 오염 같은 인위적인 환경 오염에 의해 노출된다. 즉, 대기와 수질, 토양, 음식 등이 오염되면서 인체에 흡수되어 축적되기 시작했고, 가장 잘 알려진 독성 금속 중독 사례로는 수은에 의한 '미나마타병'과 카드뮴에 의한 '이타이이타이병'(일본어로 '아프다, 아프다'라는 의미)이 있다. 미나마타병은 공장 폐수에 들어 있는 유기 수은에 중독된 생선과 조개를 먹고 발생한 병으로, 몸이 뒤틀리는 사지 마비 현상이나 언어 장애 등이 나타난다. 이타이이타이병은 납과 아연을 채굴한 광산에서 카드뮴을 제거하지 않고 제련한 폐수가 강물에 그대로 버려져서 발생하는 질병이다. 뼈가 물러지며 조금만 움직여도 골절이 쉽게 일어나 환자가 '아프다, 아프다.' 하는 데서 유래되었다. 심지어 재채기를 하거나 의사가 맥을 짚을 때도 골절된 사례가 있었고 결국 죽음에 이르게 된다.

중금속이 일으키는 만성 질환 중에는 '암'도 있다. 특히, 한국인에게 많이 생기는 5대 암(위암, 대장암, 폐암, 갑상선암, 유방암-2017년 기준)과 중금속 혈중 농도의 연관성이 매우 높다고 한다.

유방암과 중금속과의 상관관계에 대한 논문도 역시 있는데, 주로 외국 학자들이 발표하였다. 카드뮴은 농촌에서 사용되는 비료에 포함되어 곡물, 뿌리 식물, 채소에 남아 인체에 흡수된다. 체내에 흡수된 카드뮴은 에스트로겐과 유사한 작용을 해서 유방암 세포 성장을 촉진시킨다.

스웨덴 의과 대학인 카롤린스카연구소(Karolinska Institute)의 부교수인 아그네타 아케손(Agneta Akesson) 연구진이 12년간 총 55,987명의 여성들을 대상으로 추적 연구한 결과, 1,626명의 에스트로겐 수용체 양성 유방암과 290명의 음성 유방암을 합쳐 총 2,112명의 유방암 환자가 발생했다.

이들 중 카드뮴을 가장 많이 섭취한 여성은 가장 적게 섭취한 여성보다 유방암에 걸릴 위험이 21% 더 높았다고 한다. 또, 카드뮴을 많이 섭취한 여성의 체중이 정상 또는 저체중인 경우에도 그 위험이 27% 더 높았으며, 에스트로겐 수용체 양성 및 음성 유방암 환자들 모두 대략 23%로 비슷한 수준의 위험을 보였다.

납, 카드뮴, 비소와 관련된 질병

중금속	유해물질총서의 유해 독성 영역(질병)	국민건강영양조사 관련 질병
납	호흡계(폐부종)	폐결핵
	심혈관계(고혈압)	고혈압, 이상 지혈증, 뇌졸중, 심근 경색, 협심증
	근골격계(근육 약화, 경련, 관절 통증)	관절염, 골관절염, 류머티즘성 관절염
	신장 관련	신부전, 당뇨병
	신경계(말초 신경계)	–
	발암(위암)	위암, 간암, 대장암, 유방암, 자궁 경부암, 폐암, 갑상선암
카드뮴	심혈관계 이상(고혈압, 말초 동맥 질환)	고혈압, 이상 지혈증, 뇌졸중, 심근 경색, 협심증
	근골격계(골연화증, 골다공증, 골절, 골밀도 감소)	관절염, 골관절염, 류머티즘성 관절염
	신장 관련	신부전, 당뇨병
	발암(폐암)	폐암, 위암, 간암, 대장암, 유방암, 자궁 경부암, 갑상선암
비소	호흡계(호흡 곤란, 출혈성 기관지염, 폐부종)	폐결핵, 천식
	비소심혈관계(탈분극, 심장성 부정맥, 허혈성 심질환, 검은발 질환, 레이노병, 손·발가락의 청색증과 고혈압, 혈관의 두꺼워짐 및 폐색(Occlusion) 등)	고혈압, 이상 지혈증, 뇌졸중, 심근 경색, 협심증
	신장 관련	신부전, 당뇨병
	피부 관련(각화 항진 (Hyperkeratinization), 티눈 또는 사마귀 다수 형성, 피부 과다 색소 침착 등)	아토피 피부염
	신경계 (말초 신경계)	–
	발암(피부암)	폐암, 위암, 간암, 대장암, 유방암, 자궁 경부암, 갑상선암

자료 : 유해물질총서, 식품의약품총서, 식품안정정보포털, 2010.

SMART 상식 · 가축에서의 중금속 중독

(참고: 국립수의과학검역원)

가축에서의 중금속 중독증

가축이 환경 오염에 의해 소량의 중금속에 장기간 노출되는 경우 체내로 흡수된 중금속은 체외로 빨리 배출되지 않고, 중금속에 따라서 수십 년 동안 체내에 잔류하면서 회복이 불가능한 건강 장애를 일으킨다. 그리고 근육, 간장 등과 같은 식용 장기에도 축적되어 축산 식품의 안전성에도 영향을 미치게 된다. 중금속은 가축 체내에서 거의 모든 장기에 영향을 미치는데, 특히 더 심하게 영향을 미치는 장기가 있다. 이러한 장기를 '표적 장기'라고 하며 중금속 별 표적 장기 및 독성은 다음 표와 같다. 가축의 장기에 나타나는 독성은 인체에도 그대로 재현되며 심지어는 암 유발 인자이기도 하다.

주요 중금속의 표적 장기 및 독성

중금속	표적 장기	독성
수은	신장, 뇌	신장 기능 장애, 신경 장애, 폐렴, 설사
납	조혈계, 신장, 뇌	빈혈, 신장 기능 장애, 신경 장애, 불임, 유산, 면역 기능 저하
비소	간장, 피부	전장기 발열, 식욕 부진, 말초 신경 장애, 소화기계, 심장 혈관계 및 조혈계 장애, 간 종양
카드뮴	고환	고환 및 신장 기능 장애, 빈혈, 고혈압, 면역 기능 저하, 골연화증

중금속 중독증은 노출된 주요 유해 성분의 노출 기간에 따라 급성, 아급성 및 만성 중독증으로 구분된다.

① 급성 중독증: 한 번에 대량으로 중금속에 노출되었을 때 유발

- 구토, 복통, 설사 등의 소화기계 장애와 호흡 곤란, 경련, 마비 등의 신경계 장애 및 급성 신부전증 등의 신장 장애 등

② 아급성 중독증: 의기소침, 식욕 감퇴, 빈혈, 혈색소 뇨 등

③ 만성 중독증: 소량의 중금속에 장기간 노출되어 유발

- 후지(뒷다리) 마비, 이상 운동, 운동 실조, 피부의 색소 침착 및 각질화, 발톱 또는 발굽 및 모발의 위축 결손, 생식 기능 장애, 성장 저하, 면역 기능 저하 등
- 사람에서는 장기간의 만성 노출에 의해 전립선암, 폐암, 소화기계 종양, 신장 종양 등
- 납, 수은, 카드뮴 등은 태반을 쉽게 통과하는 성질이 있어 가축에서 기형 출산, 유산, 사산, 불임, 성장이 결핍된 새끼의 출산 등

한편, 문어, 오징어, 그리고 낙지 등과 같은 연체 동물의 먹물이 항암 효과가 뛰어나고 건강에 좋다고 알려지면서 빵, 파스타, 스파게티, 샤브샤브, 튀김 등 다양한 요리에 사용되고 있다. 그런데 최근 수산물 판매처에서 13건의 낙지와 문어를 수거해 정부에서 조사를 하였는데, 그 결과 머리 부분에서 모두 식용 허용 기준치를 초과하는 카드뮴이 검출되었다.

제한 상한선 기준이 2mg/kg 미만인데, 일부 문어 머리에서는 31mg/kg까지 카드뮴이 검출되었고 낙지 머리의 내장에서는 다리 부분에 비해 15배에 달하는 카드뮴이 검출되었다고 한다.

식약처는 수산물을 먹을 수 있는 부위(가식 부위)와 먹을 수 없는 부위(비가식 부위)로 나누고 있는데, 중금속 오염 검사는 가식 부위에서만 시행하고 있다. 식약처 기준으로는 먹물이나 생선 내장 등은 비가식 부위로

분류(알, 청란, 이리 등 예외 별도 규정)되어 '부산물'로 취급되고 있지만, 실상은 식약처 분류와 달리 한국인이 별미로 즐겨 찾기도 하고 거부감이 없어 실제로 섭취하기도 한다.

십수 년 전만 하더라도 독성 금속의 체내 유입되는 경로가 공식처럼 있었지만, 이제는 어디에서 어떻게 체내로 들어오는지 알 수 없는 경로가 훨씬 더 많다. 식약처의 검수 과정을 거쳐서 안전하다고 믿었던 식자재에서조차도 유해 물질이 존재하니 피하기만 한다고 능사가 아니라, 정기적인 검사를 해 보고 독성 금속이 발견되면 빨리 제거하는 방법이 최선이다. 이미 체내로 유입된 독성 금속의 제거는 다른 미네랄이나 독소에 비해 매우 느리고 적은 양이기는 하지만, 평소에도 조금씩 간과 장을 통해서 버려지고 있다. 그러나, 장 점막이 얇아져 있거나 손상 범위가 넓어서 장 상태가 나쁘다면 간을 통해서 어렵게 버려진 독성 금속이 상태가 나쁜 장을 통해서 재흡수되는 해괴망측한 일이 벌어진다. 때문에, 수단과 방법을 가리지 않고 독성 금속을 제거하려면 우선 먼저 망가진 장 상태를 확인하고 장 점막 복구를 먼저 또는 동시에 해야 한다. 역시 '기-승-전-장!'이다.

미세 먼지

미세 먼지의 성분은 발생한 지역이나 계절, 기상 조건, 산업 발전 등에 따라 달라질 수 있다. 여러 오염 물질이 공기 중에서 화학 반응하여 형성된 덩어리(황산염, 질산염 등), 화석 연료를 사용하는 과정에서 발생한 탄소류와 검댕, 지표면 흙먼지 등에서 생기는 광물 등이 주요 성분들이다. 이런 미세 먼지 발생원은 자연적 발생원과 인위적 발생원으로 구분한다. 자연적 발생원으로는 흙먼지, 바닷물에서 생기는 소금, 식물의 꽃가루 등이 있다. 인위적 발생원은 화석 연료를 사용할 때 생기는 매연, 자동차 배기 가스, 건설 현장에서 발생하는 날림 먼지, 공장 내 분말 형태의 원자재·부자재, 취급 공정에서의 가루 성분, 소각장 연기 등이 있다. 이렇게 만들어진 미세 먼지는 건강상에 치명적인 질병을 만들어 낸다.

공기 오염의 주된 원인 중 하나인 미세 먼지(Particulate matter, PM)는 입자의 크기에 따라 $10\mu\text{m}$($10\text{x}10^{-6}\text{m}$) 미만 일반 미세 먼지(PM10), $2.5\mu\text{m}$ 미만 초미세 먼지(PM2.5)로 분류하고, 더 작은 크기는 $0.1\mu\text{m}$ 미만 극미세 먼지(PM0.1), $0.05\mu\text{m}$ 미만 나노 먼지(PM0.05)로 세밀하게 나눌 수 있다. 백사장 모래의 크기가 $90\mu\text{m}$이고 머리카락 지름이 $50\sim70\mu\text{m}$이니 미세 먼지 한

미세 먼지 주요 발생원과 신체 손상

생성 요인		미세 먼지 발생 기전
자연적 요인		안개, 화재, 황사, 화산 폭발, 토양 풍식 등
인위적 요인	고정 발생원	난방, 산업, 전기 발전 등
	이동 발생원	자동차 매연, 타이어 마모, 건설 기계 매연
	기타	공사장 비산 먼지, 노천 소각 등
기타 요인		2차 반응에 의한 황산염, 질산염 생성

손상 기관	질병 종류
호흡계	폐부종, 폐결핵
심혈관계	고혈압, 이상 지질 혈증, 뇌졸중, 심근 경색, 협심증
근골격계(근육 약화, 경련, 관절 통증)	관절염, 골관절염, 류머티즘성 관절염
신장	신부전, 당뇨병
신경계	말초 신경병증
발암	위암, 간암, 대장암, 유방암, 자궁 경부암, 폐암, 갑상선암

개는 볼 수도 느낄 수도 없을 만큼 작다. 국제보건기구(WHO)에서는 공기 오염의 평가 기준으로 공기 중의 미세 먼지와 초미세 먼지 농도를 사용하고 있다.

1952년 런던의 스모그(Smog, Smoke+Fog)로 3주 만에 4,000명이 사망한 이후 대기 오염 사건들이 여러 건 있었지만, 미세 먼지는 2000년대 초반까지도 대중들에게는 친숙한 용어가 아니었으며 황사의 한 종류로 헷갈리기도 했다. 1990년대까지는 논문이 수십여 편 정도였는데, 20~30년이 지난 요즘은 관련 논문이 수십 배로 증가하였다. WHO에서 2019년 건강을 위협하는 10대 요인 중 '대기 오염과 온난화'를 첫 번째라고 보았는데, 매년 흡연과 간접 흡연으로 인한 사망자 600만 명보다 대기 오염으로 조기 사망하는 사람을 700만 명 이상으로, 더 많게 추산하였다.

미세 먼지는 건강상 어떤 한 부분을 손상시키는 유해 인자가 아니다. 호흡기, 순환기, 내분비, 신경정신 등 인체의 전반적인 측면에서 유해한 영향을 끼치기 때문에 미세 먼지의 지속적인 증가는 심각하게 받아들여야 한다. 더구나 우리나라는 OECD 회원국 중 초미세 먼지 농도가 2번째로 높다고 할 정도로 대기 오염이 심각하다.

미세 먼지가 직접적으로 폐, 기관지 같은 호흡기에 미치는 악영향을 예방할 수 있다면, 호흡기를 통해 인체 내부로 들어가 여러 장기에 미치는 2차 피해도 역시 막을 수 있다.

코 점막의 비강 내 섬모는 PM10 이상의 먼지를 대부분 제거할 수 있는 먼지 제거 기능을 가지고 있지만, PM10 미만 크기의 미세 먼지 입자는 코를 지나면서 별다른 방해를 받지 않고 기관지와 허파꽈리까지 순식

간에 침투할 수 있다. 먼지 입자의 크기에 따라 좀 더 세분화하여 인체 피해 상황을 파악해 보자. 5~10㎛ 미세 먼지는 기관지에 침착되며, 1~5㎛ 먼지는 세기관지와 허파꽈리에 침착되고 심하면 폐 세포까지 침투할 수 있기 때문에, 혈액 내로 들어가서 심각한 건강상의 문제를 일으킬 수 있다. 1㎛보다 작은 입자는 기체와 거의 비슷하게 이동하기 때문에 허파꽈리를 통과해 더 진행하면 신체 다른 장기의 세포 조직까지 침투할 수 있어 초미세 먼지가 뇌 질환까지도 발생시키게 된다. 상황이 이렇다 보니 인체 외부에서 미세 먼지의 노출을 줄이도록 노력해야겠지만, 정작 언제 어디서 노출될지 모를 미세 먼지를 자체적으로 막을 수 있는 인체 방어막을 튼튼히 하는 노력도 필요하다.

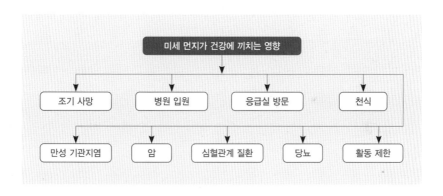

인체 방어막은 크게 피부와 점막으로 나눌 수 있다. 세균이나 바이러스를 포함한 대부분의 외부 이물질들은 점막에 비해 피부를 통해 인체 내부로 들어올 확률은 낮은 편이고, 특히 상처가 없는 피부의 외부 방어력은 백전백승에 가깝다고 할 수 있다. 그렇다면 대부분의 외부 이물질은 점막을 통해서 들어온다고 할 수 있다. 점막의 구성 성분은 장 점막 부분에서도 자세히 설명했듯이 95% 물과 5% 당단백질로 구성되어 있다.

5%의 당단백은 세포막의 당사슬(Glycan, 글리칸)과 연결되어 물이 흐르지 않고 얇은 막을 형성하도록 하여 점막층을 만들고 빈틈없는 방어막을 형성한다. 만성 탈수가 있는 대부분의 현대인은 점막이 전체적으로 얇아지게 될 뿐만 아니라 당단백 소실률도 높아질 수밖에 없는데, 여기에 재생성률을 낮추는 식습관이 더 추가되어 점막이 군데군데 허물어지고 쉽게 망가진다. 나쁜 식습관에 의해서 가장 넓은 장 점막이 1차 영향을 받고 두 번째 넓은 폐 점막이 그 다음 피해를 입는다. 폐 점막까지 손상되면 세 번째 기타 등등의 여러 기관(눈, 코, 입, 질, 방광 등)들의 점막 손상이 고스란히 증상으로 드러나게 된다.

미세 먼지와 초미세 먼지는 마스크 착용으로 급성 노출에 대한 피해를 조금이라도 더 줄여야겠지만, 급성이든 만성이든 어떤 노출 상황인지에 상관없이 외부 이물질의 방어는 폐 점막이 얼마나 두꺼운지에 따라 달라진다. 만약 폐 점막이 얇다면, 폐 점막이 얇아지기 전부터 이미 얇아져 있던 장 점막부터 복구해 내는 노력을 해야 한다. 그래서 항상 '기-승-전-장!'이다.

아주 미세하고 작은 크기의 알갱이인 미세 먼지가 폐 세포 쪽으로 가까워지면 외부 침입 요소라고 생각하고 탐식 세포 등이 미세 먼지를 제거하는 활동을 하게 된다. 이 때 면역 세포나 기관지 또는 폐 세포에서 다양한 화학 물질을 분비하며 방어 활동을 하게 된다. 이렇게 면역 세포들이 활발해지면 각종 염증 수치가 올라가게 되고 이 빈도가 높아지면 폐렴이 오고 각자의 한계치를 넘어서게 되면서 폐암까지 초래하게 된다. 그래서 세계보건기구(WHO)와 국제암연구소(IARC)에서는 2013년 10월 미세 먼지를 암과 직접적인 상관관계에 있는 발암 물질 1군으로 분류하였다.

국제 암연구소(IARC)에 따른 발암 물질 분류

구분	주요 내용	예시
1군(Group 1)	인간에서 발암성이 있다고 확인된 물질	석면, 벤젠, 미세 먼지
2A군(Group 2A)	인간에서 발암성이 있을 가능성이 높은 물질	DDT, 무기 납 화합물
2B군(Group 2B)	인간에서 발암성이 있을 가능성이 있는 물질	가솔린, 코발트
3군(Group 3)	발암성이 불확실하여 인간에서 발암성이 있는지 분류하는 것이 가능하지 않은 물질	페놀, 톨루엔
4군(Group 4)	인간에서 발암성이 없을 가능성이 높은 물질	카프로락탐

미세 먼지에 섞여 있는 주요 유해 성분은 질산 이온이나 황산 이온이 58.3%로 가장 많고, 탄소류와 검댕 같은 유기 탄소(Organic Carbon, OC)가 16.8% 정도이며, 중금속을 포함한 여러 금속 물질이 6.8% 정도이다. 미세 먼지에 포함되어 있는 각종 성분들의 작용도 있지만, 방어하는 면역 작용에 의한 염증 물질의 과도한 생성으로 폐렴이나 천식 같은 호흡기 질환의 발생이 가장 많고, 급성 관상 동맥 증후군(불안정 협심증, 심근 경색), 심방 세동 같은 부정맥 발생과 같은 심혈관 질환도 관련된다.

대사 질환은 내분비계 호르몬 교란에서 시작되는데, 이는 미세 먼지의 다양한 작용 중 하나이기도 하다. 즉, 미세 먼지가 인체의 항상성을 무너뜨릴 수 있다는 의미이다. 즉, 미세 먼지에 의해 스트레스 호르몬인 코르티솔과 코르티손(Cortisone), 에피네프린(Epinephrine), 노르에피네프린(Norepinephrine) 등이 높아진다. 또한 혈당 아미노산, 지질, 지방산 등의 혈중 농도가 높아지며 신체 전반적인 대사 활동이 빨라지는 경향이 생김에도 불구하고 혈압이 높아지고 인슐린 저항성이 생기면서 2형 당뇨병 유병률과의 연관성이 밝혀지고 있다. 뿐만 아니라, 성호르몬 조절에도 영향을 줄 수 있다는 연구도 있다.

결혼이 늦어질수록 더 많이 사용되는 배란과 착상 유도제, 유산 방지제 등과 같은 호르몬 약제들은 문제의 심각성을 키우고 있다. 외부에서 주입되는 호르몬은 여성 관련 질환 문제를 후폭풍으로 발생시킬 우려가 있는데, 시대적 상황으로 결혼 연령대도 높아지고 미세 먼지도 점차 더 증가하고 있으니 여성 질환 발병률이 더 높아지는 현상이 어쩌면 당연할지도 모르겠다.

초미세 먼지에는 다이옥신 같은 내분비 교란 화학 물질과 발암 물질이 함유되어 있기 때문에, 지속적으로 노출될 경우 호르몬 분비에 이상이 생긴다. 그 결과 유방 세포의 성장이 저해되고 유선 조직이 더 치밀해진다는 연구 결과도 있다. 2001년~2009년 사이 미국 환경보호청(EPA)이 조사한 지역별 초미세 먼지 농도 분포 지도를 유방 촬영 검사를 받은 40세 이상 여성 27만 9,967명과 비교 분석을 했더니, 초미세 먼지 농도가 1% 높아지면 고밀도 유방을 가질 확률이 4% 증가했다고 한다. 고밀도 치밀 유방일수록 유방암 발생 위험도가 조금씩 올라가는 통계를 참고하면, 미세 먼지가 많은 지역일수록 유방암 발생도 많아질 수 있다는 추론을 할 수 있다.

지금까지 〈유방 치료 1권〉에서는 자율신경기능의학의 개념과 'C+ SMART 치료법'의 체계에 대해 소개하고, 유방 질환의 위험 인자, 질병에 대한 기능의학적 관점 그리고 SMART 분류 체계에 따른 유방 질환의 원인을 상세히 알아보았다.

〈유방 치료 2권〉에서는 자율신경기능의학에 의한 유방암 검사 방법과 치료 방법, 치료 사례 등을 다루고, 세포 손상을 치유하는 건강 다이어트 〈케톤 대사 식단〉을 별책 부록으로 소개하고자 한다.

'C+SMART 치료법'인 자율신경기능의학은 이미 각 분야에서 성공적인 치료 결과를 내고 있는 내용들을 분석·조합하여 고안하였다. '아니 땐 굴뚝에 연기 나랴?'는 속담은 누구나 알고 있다. 어떤 결과(문제)에는 반드시 원인이 있기 마련이라는 의미로, 그 문제를 해결하려면 반드시 원인을 찾아서 제거해야 한다는 의미이기도 하다. 치료에 있어서도 질병 발생의 원인을 없애야 재발하지 않고 완치된다는 사실은 누구나 동의할 것이다.

〈유방 치료 1권〉은 질병의 원인을 제거하기 위한 노력이 헛되지 않도록 올바른 방향을 제시하는 데 주안점을 두었다. 대중교통을 이용하는 경우를 예로 들어 보자. 버스나 지하철을 탔는데, 번호가 다른 버스이거나 노선이 다른 지하철이면 어떻게 될까? 원하는 목적지에 도착 못하는 게 당연하다. 그러므로 노력이 성공으로 이어지기 위해서는 '올바른 방향'이 매우 중요하다. 최선의 노력을 해도 방향이 틀렸다면, 전혀 예상치 못한 결과나 참혹한 결말로 이어질 가능성이 매우 높기 때문이다. 건강을 지키기 위한 노력들이 허사가 되지 않으려면, 핵심을 꿰뚫어야 한다. 핵심 지식이 단단해지면 그 외의 부수적인 정보들의 옳고 그름도 판단하기 쉬워지고 선택에 대한 결정도 빨리 할 수 있다.

　저자로서 바람이 있다면, 이 책을 읽고 난 독자들이 '원인 제거에 목적을 두면 예방과 치료가 전혀 다르지 않구나!'라는 깨우침을 얻는 것이다. 예방을 위한 노력이 치료에는 적용될 수 없고, 치료 또한 원인을 없앨 수 있는 방법이 아니라면, 그 방법은 노력만큼의 성취가 없을 것임이 자명하다. 본인에게 필요한 치료를 현명하게 잘 선택하되 원인 제거에 집중하면서 현재 건강 상태를 개선할 수 있는 올바른 방향으로 똑똑하게 노력하기 바란다.

　그래서 그 해답이 'C+SMART 치료법'인 것이다.

　이제, 〈유방 치료 2권〉의 'C+SMART 치료법'으로 옮겨 유방암의 검사 방법과 치료에 대한 올바른 방향을 익혀 보자!

자율신경기능의학을 통한
유방 치료1

초판 인쇄　2023년 1월 20일
초판 발행　2023년 2월 1일

지은이 ｜ 김준영
발행인 ｜ 김경숙

편 집 ｜ 김지성, 윤수연
삽 화 ｜ 박대진, 조선미
디자인 ｜ 유지현
마케팅 ｜ 윤상현
펴낸곳 ｜ 에듀웰
출판등록 ｜ 2007년 11월 13일 (제2007-000213호)
주소 ｜ 서울특별시 서초구 서운로 19 서초월드오피스텔 1505호
전화 ｜ (02)539-8446
이메일 ｜ syypa@naver.com

정가 20,000원
ISBN 978-89-964187-8-8 (14510) ｜ 세트 978-89-964187-7-1 (14510)